pfeiffer

## Zu diesem Buch

Wie Untersuchungen belegen, leidet ein hoher Prozentsatz von Frauen und Männern an sexuellen Funktionsstörungen. Die psychotherapeutische Versorgung der betroffenen Personen ist dabei bislang vollkommen ungenügend und basiert auf unzureichenden Behandlungsmethoden.

Mit dem Konzept der Integrativen Sexualtherapie legt der Autor eine Verbindung von Verhaltenstherapie und Gestalttherapie zur Behandlung sexueller Funktionsstörungen vor. Sexuelles Erleben und Verhalten wird im Rahmen des Verhaltens und Erlebens insgesamt betrachtet. Die Integrative Sexualtherapie zielt deshalb nicht nur auf die Beseitigung einzelner Störungsphänomene und auf das Erlernen einer verbesserten „Sexualtechnik", sondern sie will dem Klienten auch zu einer allgemeinen Steigerung der Lebensfreude und der Genußfähigkeit verhelfen. Existentiellen Rahmenbedingungen in Politik und Gesellschaft, Philosophie und Ethik wird sowohl bei der Planung wie der Durchführung der Therapie große Beachtung geschenkt. Die Klienten sollen in die Lage versetzt werden, zu sich selbst zu finden, indem sie sich von anachronistischen Tabus genauso freimachen wie von den neuen Dogmen und Leistungszwängen einer sogenannten „Sexuellen Revolution".

Konzept und Methoden der Integrativen Sexualtherapie werden dargestellt am Beispiel einer fünfwöchigen Gruppentherapie für anorgastische Frauen. Voraus geht eine Klärung der grundsätzlichen Voraussetzungen der Sexualtherapie und eine Einführung in die Grundlagen der Verhaltens- und Gestalttherapie. Den Abschluß des Buches bildet die Darstellung der empirischen Prüfung der Brauchbarkeit der Methode. Zahlreiche Fallbeispiele und Ausschnitte aus Sitzungsprotokollen geben einen Einblick in den Verlauf der praktischen Arbeit und die erzielten Erfolge.

HERMANN WENDT, geb. 1944, Dr. phil., Diplom-Psychologe, Ausbildung in Gestalttherapie, Verhaltenstherapie, Studienaufenthalte in den USA, Berufstätigkeit als Psychotherapeut und klinischer Psychologe im Rheinischen Landeskrankenhaus Brauweiler bei Köln und im Alexius-Krankenhaus in Neuss; seit 1976 wissenschaftlicher Assistent am Psychologischen Institut der Universität Bonn; Lehrtätigkeit in Verhaltenstherapie und Sexualtherapie.

Hermann Wendt

# Integrative Sexualtherapie

Am Beispiel von Frauen mit Orgasmusstörungen

Verlag J. Pfeiffer · München

CIP-Kurztitelaufnahme der Deutschen Bibliothek

**Wendt, Hermann:**
Integrative Sexualtherapie: am Beispiel von Frauen mit Orgasmusstörungen /
Hermann Wendt. —
München: Pfeiffer, 1979
(Reihe Leben lernen; Nr. 44)
ISBN 3-7904-0305-9

Nr. 44
Reihe „Leben lernen"
Herausgegeben von Lorenz Wachinger
und Karl Herbert Mandel

Alle Rechte vorbehalten!
Printed in Germany
Druck: G. J. Manz, Dillingen/Donau
Umschlagentwurf: Hermann Wernhard
© Verlag J. Pfeiffer, München 1979
ISBN 3-7904-0305-9

# Inhalt

Vorwort   9

1. Einführende Bemerkungen zum Integrativen Ansatz in der Sexualtherapie   13

2. Rahmenbedingungen der Sexualtherapie   20

2.1 Politische Aspekte der Sexualtherapie   20
2.2 Sozio-kulturelle Aspekte der Sexualtherapie   24
2.3 Ethische Aspekte der Sexualtherapie   36
2.4 Philosophische Aspekte der Sexualtherapie   50

3. Verhaltenstherapie und Sexualtherapie   59

3.1 Der behavioristische Ansatz bei der Behandlung menschlicher Probleme   59
3.2 Sexuelles Verhalten aus der Sicht des Behaviorismus und der Verhaltenstherapie   63
3.3 Sexuelle Dysfunktionen in verhaltenstherapeutischer Sicht   64
3.4 Funktionale Bedingungsmodelle der Sexualität   68
3.5 Das PLISSIT-Modell und verschiedene verhaltenstherapeutische Methoden in der Sexualtherapie   75
3.6 Neun-Stufen-Programm der Selbststimulierung   85
3.7 Selbstkontrolle   86
3.8 Systematische Desensibilisierung und Emotional-Training bei der Behandlung sexueller Dysfunktionen   88

4. Gestalttherapie und Sexualtherapie   94

4.1 Sexuelle Dysfunktionen aus der Sicht der Gestalttherapie   94
4.2 Sexuelle Dysfunktionen als Folge von Vordergrund-Hintergrund-Konfusion   100
4.3 Zwei Fallberichte   108

4.4 Sexuelle Dysfunktionen als Folge von Projektion und Introjektion — 120
4.5 Sexuelle Dysfunktionen als Folge von Konfluenz — 122
4.6 Sexuelle Dysfunktionen als Folge von Retroflexion — 124

5. Möglichkeiten der neueren Sexualtherapie: Am Beispiel der Therapie der orgastischen Dysfunktion bei Frauen — 127

5.1 Deskriptive und operationale Definitionen der orgastischen Dysfunktion und der Orgasmusfähigkeit — 130
5.2 Häufigkeit und Verbreitung sexueller Dysfunktionen, speziell der orgastischen Dysfunktion bei Frauen — 138
5.3 Bisherige Forschungsarbeiten über die Behandlung der orgastischen Dysfunktion bei Frauen — 141
5.4 Integrative Sexualtherapie: Grundsätzliche Merkmale — 150
5.5 Ablauf der „fünfwöchigen Gruppentherapie für anorgastische Frauen" — 158
5.6 Spezielle Merkmale der „fünfwöchigen Gruppentherapie für Frauen mit Orgasmusstörungen" — 163

6. Modell der „fünfwöchigen Gruppentherapie für anorgastische Frauen" – Forschungsergebnisse — 187

6.1 Die Teilnehmerinnen an der „fünfwöchigen Gruppentherapie" — 187
6.2 Diagnostik in der Sexualtherapie — 197
6.3 Ergebnisse: Statistik — 214
6.4 Ergebnisse: Wörtliche Protokolle — 231

Anhang — 264

A. Fragebogen zur Vororientierung — 264
B. Gruppentherapie bei Orgasmusstörungen – Informationsblatt für Interessentinnen — 266
C. Therapievertrag und Einverständnis-Erklärung — 268
D. Fragebogen zur allgemeinen Information — 270
E. Orgasmus-Fragebogen — 276
F. Fragebogen zu sexuellen Aktivitäten — 278
G. Sexual Interaction Inventory — 282
H. Sexual Interaction Inventory – Auswertungsblatt — 285
I. Rosenberg-Self-Esteem-Scale — 286

| | | |
|---|---|---|
| K. | Rotter-I-E-Skala | 287 |
| L. | Lazarus Assertive Questionnaire | 290 |
| M. | Body Cathexis Scale | 292 |
| N. | Interpersonal Relationship Scale (IRS) | 293 |
| O. | Relationship Change Scale (RCS) | 296 |
| P. | Locke-Wallace-Marital-Adjustment-Test | 299 |
| Q. | Family Life Questionnaire (FLQ) | 301 |
| R. | Stunden-Begleitbogen | 303 |
| S. | Informationsblatt (über Physiologie und Anatomie der menschlichen Sexualität) | 306 |
| T. | Literaturverzeichnis | 311 |

## Vorwort

Die Geschichte dieser Arbeit begann im Sommer 1970, als ich mit meinem Psychologie-Diplom und einem Stipendium des Deutschen Akademischen Austauschdienstes in der Tasche nach Los Angeles reiste und mich für zwei Semester an der University of Southern California – USC – eintrug.

Dort traf ich *Bill Ofman,* einen hervorragenden Existentialphilosophen und Gestalttherapeuten. Ein Jahr Arbeit in seinen Seminaren und Vorlesungen veränderten mich. Gleichzeitig ging ich in jenem Jahr in der zur USC gehörigen Universitäts-Nervenklinik durch eine Knochenmühle von praktischer Arbeit, Fortbildung und Supervision.

In den folgenden fünf Jahren arbeitete ich als Klinischer Psychologe und Psychotherapeut in verschiedenen psychiatrischen Krankenhäusern, leitete zwischenzeitlich eine Station für Alkohol- und Drogenkranke und lernte auch die ambulante Psychiatrie und Psychotherapie kennen durch eine gemeinsame Praxis mit einem niedergelassenen Facharzt für Psychiatrie und Neurologie.

Die ganze Arbeit und die damit verbundenen Erfahrungen hatten in mir ein Gemisch von Respekt einerseits und Resignation andererseits vor der „traditionellen" Psychotherapie hinterlassen. Ich hatte inzwischen verschiedene psychotherapeutische Ausbildungen absolviert, war Lehrtherapeut für Gestalttherapie an einem deutschen Ausbildungsinstitut, war Dozent für Verhaltenstherapie an der Universität Bonn und hatte begonnen, mich für Sexualtherapie zu interessieren und mich auf eigene Faust darin auszubilden.

So reiste ich im Sommer 1976 wieder nach Los Angeles und arbeitete dieses Mal drei Monate an einer Spezialklinik für die Therapie sexueller Funktionsstörungen, der Sexual Dysfunction Clinic an der University of California in Los Angeles – UCLA. Dort traf ich *Joe Golden,* den Leiter dieser Klinik, der mir mit heiterer Ruhe und Leichtigkeit vormachte, wie erfolgreiche Sexualtherapie aussieht. Das hatte mir noch gefehlt. Immer wieder war ich bei meinen psychotherapeutischen Bemühungen auf den zentralen Bereich eines gestörten Selbstwertgefühls gestoßen, der so häufig mit Schwierigkeiten im sexuellen Bereich zusammenhing. Je mehr mir dämmerte, daß der übliche Therapeut kaum freiwillig nach der Sexualität fragt und der übliche Patient oder Klient kaum je freiwillig davon erzählt, desto wichtiger wurde mir die Sexualtherapie.

An der Sexual Dysfunction Clinic der UCLA wurde mein Wissensdrang weit über meinen „1970-Masters-und-Johnson-Horizont" zufriedengestellt. In diesen Monaten des Hochsommers 1976 waren auch die Begegnungen mit *Carl Rogers* in La Jolla, dem Ehepaar *Polster* in San Diego, *George Bach* in Beverly Hills und *Michael Mahoney* in Los Angeles wichtige Ereignisse für mich. Schließlich waren es auch die Mitarbeiter des Center For Behavior Therapy in Beverly Hills, die mir Mut zum Ausprobieren ungewöhnlicher Methoden in der Psychotherapie machten.

Nunmehr als Mitarbeiter an der Abteilung für Klinische Psychologie des Psychologischen Instituts der Universität Bonn tätig, versuche ich, die vielen neuen Ideen und Erfahrungen mit der Sexualtherapie zu ordnen und nach meinen eigenen Vorstellungen zu einer wirklich ganzheitlichen und integrativen Sexualtherapie auszubauen.

Dies soll am Beispiel der Gruppentherapie für anorgastische Frauen erarbeitet und hier dargestellt werden. Dazu ist anzumerken, daß die bereits bestehenden amerikanischen Vorlagen mich wegen der ziemlich isolierten und überwiegend lerntheoretisch orientierten Therapiekonzeption nicht zufriedenstellten. Es geht mir dabei hauptsächlich um eine Sexualtherapie, die einerseits sehr wohl, anderseits aber auch nicht nur die Funktionstüchtigkeit der Genitalien betrifft, sondern die ganze Existenz des Menschen einbezieht. Aus echter Überzeugung habe ich deshalb als Gestalttherapeut und als Verhaltenstherapeut die beiden ideologisch so verschiedenen Richtungen der Existenzpsychologie und des Behaviorismus in mein Leben und in meine Arbeit integriert.

Die Arbeit führt deshalb nach Klärung der grundsätzlichen Voraussetzungen der *Sexualtherapie* in die *Grundlagen der Verhaltens- und Gestalttherapie* ein, ehe die gemeinsamen Überlegungen in einem Beispiel der Integrativen Sexualtherapie, der *„fünfwöchigen Gruppentherapie für anorgastische Frauen"*, einmünden. Den Abschluß dieses Buches bildet die Darstellung der empirischen Überprüfung der Brauchbarkeit dieser Therapiemethode. Nach der Darstellung der *diagnostischen Verfahren*, die auch im Einzelfall eine gute Hilfe für den Sexualtherapeuten zur Vororientierung und Einleitung der Therapiephase sein können, werden die *Ergebnisse* anhand statistischer Berechnungen und wörtlicher Protokolle von Nachbesprechungen berichtet.

Verschiedene Wiederholungen in der Darstellung bestimmter Inhalte ergaben sich zwangsläufig in der Absicht, die verschiedenen Kapitel und Abschnitte des Buches in sich geschlossen und evtl. auch für sich allein lesbar zu halten und wurden deshalb nicht penibel ausgemerzt. Dieses Buch richtet sich zunächst einmal an „Fachleute", also an Psychologen, Soziologen, Sozialpädagogen, Diplom-Pädagogen, Sozialarbeiter und Ärzte, die im Bereich der Beratung und Psychotherapie tätig sind oder tätig werden wollen. An manchen Stellen sind gewisse fachliche Vorkenntnisse nötig, dann sind aber auch Hinweise auf Autoren und Literatur vorgenommen, die das Verständnis erleichtern. So mag dieses Buch auch einen weiteren Kreis von Interessenten ansprechen, z. B. Lehrer, Eltern, Ehepaare und vor allem auch Menschen, die selber mit sexuellen Schwierigkeiten zu schaffen haben. Dieses Buch wurde nicht nur für „Sexperten" geschrieben! Auf keinen Fall ist es jedoch als Anleitung zur Hobby- und Heimwerker-Therapie gedacht. Wenn mit ihm um Vertrauen zur Sexualforschung und Sexualtherapie geworben werden kann, so ist damit viel erreicht.

Zum Abschluß dieses Vorworts noch ein Hinweis, der möglicherweise wichtig ist zum Verständnis und Akzeptieren der folgenden Ausführungen. Im Jahr 1979 ein Buch zu psychotherapeutischen Fragen zu schreiben bedeutet meines Erachtens unbedingt, sich klar von weltanschaulich-moralisch bedingten Diskriminierungen und destruktiven Etikettierungen zu distanzieren: in bezug auf die Bewertung einzelner Störungs- und Krankheitsphänomene, in bezug auf die Beziehung Patient–Therapeut und schließlich auf Mann und Frau.

Bloßer vornehmer Formalismus in der Wahl der Begriffe verhindert jedoch noch lange nicht Mißbrauch von Macht und Abhängigkeit und Verletzung der Menschenwürde in der psychotherapeutischen Situation. In diesem Sinn wird es m. E. unerheblich, ob von „Frigidität", „Anorgasmie" oder „Praeorgasmie" gesprochen wird, von „Klienten" oder „Patienten", von „er", „sie" oder „man". Die Psychotherapieforschung sucht schon lange nach den vorrangigen Bedingungen für Wirkung und Veränderung. Werte wie Menschlichkeit, Redlichkeit und Solidarität werden dabei chronisch übersehen, wahrscheinlich weil sie sich nicht „operational definieren" lassen. Vor allem lassen sie sich nicht mit verbaler Akrobatik erzielen.

Mein Dank gilt allen Personen, die mir in den zurückliegenden Jahren Anstöße zur persönlichen und fachlichen Weiterentwicklung gaben. Dazu gehören ganz wesentlich auch die vielen Klienten, denen ich in der Sexualtherapie begegnet bin. Mein besonderer Dank gilt – im Zusammenhang mit dieser Arbeit – meiner Kollegin und Freundin, Frau Dipl.-Psych. Dr. phil. *Gabriele Reda*, die mit mir zusammen die sexualtherapeutischen Frauengruppen durchführte.

Die Arbeit geht selbstverständlich weiter: Was für die Sexualtherapie als nächstes unbedingt ansteht, ist die Entwicklung eines effizienten Gruppentherapie-Konzepts für Männer, die unter Erektions- und Ejakulationsstörungen leiden. Erste Entwürfe dazu – als Variante der hier dargestellten Integrativen Sexualtherapie – sind erarbeitet und in ein paar ersten wenigen Pionier-Gruppen geprobt worden (*Wendt, H., Reda, G. & Steinhoff, K.*, 1978/79). Zu früh, um schon Verbindliches dazu zu sagen.

# 1. Einführende Bemerkungen zum Integrativen Ansatz in der Sexualtherapie

Der Begriff „integrativ" (*H. Petzold*) ist als ‚terminus technicus' zu verstehen, der offensichtlich heute in verschiedenen Synonyma anzutreffen ist: ganzheitlich, multimodal, theoretisch synoptisch-methodisch eklektisch (*Däumling*, 1970), interaktiv deterministisch usw. Alle diese Synonyma stehen für einen deutlichen Trend in der augenblicklichen Situation der Klinischen Psychologie und der Psychotherapie: „Klinische Psychologen assimilieren in immer stärkerem Maße zwei vorher sehr divergente Psychotherapie-Ansätze: der eine mit dem Schwerpunkt auf Verhaltenstechniken, der andere mit dem Schwerpunkt auf kognitiven und affektiven ‚innerpersönlichen' Prozessen" (*Mahoney*, 1978, S. 67). Danach werden die Determinanten menschlichen Erlebens und Verhaltens grundsätzlich als entweder innerhalb oder außerhalb des Individuums liegend betrachtet. Die Verbindung beider Ansätze miteinander bezeichnet *Mahoney* als „interaktiven Determinismus" (1978, S. 68) oder, auf die eigene verhaltenstherapeutische Position bezogen, als „kognitive Verhaltenstherapie". In diesem Sinn ist in dieser Arbeit das Wort „integrativ" zu verstehen. Das Wort „ganzheitlich" steht für den hier angestrebten Versuch, möglichst alle relevanten Kontext-Bedingungen der spezifischen psychotherapeutischen Inhalte und insgesamt des Phänomens Psychotherapie mit zu berücksichtigen.

In dem Bemühen, die sog. „Einsichts"-Therapien mit den verhaltensorientierten Therapien zu verbinden, also ein umfassendes, beide Seiten integrierendes Therapiekonzept zu schaffen, unterstreicht *Mahoney* (1977/78) die wesentlichen vier Annahmen seines Ansatzes, nämlich der „Kognitiven Verhaltenstherapie":

„1. Der menschliche Organismus reagiert vor allem auf die kognitive (innere) Repräsentation, also die Darstellung und Abbildung seiner Umgebung, und nicht auf die Umwelt selbst.
2. Diese kognitiven Repräsentationen sind funktional mit den Lernprozessen verbunden.
3. Menschliches Lernen ist zum großen Teil kognitiv vermittelt.

4. Gedanken, Gefühle und Verhalten sind interaktiv, sie bedingen einander" (*Mahoney*, 1978, S. 69).

Die psychotherapeutischen Konsequenzen, die er anschließend daraus zieht, belaufen sich auf folgende Punkte:
„1. Verbesserung der Wahrnehmungsfähigkeiten, 2. Verbesserung von motorischen oder Verhaltensfähigkeiten und 3. Verbesserung von assoziativen Fähigkeiten" (*Mahoney*, 1978, S. 74).

Damit meint er: „Der Klient lernt, immer bessere Diskriminierungsleistungen in bezug auf seine Umwelt, aber auch auf ‚Innenreize' (Gedanken, Gefühle, Bilder, biochemische Veränderungen und so weiter) zu bringen. Diese verfeinerte und umfassende ‚Bewußtheit' wird ergänzt durch ein Training, in dem die Kritikfähigkeit für Assoziationen (das sind Meinungen, Erwartungen, vermutete Bedingungsgefüge) erhöht wird. Der Klient erfährt, daß Gedanken und Vorstellungen eine wichtige Rolle bei der Anpassung an die Umwelt und auch für das subjektive Erleben spielen (Phänomenologie).
Schließlich wird der Klient dann in Verhaltensweisen trainiert, die ihm größere Freiheit bei der aktiven Gestaltung von ‚Innenwelt' und ‚Außenwelt' geben" (*Mahoney*, 1978, S. 74).
Mit diesen Ausführungen ist deutlich der Rahmen für die Verbindung der Einsichts-Therapie mit der Verhaltens-Therapie gesteckt. Im Fall der hier vorgestellten *Integrativen Sexualtherapie:* der Rahmen für die Verbindung von Verhaltenstherapie und Gestalttherapie. Diese hier ausgearbeitete, detailliert beschriebene und empirisch auf ihre Effizienz überprüfte Sexualtherapie-Konzeption, die „fünfwöchige Gruppentherapie für Frauen mit Orgasmusstörungen", steht nur als *ein* Beispiel eines ganzheitlichen, integrativen psychotherapeutischen Ansatzes. Die spezielle Zielgruppe (Frauen), die spezielle Störung (Anorgasmie) und speziell darauf abgestimmte therapeutische Interventionen (z. B. die Selbststimulierung) sind letztlich austauschbar. Überdauernd ist jedoch der ganzheitliche und integrative Rahmen – speziell auf die Sexualtherapie abgestimmt – und die damit verbundenen hauptsächlichen Leitschienen:
(1) Nicht nur isolierte Konzentration auf die individuelle Psychotherapie/Sexualtherapie, sondern auch Berücksichtigung existentieller Rahmenbedingungen in Politik und Gesellschaft, Philosophie und Ethik bei der Planung und Durchführung der Therapie.

(2) Nicht nur gezielte Maßnahmen zur Veränderung des Verhaltens oder des Bewußtseins, sondern beides kombiniert.
(3) Nicht nur isolierte Berücksichtigung des sexuellen Erlebens und Verhaltens, sondern des Erlebens und Verhaltens allgemein.
(4) Nicht nur Berücksichtigung eines einseitigen Gesundheitsbegriffs im Sinne von: Gesundheit sei die Beseitigung von Störungs- und Krankheitsphänomenen, sondern Berücksichtigung eines weiterführenden Gesundheitsbegriffs im Sinne von: Gesundheit ist der Gewinn von positiven Qualitäten, Lebensfreude und Genußfähigkeit beim Erleben und Verhalten.
(5) Nicht nur Einwirkung auf die „Seele" (z. B. Psychoanalyse, Gesprächspsychotherapie), sondern auch Einwirkung auf den „Leib" (z. B. Bioenergetik, Gestalttherapie).
(6) Nicht nur Einbeziehung psychotherapeutischer Interventionen zur *Fremdkontrolle*, sondern auch Einbeziehung psychotherapeutischer Interventionen zum Aufbau von *Selbstkontrolle* seitens des Klienten. D. h., Verhaltensänderung soll erzielt werden sowohl durch Modifizierung externaler Bedingungen als auch internaler Bedingungen (Selbstverantwortlichkeit).

Zu (1): Vor allem aufgeschreckt durch die Bücher des französischen Philosophen *Foucault* entdeckte ich, daß man Psychotherapie, und vor allem Sexualtherapie, tunlichst nicht einfach isoliert von anderen existentiellen Bereichen des Menschen bedenken und durchführen sollte. In einzelnen Kapiteln dieses Buches werden deshalb die politischen, sozio-kulturellen, philosophischen und ethischen Gesichtspunkte durchgearbeitet, die es zu bedenken gilt, *bevor* eine Psychotherapie als Konzept entwickelt und in der Praxis durchgeführt wird. Vor allem wurde mir deutlich, wie wichtig für mich als Psychotherapeut eine Verankerung in einer eigenen bewußten Lebensanschauung ist. Ich entsinne mich noch sehr genau, wie ich einmal einen solchen philosophischen Anstoß erhielt, der auch meine psychotherapeutische Arbeit sehr beeinflußt hat. In Südkalifornien begegnete ich einmal einer Gruppe junger Menschen, die in Wohnkommunen auf dem Lande nach alternativen Lebensformen suchten. Einer sagte zu mir: „Es ist revolutionär, seine Nahrung selbst zu besorgen!" Seit damals weiß ich: „Es ist revolutionär, seine Zufriedenheit selber zu besorgen!", und ich weiß, wie wichtig es ist, diese Erkenntnis gerade in der Sexualtherapie zu vermitteln.

Zu (2): Meines Erachtens teilen sich psychotherapeutische Verfahren hauptsächlich entweder in solche auf, die gezielt das Verhalten zu verändern suchen – in der Hoffnung, daß mit dem veränderten Verhalten auch ein verändertes Erleben (Bewußtsein, Einsicht) einhergeht (z. B. Verhaltenstherapie), oder in solche, die gezielt über die Einsicht das Bewußtsein zu verändern suchen – in der Hoffnung, daß mit dem veränderten Bewußtsein auch ein verändertes Verhalten möglich sein wird (z. B. Gestalttherapie, Psychoanalyse). In beiden Fällen beruht die ganzheitliche Erfolgschance der Therapie auf einer mehr oder weniger genauso begründeten wie auch unbegründeten Hoffnung. Die hier beispielhaft beschriebene und durchgeführte „fünfwöchige Gruppentherapie für Frauen mit Orgasmusstörungen" soll eine Kombination bewußtseins- und verhaltensändernder psychotherapeutischer Maßnahmen darstellen. Dies geschieht über die Integration hauptsächlich verhaltens- und gestalttherapeutischer Elemente.

Zu (3): Eine Isolierung des sexuellen Erlebens vom Gesamt des Erlebens ist zweifellos unzulässig. Das heißt natürlich noch nicht unbedingt, daß das sexuelle Erleben immer so sehr verzahnt ist mit anderen Erlebnisbereichen, daß eine Störung des sexuellen Erlebens gleichzeitig mit einer Störung des Gesamterlebens einhergehen muß. Dabei geht es hauptsächlich um die Klärung der Fragen: Wie hängt Sexualität mit Gesellschaft, Partnerschaft und Persönlichkeit zusammen? Abzulehnen ist meines Erachtens auf alle Fälle das traditionelle Dogma und Paradigma der tiefenpsychologischen Schulen, daß sexuelle Störungen kausaler Ausdruck von Persönlichkeitsstörungen sein *müssen*, oder der ehe- und familientherapeutischen Schulen, daß sexuelle Störungen Ausdruck von partnerschaftlichen Beziehungsstörungen sein *müssen*. Vor allem ist dabei die Einbahnstraßen-Kausalität dieser Dogmen und Paradigmata abzulehnen! Der Sexualtherapeut tut meines Erachtens gut daran, für alle möglichen, wie auch immer gerichteten Zusammenhänge mit Partnerschaft und Persönlichkeit sensibel zu sein, im übrigen aber zunächst einmal Sexualität als Sexualität ernst zu nehmen. Die Gefahr einer zu isolierten Betrachtungsweise der Sexualität und der gestörten Sexualität liegt auch darin, daß wichtige sozialpsychologische und entwicklungspsychologische Aspekte unserer Gesellschaft, in der die Klientin oder der Klient steht, vernachlässigt werden. So ist die hier durchgeführte und wissenschaftlich-empirisch überprüfte Gruppentherapie für Frauen mit Orgasmusstörungen nicht losgelöst von gesellschaftlichen und zeitbedingten Prozessen denkbar.

Dazu schreibt *U. Lehr* (1978, S. 6): „Das Bild der Frau, das zu Beginn des Jahrhunderts vorherrschte, ist im Wandel begriffen. Es erfährt Veränderungen, die man als zunehmende Verselbständigung der Frau bezeichnen kann – eine Verselbständigung, die mit der Ausbildung und beruflichen Qualifikation einhergeht. Einerseits ermöglicht diese veränderte Auffassung der weiblichen Rolle vielen Frauen erst den Einstieg in das Berufsleben und das Engagement an die Welt des Berufs. Andererseits ist es aber die Berufstätigkeit selbst, die das Verhalten und Auftreten der Frau bestimmt, die gewissermaßen zur Verselbständigung der Frau beiträgt – und so in einem Wechselwirkungsprozeß oder Rückkoppelungsprozeß den Wandel des Rollenbildes verstärkt." Und weiter: „Weite Bevölkerungsschichten befinden sich zur Zeit mitten in einem solchen Prozeß des Wandels – ein oft schmerzlicher Prozeß, der es für viele Frauen zu Rollenkonflikten, zur Rollenunsicherheit und damit zur Verhaltensunsicherheit kommen läßt." Zu den gleichen, wenn nicht noch schärferen Konflikten und Unsicherheiten wird es führen, wenn sich in unserer Gesellschaft nicht nur das Bild von ‚Frau im Beruf', sondern auch von ‚Frau in der Sexualität' ändert. Wer Sexualtherapie für Frauen mit Orgasmusstörungen macht, muß einfach wissen, wie dies zur Kollision mit dem tradierten Rollenbild führt, „das der Frau ihren Platz allein im Binnenraum der Familie zuweist und sie auf ‚Kinder, Küche, Kirche' konzentriert sehen will" (*Lehr*, 1978, S. 6).

Zu (4): Die ganzheitliche Konzeption dieser Sexualtherapie gliedert sich hauptsächlich in zwei Phasen: 1. Beseitigung von Störung (Angst, Ekel, Hemmung) und 2. Aufbau von Anreiz, Lust und Spaß. Die traditionelle Psychotherapie – von der Psychoanalyse bis zur Verhaltenstherapie – bleibt meist in der 1. Phase stecken (möglicherweise, weil die Krankenkasse nur bis zur Wiederherstellung der Arbeitsfähigkeit zahlt). So geht auch der Verhaltenstherapeut zum Beispiel bei der Behandlung einer Phobie davon aus, daß nach Beseitigung der Angst sich automatisch Anreiz und Spaß an der vorher gefürchteten Sache oder Situation einstellt. Mitnichten! Daran, wie die traditionelle Psychotherapie meist nach der 1. Phase steckenbleibt, ist wohl auch unser westlicher Gesundheitsbegriff schuld. Danach wird Gesundheit meist als Fehlen von Krankheits- und Störungsphänomenen betrachtet. So schreibt *Schraml* (1969, S. 13): „Die Psychohygiene umfaßt alle Bemühungen, den Menschen im psychischen und, da er ein soziales Wesen ist, im sozialen Bereich frei von Störungen und Krankheit zu halten." Unwesentlich besser wird dies in der Charta der Weltgesundheitsorganisation gehandhabt. Dort ist Gesundheit ein „*Mindestmaß* an körperlichem, seelisch-geistigem und sozialem Wohlbefinden". Wer hat den Mut, ein *Höchstmaß* zu fordern?! Mit etwas Phantasie ist die hier intendierte 2-Phasen-Therapie aus der Therapie-Kurzformel der amerikanischen Sexualtherapeutin *Helen Singer-Kaplan* herauszulesen: „Minimize inhibition, maximize stimulation!" (1975, S. 74)

Zu (5): Das hier vorgetragene ganzheitliche Konzept einer Sexualtherapie akzentuiert zumindest ebenbürtig auch die körpertherapeutische Arbeit. Die traditionelle grobe Vernachlässigung des Körpers in der Psychotherapie, oder auch nur eine dualistische Philosophie als Basis der Psychotherapie, ist fehl am Platz. Vor allem wohl in der Sexualtherapie. Die Einbeziehung des Körpers in eine Persönlichkeitstheorie ist wesentlicher Bestandteil des Existentialismus, der die philosophische Grundlage des hier verfaßten Sexualtherapie-Konzepts ist.

Zu (6): Schließlich besteht der integrativ-ganzheitliche Ansatz dieses Therapiekonzepts in einer Ausgewogenheit psychotherapeutischer Maßnahmen, die sowohl Fremdkontrolle als auch Selbstkontrolle des Klienten einbeziehen. Während der traditionelle psychotherapeutische Ansatz in dieser Hinsicht letztlich eine „Hilf-dir-selbst-Therapie" ist und auf der anderen Seite die noch nicht ganz so fortschrittlichen Verhaltenstherapeuten ihr Glück suchen in der Fremdkontrolle des Klienten durch die Manipulation der Außen- und Umweltreizbedingungen, so werden bei dieser Therapiekonzeption alle nach bestem Wissen und Gewissen zu ratenden Vorschläge zu Verhaltensveränderung und Problemlösung gemacht, gleichzeitig wird aber immer wieder auf die Philosophie der Selbstverantwortlichkeit gedrungen. Dies wird bei der „fünfwöchigen Gruppentherapie für Frauen mit Orgasmusstörungen" deutlich in der Weise, wie sich viele konkret gegebene Lernanstöße und Übungsaufgaben auf partnerschaftliche Sexualität beziehen, in der Therapiesitzung selber aber nur die Frau beteiligt ist. Und das hat nichts mit der Verteilung von Schuld und Unschuld zu tun, sondern lediglich mit der Aufforderung zur Selbstverantwortlichkeit und Eigeninitiative. Die psychotherapeutische Grundfrage, ob man beim Auffinden und Durchführen konkreter Maßnahmen zur Problem- und Konfliktbewältigung dem Klienten aktiv helfen oder dieses ganz ihm allein überlassen soll, wird hier so gelöst, daß zunächst konkrete und massive Hilfe angeboten wird (Fremdkontrolle). Im weiteren Verlauf wird dann in stetig wachsendem Maß auf die Selbstverantwortlichkeit und Eigeninitiative des Klienten gedrungen (Selbstkontrolle).

# 2. Rahmenbedingungen der Sexualtherapie

## 2.1 Politische Aspekte der Sexualtherapie

Mit dem Begriff ‚Politik' sollen hier im weitesten Sinne alle Verhaltensweisen und Strukturen bezeichnet werden, die auf den Erwerb und die Wahrung von Macht gerichtet sind. Und natürlich auch diejenigen Verhaltensweisen und Strukturen, die Einfluß nehmen können auf Gleichgewicht und Verteilung der Macht in einem System. In diesem Sinne spielt sich Politik keineswegs nur auf nationaler und kommunaler Ebene ab. Und keineswegs nur auf der bekannten parteipolitischen Ebene. Politik zieht sich gleichermaßen durch alle soziologischen Instanzen hindurch, von der Ebene des Staates bis zur Ebene der Familie und des Paares. So ist das Paar oder die Familie kleinster Träger nationaler Macht. Oder umgekehrt in derselben Wechselbeziehung: die Nation größter Träger familiärer und partnerschaftlicher Macht.

„Angeblich unpolitische soziale Einheiten, wie zum Beispiel der Apparat des öffentlichen Gesundheitswesens oder die Familie, als Orientierungspunkte der Macht zu begreifen, das wird oft als Querulantentum oder Zynismus betrachtet, überwiegend und meist jedoch für überflüssig gehalten. Es zu unterlassen, ist jedoch ein ernst zu nehmender Fehler!" schreiben *Bloch* & *La Perriere*, zwei amerikanische Familientherapeuten (in: Bloch, 1973, S. 16).

Was für die Familie gilt, gilt für das Paar, als Kern der Familie oder für sich allein, erst recht. Dieser politische Aspekt reicht also zweifellos über die Familientherapie hinaus auch bis zur Paar- oder Sexualtherapie, ja sicherlich bis zu jeglicher Psychotherapie überhaupt. Aber bleiben wir bei der Sexualität und der Sexualtherapie. *Foucault* (1977, S. 27) schreibt: „Die Sexualität ist nicht als eine Triebkraft zu beschreiben, die der Macht von Natur aus widerspenstig, fremd und unfügsam gegenübersteht – einer Macht, die sich darin erschöpft, die Sexualität unterwerfen zu wollen, ohne sie gänzlich meistern zu können. Vielmehr erscheint sie als ein besonders dichter

Durchgangspunkt für die Machtbeziehungen: zwischen Männern und Frauen, zwischen Jungen und Alten, zwischen Eltern und Nachkommenschaft, zwischen Erziehern und Zöglingen, zwischen Priestern und Laien, zwischen Verwaltungen und Bevölkerungen. Innerhalb der Machtbeziehungen gehört die Sexualität nicht zu den unscheinbarsten, sondern zu den am vielseitigsten einsetzbaren Elementen: verwendbar für die meisten Manöver, Stützpunkt und Verbindungsstelle für die unterschiedlichsten Strategien."

Daß Psychotherapie politische Arbeit bedeutet, daran ließ auch *Wilhelm Reich* nie einen Zweifel aufkommen, ebensowenig wie *Fritz Perls* (1969, S. 32), für den es sich in seiner eigenen Art so darstellte: „Ich glaube, wir leben in einer kranken Gesellschaft, und daß der einzelne lediglich vor der Alternative steht, entweder bei dieser kollektiven Psychose mitzumachen oder das Risiko einzugehen, gesund zu werden und vielleicht dafür gekreuzigt zu werden." *Perls* begründete die Gestalttherapie, die wie kaum eine andere darauf beharrt, daß die Definition und Praxis von Freiheit und Glück dem einzelnen überlassen werden muß. Und sie läßt gleichzeitig wie keine andere keinerlei Zweifel daran, daß „Brüderlichkeit" höhergeschätzt wird als „Gleichheit". Potente Psychotherapie ist politische Arbeit. Und dies trifft im besonderen für die Sexualtherapie zu. Verschiedenste politische Systeme und Staatsapparate haben in wechselnden Epochen bewiesen, wie, neben dem Einsatz einer schlagkräftigen Armee oder Polizeitruppe, der festeste Griff nach der Freiheit des Individuums der Griff unter die Gürtellinie ist. Die Ausschaltung des politischen Gegners durch Verleumdungskampagnen in bezug auf dessen sexuell-sittliche Verfehlungen hat sich bis heute als ebenso populäres wie wirkungsvolles Machtmittel gehalten. Dieses Machtmittel ist jedoch keineswegs nur in der „hohen Politik" wiederzufinden, sondern auch in der „Familienpolitik". Eltern disziplinieren ihre Kinder nach wie vor wirkungsvoll mit ausgesprochenen/unausgesprochenen sexuellen Normen und Tabus und mit der Angst und mit dem schlechten Gewissen, die zwangsläufig entstehen müssen, da sich Sexualität als zunächst einmal physiologische Funktion erst nach langjähriger Disziplinierungsarbeit ersticken läßt. Der Konflikt ist vorprogrammiert. Allgemein gilt die Pubertät als nicht zu umgehende Krisenzeit des Heranwachsenden. In Wirklichkeit ist die Pubertät des Kindes aber die Krise der Eltern, ja der gesamten erwachsenen Gesellschaft, die ihren Mitgliedern, ihren „Kindern", nicht mehr Freiheit und Lebenslust zubilligen können, als es ihnen selber zuteil wurde.

Dieser „Griff unter die Gürtellinie" geschieht meist über die Gleichschaltung und Normierung der individuellen Sexualität. Und zwar – überraschenderweise – nicht nur in Richtung der sexuellen Repression, sondern auch in Richtung der (angeblichen) Freizügigkeit. Daß Christentum und Bürgertum ihre Herrschaft auch durch die Unterdrückung der Sexualität gesichert haben, ist wohlbekannt. Eine neue und längst fällige Erkenntnis ist die Warnung vor anderen und zum Teil gegensätzlichen politischen Systemen. So schreibt *M. Foucault* (1977, S. 31): „...daß die Sexualität, geregelt und verboten, ausgesagt und untersagt, ein Relais ist, auf das kein modernes Machtsystem verzichten kann. Hüten wir uns, hüten wir uns vor dem Sozialismus mit sexuellem Antlitz." Ob die Zügel, an denen der Bürger läuft, vom herrschenden System kurz oder lang gelassen werden, ob Sexualität ideologisch verteufelt oder angepriesen wird, in beiden Fällen handelt es sich um ganz subtile Machtstrategien, die unmittelbar auf den Leib des Menschen einwirken. Dabei mag es *heute* bei dieser Machtstrategie darum gehen, das „existentielle Vakuum" (*Victor Frankl*, 1975) am billigsten und leichtesten mit Sexualität zu stopfen. Dabei ist es relativ gleichgültig, ob es darum geht, den Bürger oder das Kind von existentieller Leere oder von existentieller Unzufriedenheit abzulenken. Die alt-römische Brot-und-Spiele-Politik hat vielleicht in der Sex-Welle eine moderne Neuauflage gefunden. Daher rührt wohl auch die Tatsache, daß vielen heutzutage die Sexualität wichtiger als die Seele geworden ist. Mit dem Machtinstrument der Sexualität wird dem Menschen die Illusion von Kraft, Halt, Sinn, Freiheit und Identität gegeben. Ironie der ganzen Angelegenheit: sie läßt uns glauben, es ginge dabei um unsere Befreiung. Gerade wegen dieser ein wenig entmutigenden Perspektiven sollte um so mehr die politische Aufgabe, die in der psychotherapeutischen Arbeit liegt, betont werden. Kein Psychotherapeut sollte in der dumpfen Ahnungslosigkeit verbleiben, es ginge bei der Psychotherapie und Sexualtherapie lediglich um ein wenig „human" oder „sexual" „engineering", ein wenig Reparaturarbeit an der Arbeits- und Liebesfähigkeit des Rat- und Hilfesuchenden. Daß es bei dieser politischen Aufgabe nicht um Parteipolitik in der Parteizentrale, sondern um Sozial- und Gesellschaftspolitik in der Beratungsstelle und in der psychiatrischen Institution geht, bedarf wohl keiner weiteren Erwähnung. Aus eben diesem oben erwähnten Umstand führen diese Erläuterungen zu den politischen Aspekten nahtlos über in die Erläuterungen zu den sozio-kulturellen Aspekten der Sexualität und der Sexualtherapie. Als primäres Ziel bleibt in jedem Fall die Befreiung, die Bewußtmachung der eigenen Existenz und aller damit verbundenen Chancen zur Freiheit. Der alte und nach wie vor ungelöste Streit, ob erst das Individuum und dann das Kollektiv, oder erst das Kollektiv und dann das Individuum befreit werden sollen, darf diesen Weg nicht blockieren. Beides geschieht wahrscheinlich gleichzeitig und Hand in Hand. Mit dem Ziel „Freiheit" vor Augen muß der Psychotherapeut aber auch zur Kenntnis nehmen, daß immer wieder gerade diejenigen Lebensbereiche zu psychotherapeutischen Krisenherden werden, in denen große Verhaltens- und Bewußtseinsfreiheit für den einzelnen besteht. Und damit verbunden der Segen genauso wie der Fluch, frei zu sein, Entscheidungen treffen und Verantwortung übernehmen zu können (oder zu müssen!). Seit der Einführung der Schwangerschaftsverhütungsmittel, seit der Aufhebung der bislang kulturell normierten Einheit von Fortpflanzung und Sexualität, seit der Liberalisierung bestimmter sexueller Verhaltensweisen, die vorher als Abweichungen oder gar als Perversionen galten – oder eben nur als unethisch, wie z. B. der eheliche „Seitensprung" –, ist so viel in Fluß geraten und soviel an individueller Entfaltung der eigenen Sexualität möglich geworden. Viele Menschen stehen dieser neuen Freiheit jedoch nur mit Hilflosigkeit, Angst, Depression und Selbstwertkrisen gegenüber. Diese Gefahr tritt gerade dann verschärft auf, wenn die *neue* Freiheit im sexuellen Bereich mit den Hütern der *alten* Ordnung (z. B. Kirche, Elternhaus) kollidiert. In diesem Zusammenhang soll der knappe Hinweis darauf genügen, daß die sog. ekklesiogenen (durch strenge moralisch-religiöse Erziehung bedingten) Störungen nach wie vor einen Hauptanteil an den sexuellen Störungen ausmachen.

Die Schlußfolgerung aus diesem Abriß über die politischen Aspekte der Sexualität und der Sexualtherapie lautet: Wer heute Sexualtherapie macht und mit seinen Klienten daran arbeitet, daß die Erektion früh genug kommt und lang genug anhält, der Samenerguß nicht zu früh passiert, der Orgasmus überhaupt und dann öfter und intensiver erlebt wird, muß auf der Hut sein und sich fragen, ob er mit seiner therapeutischen Arbeit sich als politischer Handlanger hergibt oder wirklich etwas für Sinn und Freiheit der individuellen Existenz seiner Klienten beiträgt. Auf dieser Bewußtseinsstufe psychotherapeutisch tätig zu sein, darin besteht eine politische Aufgabe, gerade für den Sexualtherapeuten.

## 2.2 Sozio-kulturelle Aspekte der Sexualtherapie

„Psychologie ist keine vorübergehende Laune in den Randzonen der Gesellschaft. Sie ist tief in die gesellschaftliche Realität verstrickt. Daher muß jede Untersuchung über die Psychologie sich gleichzeitig mit der Gesellschaft und der Kultur beschäftigen, von der sie einen Teil darstellt" (*Jacoby*, 1978).

Für einen Gestalt-Psychotherapeuten wäre es mehr als eine Unterlassungssünde, nicht zu beachten, daß die Bedeutung eines Phänomens (als „Vordergrund" der Wahrnehmung und des Erlebens und Lebens ganz allgemein) sich erst durch dessen spezielle Beziehung zum „Hintergrund" ergibt. Für den Behavioristen und Verhaltenstherapeuten ist es traditionelle Selbstverständlichkeit, von den steuernden Einwirkungen der Millieubedingungen auf das Verhalten und Erleben (coverants) des Individuums den Ausgangspunkt zu nehmen. So wäre es ebenfalls für den Sexualtherapeuten mehr als nur eine Unterlassungssünde, würde er nicht beachten, daß die sexuelle Dysfunktion des einzelnen verstehbar und auch heilbar nur in Beziehung zu deren sozialen „Hintergründen" sein kann. Zu unübersehbar bietet unsere Gesellschaft nämlich gerade im Bereich der menschlichen Sexualität drastische Regulierungsmechanismen in Form von ethischen Normen, Tabus und internalisierten Klischees auf. So kann *M. Mead*s Fazit aus ihren kulturanthropologischen Studien, daß nämlich sexuelles Erleben – speziell das Orgasmuserleben – abhängig von destruktiven oder konstruktiven kulturellen Bedingungen ist, kaum noch überraschen. Mit den folgenden Ausführungen wird nun eigentlich mehr das Ziel verfolgt, auf die Bedeutung der Erforschung und Miteinbeziehung sozio-kultureller Hintergründe in die sexualtherapeutische Arbeit hinzuweisen, als daß der Anspruch erhoben würde, in der fast unübersehbaren Vielzahl solcher Hintergründe eine befriedigende Vollzähligkeit aller einflußnehmenden Faktoren (angefangen mit aktuellen Zeitgeschehnissen wie dem Paragraphen 218 und dem Schwangerschaftsabbruch bis hin zu jahrhundertealter Erwachsenen-Tradition von Feindlichkeit gegen Körper und Gefühle) zu erreichen. Der Schwerpunkt liegt hier natürlich eher auf den hinderlichen und schädigenden Faktoren in den sozio-kulturellen Umwelt- und Hintergrundbedingungen als auf den förderlichen. Zum einen sicherlich wohl deshalb, weil Sexualität in unserer Gesellschaft eher behindert oder gar unterdrückt als gefördert wird. Zum anderen auch deshalb, weil es im Verlauf der Psychotherapie zunächst und hauptsächlich einmal darum geht, Störungen und Blockierungen der freien Selbstentfaltung zu beheben. Mit engagiertem Nachdruck verweist *Jacoby* (1978) auf die arge Selbsttäuschung, wenn Psychotherapeuten meinten, man könne die inneren Zwänge aufheben, ohne die äußeren abzuschaffen. Die Verharmlosung und Verniedlichung der gesellschaftlichen Inhumanität verhindert, so meint *Jacoby*, nicht nur eine Humanisierung des Individuums, sondern erzeuge erst recht individuelle Inhumanität. Der gerade bei Vertretern der Humanistischen Psychotherapie so beliebte unerschütterliche Glaube daran, wie das Gute im Menschen das gesellschaftliche Jammertal zu durchschreiten hilft (z. B. *C. Rogers:* „Die Kraft des Guten. Ein Appell zur Selbstverwirklichung", 1978), führt nämlich zu dieser gefährlichen Täuschung. Die neue Realität sieht dann so aus, daß man beim Encounter, in der Gestalt-Gruppe, beim Sensitivity-Training oder bei ähnlichen gruppendynamischen zwischenmenschlichen Begegnungen (vgl. *Rogers, Perls, Schutz* u. v. a.) auf die gleichen, inhumanen gesellschaftlichen Bedingungen von Macht, Konformitätszwang, Gruppendruck und Unterwerfung stößt wie „draußen". Nur ist die Inhumanität der psychotherapeutischen Situation dann noch ein wenig inhumaner, weil sie nach psychiatrischen Etiketten von Larviertheit und Doppelbindung geschieht. Zwischen „draußen" und „drinnen" besteht dann schließlich nur noch die Scheinwahl zwischen Haft im Knast oder Haft in der Klapsmühle. Jedoch zurück zu den sozio-kulturellen Bedingungen solcher zwischenmenschlichen Phänomene wie Liebe und Sexualität. Liefern Sozialpsychologen nicht einen einschlägigen Beweis für den wahren Charakter menschlicher Beziehungen in unserem Gesellschaftssystem, wenn sie nachweisen, wie Liebe in den meisten Fällen von sehr rationalen Tauschgesetzen bestimmt wird und daß diese Liebe und gegenseitige Attraktion nur funktioniert, wenn Gleichwertigkeit besteht? Diese „Theorie der Gleichwertigkeit" (*E. Walster*, 1978) wäre jedoch gar nicht so beunruhigend, wenn es dabei nicht um eine ganz materialistische Auffassung von Gleichwertigkeit in puncto Geld, Schönheit, Intelligenz u. a. ginge! Mit solch materialistischem Verständnis von persönlichen Werten, von Prestige und Status, fangen die relevanten sozio-kulturellen Bedingungen nämlich schon an, die dann zur Inhumanität in Liebe und Sexualität führen. Es ist sicherlich kein Zufall, daß bei uns sexuelle Dysfunktionen immer wieder und typischerweise im Gefolge von Leistungs- und Versagensängsten, Besitz- und Verlustängsten auftauchen!

Auf der einen Seite sind die gesellschaftlichen Bedingungen individueller Freiheit grade im Bereich des sexuellen Erlebens und Verhaltens so erdrückend in Zahl und Intensität, auf der anderen Seite sind m. E. die gesellschaftlichen Bedingungen bei uns derart vielschichtig und unterschiedlich, daß die völlige Resignation bezüglich der Möglichkeiten individueller Psychotherapie nun wiederum auch nicht am Platz ist. Dafür sind sexuelle Normen, Tabus und Klischees einfach von Landstrich zu Landstrich, von Land zu Stadt, von Stadt zu Stadt, von Gesellschaftsschicht zu Gesellschaftsschicht, von Familie zu Familie zu unterschiedlich, um nicht doch eine gewisse individuelle Freizügigkeit zu ermöglichen. So kann sicherlich jedes Individuum in gewissen Grenzen die Möglichkeiten individueller Psychotherapie nutzen. Wenn auch nicht unbedingt im Sinne der Möglichkeit, alle externalen kollektiven Repressalien zu verändern, dann doch aber im Sinne der Möglichkeit, internalisierte „introjizierte" Repressalien (vgl. „Über-Ich", „Top-Dog", „Eltern-Ich") aufzuweichen, um über die neugewonnene innere Freiheit das Selbstbewußtsein aufzubringen, äußere Freiheit herzustellen, etwa durch den Wechsel von einer „ökologischen Nische" zur anderen. In diesem Zusammenhang ist es sicherlich wichtig, noch einmal daran zu erinnern, wie offensichtlich der Mensch (in einem so relativ freien Gesellschaftssystem wie dem unsrigen) weniger auf die Reize der tatsächlichen Außenwelt reagiert als vielmehr auf deren innere, dann meist irrationale Repräsentation (vgl. *Mahoneys* „Kognitive Verhaltenstherapie", 1978). So kommt auch *Fromm* in seinem Buch „Die Kunst des Liebens" (1956) zu folgenden Schlußfolgerungen: „In einer Kultur, in welcher diese Eigenschaften selten sind, muß das Erreichen der Fähigkeit zu lieben eine seltene Leistung bleiben." Und weiter: „Wie kann man dann innerhalb des Rahmens unserer bestehenden Gesellschaftsordnung überhaupt leben und gleichzeitig Liebe üben?" Und schließlich: „Man muß zugestehen, daß der Kapitalismus in sich selbst eine so widerspruchsvolle und sich ständig verändernde Struktur hat, die einem noch eine gewisse Nonkonformität und persönlichen Spielraum läßt." Im Zusammenhang mit diesen *Fromm*-Zitaten über „Lieben" möchte ich ganz kurz auf das immer wieder anzutreffende Bedürfnis eingehen, zwischen „Liebe", „Erotik" und „Sexualität" zu unterscheiden. Um nämlich beim Thema zu bleiben: diese Unterscheidungen im Ausdrücken zwischenmenschlicher Attraktion spiegeln m. E. viel mehr differentielle sozio-kulturelle Bedingungen, unter denen das eine oder andere sozial erwünscht bzw. unerwünscht ist, wider, als daß sie wirkliche Unterschiede in der psychologisch-neurophysiologischen Erregung darstellen. *Freud* wurde eh und je der Vorwurf gemacht, er sei pansexualistisch, aber auch heute noch ist die gesellschaftlich bedingte Abneigung allerorts zu spüren, zwischenmenschliche Beziehungen von Attraktion und Sympathie auf die m. E. stets gegebenen sexuellen Anteile zu reduzieren, ohne unbedingt dem psycho-physischen Gesamt Abbruch zu tun.

Die weitere Darstellung sozio-kultureller Aspekte der Sexualität und Sexualtherapie kann hier in dem Sinne nur bruchstückhaft erfolgen, wie die Berücksichtigung dieser Aspekte eigentlich über das gesamte Buch hinweg erfolgt und insgesamt diese Arbeit weniger der Diagnostik als vielmehr der Anwendung in der Therapie gewidmet ist. Im Verlauf der Abhandlung solcher „Bruchstücke" sollte jedoch m. E. nicht versäumt werden, die Frage der sexuellen Sozialisationsbedingungen im Kontrast mit der Frage der vererbten biologischen Bedingungen menschlichen Sexualverhaltens und -erlebens zu prüfen. Sozio-kulturelle Bedingungen können sicherlich noch eher verändert werden als die erblich-biologischen. Obwohl ja auch bei den letzteren durch hormonelle und chirurgische Eingriffe heutzutage manches möglich geworden ist, wie z. B. die Geschlechtsumwandlung, mit deren Hilfe ein einzelner Mensch sich von seiner gesamten und bisherigen sozialen Bezugswelt auf einmal lösen kann. Oder etwa doch nicht? Wodurch ist die sexuelle Identität bedingt? Durch die Sozialisation als der Summe aller Lernerfahrungen oder durch die Biologie? Und welcher Bedingung kann man eher entrinnen? „Es gibt keine „natürliche" sexuelle Entwicklung. „Sexualität ist immer das Produkt sozialer und kultureller Einflüsse", schreibt *Kentler* (1979). „In der Jäger- und Sammler-Gesellschaft (der Urzeit) jagen die Männer, und die Frauen bleiben zu Hause. Diese starke Neigung setzt sich in den meisten bäuerlichen und industriellen Gesellschaften fort und scheint schon aus diesem Grund genetischen Ursprungs zu sein." Und weiter: „Viele Besonderheiten des menschlichen Sexualverhaltens und Familienlebens ergeben sich zwanglos aus dieser fundamentalen Arbeitsteilung zwischen den Geschlechtern", schreibt der Harvard-Professor *Wilson*, und zwar nicht 1856, sondern 1977. Seine Ausführungen sollen darauf hinauslaufen, daß männliches und weibliches Verhalten nicht (nur) anerzogen sei, sondern (auch) biologisch ererbt und von der Zeugung an vorbestimmt. So wird zum Beispiel die weibliche Sexualität traditionsgemäß in weit stärkerem Maß mit der Fortpflanzungsfunktion identifiziert als die männliche. Meines Erachtens hat sich daran auch durch Empfängnisverhütungsmittel (Pille, Spirale,

Diaphragma usw.), die auffälligerweise ausschließlich für Frauen entwickelt wurden, oder durch die verstärkte Berufstätigkeit der Frau prinzipiell wenig verändert. Ob dieses Phänomen der (in den meisten Fällen destruktiven) Bedeutungsverschmelzung von Sexualität und Fortpflanzung sich aus einem biologischen evolutionären Grundprinzip oder als Folge kulturell genormter Lernbedingungen ergibt, kann hier nicht entschieden werden. Möglicherweise greifen beide Bedingungsgefüge ineinander. Bedeutungsverschmelzungen oder -verzerrungen des Phänomens Sexualität spielen immer wieder wichtige Rollen bei der Genese und der Aufrechterhaltung sexueller Dysfunktionen. Erfahrungsgemäß wirkt sich die Gleichsetzung der Bedeutungen von Sexualität und Leistung in unserer Gesellschaft verheerend auf das sexuelle Selbstbewußtsein aus. Wie schon *Masters & Johnson* herausstellten, resultieren daraus Versagensängste und „Fremd"-Bewußtsein (statt „Selbst"-Bewußtsein!) durch das Einnehmen der Beobachterrolle – zentrale Beeinträchtigungen des sexuellen Erlebens! Nach meinen sexualtherapeutischen Erfahrungen sind in bezug auf diesen destruktiven Aspekt (Sex = Leistung) Männer genauso wie Frauen gleichermaßen betroffen durch die scharfe Leistungsorientiertheit unserer Gesellschaft. Ob diese nun wiederum einem evolutionären oder einem sozialen Prinzip, oder etwa beiden, entspringt, kann hier nicht entschieden werden. Mit dieser eben angestellten Überlegung soll nun nicht immer wieder das inzwischen allen sattsam bekannte und berühmt-berüchtigte „Leistungsprinzip" unserer Kultur strapaziert werden. Dennoch erscheint mir die Anmerkung sehr wichtig, daß im Westen eher das Tun gilt als das Sein, eher das sexuelle Verhalten als das sexuelle Erleben. So daß immer neue sexuelle Verhaltensanregungen aufgegriffen werden, ohne daß die sexuelle Genußfähigkeit sich verbessert. Darin steckt im übrigen eine nicht zu unterschätzende Gefahr bei der Vermittlung der neuen und wesentlich auf spezifischen Verhaltensvorschlägen basierenden Sexualtherapie! Neben der Bedeutungsverschmelzung von Sexualität und Leistung ergibt sich als weitere und damit zusammenhängende Beeinträchtigung des sexuellen Erlebens die Bedeutungsverschmelzung von Sexualität und Besitz. Der Sexualpartner als Besitz: ein Spezifikum unserer kapitalistischen Gesellschaft oder ein evolutionäres Prinzip? Ist die aus dem Besitzdenken erwachsende Eifersucht eine biologische Notwendigkeit oder erlernte Qual ohne Sinn und Verstand? Dies ist sicherlich eine wichtige Frage, wenn man bedenkt, wie Eifersucht zu Mord- und Totschlag in Partnerschaft und Sexualität führen kann.

Es ist sicherlich nicht schwer, Leistungs- und Besitzansprüche als populäre Werte unserer westlichen Industriegesellschaft zu erkennen. Bei aller „Popularität" stellen sie jedoch – gerade in dieser Kombination und den konsequent sich daraus ergebenden Ängsten, zu versagen und zu verlieren – besonders schwerwiegende sozio-kulturelle Defekte unseres sexuellen Erlebens und Verhaltens dar!

*Freud* begründete mit der Jahrhundertwende die moderne Psychologie. Indem er die Biologie des Menschen als dessen Schicksal und Bestimmung diktierte, mochte er seine eigene Herkunft aus den Naturwissenschaften Biologie und Medizin nicht verleugnen. In seiner Nachfolge nahm *E. Erickson* an, daß die unterschiedliche Morphologie der primären Geschlechtsteile von Jungen und Mädchen zu spezifischen (kinästhetischen) Erfahrungen und Erlebnisweisen zunächst des eigenen Körpers und dann des ganzen Daseins bei Männern und Frauen führt. Vor allem die letzten drei Jahrzehnte – mitbedingt auch durch eine starke feministische Bewegung in Politik und Psychologie – brachten dagegen die vorherrschende Überzeugung, daß geschlechtsspezifische Unterschiede in Bewußtsein und Verhalten hauptsächlich Folge von Lernen und nicht von Biologie seien. Die Auseinandersetzungen zwischen Environmentalisten und Deterministen ist jedoch noch lange nicht zu Ende. Nach These und Antithese deutet sich eine Art Synthese in dem versöhnlichen und vorurteilslosen Umgang der Vertreter des jungen Wissenschaftszweigs der Soziobiologie (z. B. *E. O. Wilson,* 1977) mit Milieu und Anlage an: ihr Ziel ist, herauszufinden, inwieweit das soziale Verhalten des Menschen, und damit auch das Sexualverhalten von Frauen und Männern (z. B. „männliche Vorherrschaft" und „weibliche Brutpflege"), nicht doch so sehr von seinen genetischen und biologischen Grundlagen, von den Gesetzen des Darwinismus, vorausbestimmt ist, daß es auch in der freiesten und egalitärsten Gesellschaftsform immer wieder die gleichen substantiellen Geschlechtsunterschiede bewirkt. Im Streit zwischen Lernen und Vererbung kommt *Wilson* zum Schluß, daß es zu unterscheiden gelte zwischen „konservativen" und „variablen" Eigenarten menschlichen Sozialverhaltens. Gerade in bezug auf Veränderungsmöglichkeiten und Angleichungen im geschlechtsspezifischen Sexualverhalten zeigt sich die Soziobiologie jedoch pessimistisch: gegen die „biologische Veranlagung" zu leben, werde immer die Ausnahme bleiben! Und als hauptsächliche biologische Veranlagung wird eben nach wie vor die Fortpflanzung, die Evolution, das Überleben der Gene gesehen. Angesichts solcher wissenschaftlicher Überzeugungen bin ich selber heilfroh, daß ich mich auf die Psychotherapie sexueller Funktionsstörungen spezialisiert habe und so dem Dilemma bei der Therapie solcher sexueller Störungen entrinne, die als „Deviationen" bezeichnet werden, zum Beispiel (noch immer) Homosexualität. Ein ähnliches, wenn vielleicht auch nicht so schwerwiegendes Dilemma taucht aber auch schon bei der Therapie des vorzeitigen Samenergusses auf. Von Definitionsschwierigkeiten und von ganz extremen Fällen („ante portas", also vor Einführen des Penis in die Vagina) einmal abgesehen, stellt sich diese typische männliche Dysfunktion so dar, daß die Mehrheit der Männer unter ihr leidet. Entspricht nicht etwa der schnell erfolgende Samenerguß der biologischen Veranlagung?! Das Dilemma zwischen biologischer Veranlagung und erlernten sozialen Normen wird allerdings vollends haarsträubend angesichts der Tatsache, daß für uns bereits die Zeit hereingebrochen ist, in der der Fortbestand der Menschheit entscheidend nicht mehr von der Förderung der Fortpflanzung, sondern von deren Einschränkung abhängig sein wird (Geburtenkontrolle).

In der Auseinandersetzung zwischen biologischer Veranlagung und sozialem Lernen ist schließlich redlicherweise darauf hinzuweisen, daß kaum ein anderer Wissenschaftsbereich – ausgenommen die Sexualforschung – so sehr unter vorurteilsbehaftetem Denken zu leiden hat wie dieser. So fanden *Sherwood* & *Nataupsky* (1968) nach Sichtung der relevanten Forschungsergebnisse, daß die Schlußfolgerungen der Wissenschaftler in bezug auf die Streitfrage „Biologie oder Lernen" eher von ihrem persönlichen und fachlichen Hintergrund abhingen als von den tatsächlichen Daten. Nachdem bislang letztlich keine einzige wirklich zwingende biologische Ursache für geschlechtsspezifische Unterschiede – vor allem im Sozial- und Sexualverhalten von Männern und Frauen – gefunden werden konnte, bleibt wohl vorläufig alles beim alten. So wie schon *E. Thorndike* zu seiner Zeit feststellte, daß es wohl die speziellen Erziehungs- und Lernbedingungen sind, die dafür verantwortlich sind, „daß Ehe und Kinderkriegen als wesentliche Punkte in der Karriere einer Frau erachtet werden und daß insgesamt Frauen auf ein Mindestmaß von Fähigkeit und Leistung beschränkt werden". Solche sozio-kulturellen Überzeugungen, sprich: Vorurteile, können wohl kaum ohne Rückwirkungen auf das sexuelle Selbstbild von Frauen bleiben. *Money* & *Ehrhardt* (1972) wiesen nach, daß die biologische Veranlagung des Geschlechts in Zusammenhang mit der kulturellen Reaktion auf das Etikett „männlich" oder „weiblich", das bei der Geburt verliehen wird, die sexuelle Identität des Kindes und dessen soziales Verhalten bestimmt. Wenn nun etwa die beiden Komponenten in Konflikt geraten, gibt das bei der Geburt verliehene sexuelle Etikett den Ausschlag. Eine schöne Studie mit eindeutigen Schlußfolgerungen. Sie ist allerdings nicht besser oder schlechter als andere vergleichbare auch: *Ehrhardt* selber überprüfte später noch einmal die Daten und kam zur gegenteiligen Schlußfolgerung! Die konfuse Realität der Wissenschaftler in diesem Bereich sollte jedoch nicht die Realität des Patienten vergessen lassen, die sich meist ganz konkret und eindeutig an dessen Alltagssorgen und Nöten orientiert zeigt. Da ist zum Beispiel der 33jährige Verwaltungsangestellte, seit vier Jahren verheiratet, der wegen Erektionsstörungen, verbunden mit der absoluten Unfähigkeit, überhaupt mit seinem Penis in die Vagina einzudringen, zu mir in die sexualtherapeutische Sprechstunde kommt. Trauen sich normalerweise Frauen schon nicht, beim Gynäkologen sexuelle Probleme anzusprechen, obwohl sie doch „ihren" Facharzt dafür haben, so ergeht es Männern mit sexuellen Dysfunktionen noch viel schlimmer.

Wie immer wieder in solchen Fällen zu hören ist, werden offensichtlich gerade Männer in hochnotpeinliche und demütigende Untersuchungs- und Befragungsprozeduren verwickelt, an deren Ende das zwar nicht ausgesprochene, denn doch aber vom Patienten so erlebte Fazit steht: „Sie glauben nicht nur, Sie seien eine Flasche. Sie sind es auch!" Aber zurück zur oben begonnenen Fallschilderung. Dieser Patient hatte vor seiner Eheschließung, also bis zum 29. Lebensjahr, noch keine sexuellen Erfahrungen gemacht. Selbstbefriedigung kannte er nicht als in Frage kommende Möglichkeit. Dafür erlebte er aber mit Regelmäßigkeit spontane Erektionen am Morgen („Wassersteifer") und im Schlaf verbunden mit sexuellen Träumen und Samenergüssen. Gleich nach der Eheschließung tauchten mit den ersten sexuellen Versuchen auch die ersten Erektionsstörungen auf. Zunächst noch nicht so schlimm, mit dem Anwachsen der Erwartungsängste jedoch immer schlimmer. Inzwischen fürchtete er wegen des Ausbleibens des – wie er sich ausdrückte – „Kindersegens" so sehr den Spott seiner männlichen Arbeitskollegen und die bohrenden Fragen seiner Familie und Verwandtschaft, daß Erektion und Eindringen in die Vagina beim Sexualverkehr zu derartig überwertigen und angstbesetzten Vorstellungen wurden, daß sein Versagen dadurch schon vorprogrammiert war. In der Art und Weise, wie für diesen Mann Sexualität nicht gleich Sexualität war, sondern Mittel zum Zweck, sprach er auch nicht auf spezifisch sexualtherapeutische Maßnahmen (wie z. B. Selbststimulierungsübungen alleine und in Gegenwart der Partnerin, Sensate Focus usw.) an; die Erektionsstörungen beim Koitus blieben hartnäckig. Der wahre psychotherapeutische „Geniestreich" bestand in diesem Fall im Aufdecken und Bewußtmachen des so dringlichen Kinderwunsches („wir werden ja auch nicht jünger!") und der damit verbundenen Ängste und Blamagegefühle. Für mich stellte sich im Anschluß an diesen ersten Erfolg die Wahl, dem Patienten drei Jahre Analyse auf der Couch oder eine homologe Insemination unter Anleitung eines Gynäkologen vorzuschlagen. Ich entschloß mich für die letztere Möglichkeit und schloß die Paartherapie zunächst einmal mit noch ein wenig „Kopfarbeit" ab, nämlich indem ich in der Diskussion mit beiden Eheleuten noch ein paar Klischees darüber, was ein „ganzer Mann" ist, zurechtrückte. Heute, zwei Jahre danach, haben beide schon zwei Kinder und keine sexuellen Probleme mehr. Rigide Vorstellungen davon, wie man sich als „richtiger" Mann oder als „richtige" Frau verhält und fühlt, spielen immer wieder bedeutsame Rollen im Zusammenhang mit sexuellen Dysfunktionen. So kann es auch kaum noch überraschen, wenn anorgastische Frauen ihre Dysfunktion nicht „nur" als bedauerliches oder schwerwiegendes Fehlen eines menschlichen Erlebnisbereichs bewerten, sondern als dramatisches Versagen als Frau. Ob der Wunsch danach, ein „richtiger" Mann und eine „richtige" Frau zu sein, und alle daraus resultierenden klischeehaften Vorstellungen einer biologischen Veranlagung oder dem Druck sozialer Normen entsprechen, ist letztlich angesichts der Verzweiflung und Enttäuschung der Betroffenen unwesentlich. Wesentlich dagegen erscheint mir die Überlegung, ob und inwieweit das mit der Sexualtherapie erzielte sexuelle Erleben und Verhalten danach mit einer möglichen biologischen Veranlagung oder mit den relevanten sozialen Normen und Tabus zu vereinbaren ist. Leichter und schneller bricht man sich m. E. das Genick, wenn man gegen die sexuellen Normen und Tabus der Mitmenschen verstößt, als wenn man gegen die biologische Veranlagung lebt. Die berufstätige Frau („Reservearmee der Wirtschaft" wurde sie anläßlich eines Fernsehinterviews 1978 von der Bundesministerin für Gesundheit und Familie, *Antje Huber*, genannt), die ihre kleinen Kinder einer Zugehfrau überläßt, lebt damit in der öffentlichen Kritik wesentlich ungefährlicher, als wenn man nachts ihre Orgasmus-Lustschreie in der Nachbarschaft hört. Damit wird deutlich, wie fließend die Erörterungen sozio-kultureller Aspekte der Sexualität in die Erörterung politischer Aspekte übergeht.

Gesellschaft und Politik sind eben sich gegenseitig bedingende Faktoren. Das soll heißen, daß es sicherlich ein Mißverständnis wäre, würde man gesellschaftliche Normen, Tabus und Sanktionen etwa nur als Bewahrer unserer biologischen Bestimmung und unserer Tradition sehen. Viel aktueller ist deren Funktion als Regulatoren politischer Machtverhältnisse. Die Idee, wie – gerade in bezug auf die Regulierung der individuellen menschlichen Sexualität – gesellschaftliche Normen der Politik dienen (vgl. auch *Foucault*, 1977), findet deutlichen Ausdruck in den Ausführungen von Jacoby (1978): „Die Form der Liebe im Spätkapitalismus hat die Tendenz zur Nivellierung und Reduzierung aller auf unterschiedslose Monaden, die fähig und bereit sind, mit jedermann Beziehungen einzugehen und sie gegen alles und jedes einzutauschen. Wirkliche Liebe ist eine Bedrohung für diese gleichgültige kollektive Form, die von der bürgerlichen Gesellschaft produziert oder von Teilen der Linken gefördert wird. Der Eros ist für das repressive Kollektiv und schließlich auch für die Liebenden tödlich. Zwei Verliebte entzünden die Rache der Gesellschaft, weil sie sich ausschließen." Im weiteren wird *Freud* von ihm zitiert: „Die beiden zum Zwecke der Sexualbefriedigung aufeinander angewiesenen Personen demonstrieren gegen den Herdentrieb, das Massengefühl, indem sie die Einsamkeit aufsuchen." Und an anderer Stelle: Der „Gegensatz zwischen Kultur und Sexualität" ist davon abgeleitet, „daß die sexuelle Liebe ein Verhältnis zwischen zwei Personen ist, bei dem ein Dritter nur überflüssig und störend sein kann, während die Kultur auf Beziehungen unter einer größeren Menschenanzahl ruht". Ist die von unserer Gesellschaft ausgedrückte Kultur aus politischen – gar nur aus wirtschaftspolitischen – Gründen letzten Endes sexualitäts-feindlich, so ist wohl anzunehmen, daß die Reihe sozio-kultureller Aspekte, die für die ungestörte und gestörte Sexualität und dann für die Sexualtherapie relevant sind, endlos wird. Dann ist es genauso wichtig, in der Reihe sexueller Sozialisationsbedingungen die 80-qm-Einfamilien-Mietwohnung zu berücksichtigen, in der die Erwachsenen sich vor ihren Kindern (und Nachbarn!) nicht trauen, ihre Rolle als Eltern mit derjenigen von Liebes- und Sexualpartnern zu verbinden. Oder aktuelle Zeitgeschehnisse wie bestimmte Maßnahmen zu Schwangerschaftsverhütung und Schwangerschaftsabbruch zu berücksichtigen. So schreibt *Pasolini* (1979) in seinen „Freibeuterschriften": „Die legalisierte Abtreibung ist nämlich ohne Zweifel ungeheuer bequem für diese Mehrheit. Und zwar vor allem deshalb, weil sie den Koitus – die heterosexuelle Vereinigung – noch einfacher machen würde, indem sie ihm das letzte Hindernis aus dem Weg räumt. Aber diese Freiheit des Koitus, so wie die Mehrheit sie sich vorstellt, diese wundervolle Liberalität, die man ihr zollt – wer hat sie denn stillschweigend gewollt, stillschweigend proklamiert und stillschweigend und unwiderruflich zur allgemeinen Gewohnheit werden lassen? Die Herrschaft des Konsums, der neue Faschismus." Und an anderer Stelle: „Heute ist die sexuelle Freiheit der Mehrheit in Wirklichkeit eine allgemeine Norm, ein Muß, eine soziale Pflicht, ein gesellschaftlicher Zwang, ein unverzichtbarer Bestandteil der Lebensqualität des Konsumenten." Nach Sexualität gleich Fortpflanzung und Sexualität gleich Leistung und Sexualität gleich Besitz ist die Verschmelzung von Sexualität und Konsum eine „würdige" Nachfolgerin und Bereicherung im Katalog destruktiver sozio-kultureller Bedingungen.

So wie dieses Buch insgesamt in den sexualtherapeutischen Darstellungen seinen Verlauf vom Allgemeinen zum Speziellen, nämlich der Therapie der Anorgasmie bei Frauen, nimmt, soll auch dieser Abriß sozio-kultureller Bedingungen unseres sexuellen Erlebens und Verhaltens zu einem speziellen Aspekt führen. Dazu das wörtliche Zitat einer Patientin: „Was ich an Frauen nicht leiden kann: wir sind dazu erzogen, uns als Frauen über den Mann zu begreifen. Da hört untereinander jede Solidarität auf!" „Fremd"-Bewußtsein statt „Selbst"-Bewußtsein! Gerade in dieser Verzerrung des Selbst-Gefühls liegt eine entscheidende Voraussetzung für viele sexuelle Dysfunktionen.

Dieses „Fremd"-Bewußtsein (vs. „Selbst"-Bewußtsein/Selbstbewußtsein) erscheint mir ähnlich dem zu sein, was *B. Nitzschke* (1974) mit der „Zerstörung der Sinnlichkeit" meint: „Die in der abendländischen Tradition verwurzelte abstrakte Feindschaft zwischen den Sinnen und dem Geist findet ihren konkreten gesellschaftlichen Niederschlag in der Verselbständigung und Instrumentalisierung des ‚Geistes', im Primat der Ratio, in der einseitig zum Werkzeug degradierten Vernunft, die sich dem vorgegebenen Zweck, der Herrschaft also, unterwirft. Die Zerstörung der Sinnlichkeit wäre ... zu begreifen als ein Ergebnis der Abtrennung der Vernunft von der freien Erfahrung der Wirklichkeit, als ein Ergebnis der dienstbar gemachten Vernunft." In seinen weiteren Überlegungen zum Begriff der psychischen Gesundheit, ‚per definitionem' (vgl. *Freud*) der Auseinandersetzung mit dem, was in unserer Gesellschaft heute unter Arbeits- und Liebesfähigkeit zu verstehen ist, begreift *B. Nitzschke* die Zerstörung der Sinnlichkeit, die Sabotage der freien Erfahrung der Wirklichkeit, vorwiegend bedingt durch die Ausbeutung der Arbeitskraft des Individuums durch die Gesellschaft: „Wenn der konkrete Vollzug der Arbeit, wie er sich in der gegenwärtigen Gesellschaft darstellt, selbst eine weitgehende Verstümmelung von Körper und Geist voraussetzt und immer aufs neue produziert, wenn solche Verstümmelung als der eigentliche Garant der ausbeutbaren Arbeitsfähigkeit angesehen werden kann, die ihrerseits die Ausbeutung der Liebesfähigkeit des Menschen zur Voraussetzung hat – dann mußte ein Schwerpunkt der Untersuchung (Anm. d. Verf.: der gesellschaftlichen Bedingungen sexueller Dysfunktionen) der Arbeitsprozeß selbst sein. Sexuelle Probleme konnten so als Folge der Abrichtung der Persönlichkeit zur entfremdeten Arbeitsleistung verstanden werden, womit gleichzeitig die Existenz abgrenzbarer, spezifisch sexueller Probleme in Frage zu stellen war." Solche Zusammenhänge gingen dem 27jährigen Verwaltungsangestellten Jürgen H. (seit fünf Jahren verheiratet; kinderlos, weil seine Frau erst auf der Lösung ihrer ehelichen Probleme bestand) wohl kaum auf, als er mir in einer psychotherapeutischen Sitzung unter größter Peinlichkeit anvertraute: „Mein Chef ist ein solches Schwein. Fast täglich macht er mich vor den anderen zur Schnecke, egal welcher Grund. Ich schlucke alles runter, renne anschließend auf die Toilette und onaniere. Das befreit mich irgendwie unheimlich, obwohl ich mich anschließend schäme. Vor allem mache ich mir dann schwere Vorwürfe deswegen, wenn ich abends dann keine Lust habe, mit meiner Frau zu schlafen!" Oder Herrn K., 32 Jahre alt, kleiner Unternehmer im Ein-Mann-Betrieb: Wenn er abends nach Hause kam, oft erst gegen 21 Uhr, dann warf er sich vors Fernsehgerät, ließ sich dort von seiner Frau das Abendessen servieren und schlief „irgendwann zwischen 10 und 12" vor dem Fernseher ein. „Meine Frau war natürlich frustriert!" „Vielmehr kann die Eingrenzung der freien sinnlichen Erfahrung der Wirklichkeit, die hier mit einer partiellen Zerstörung der Sinnlichkeit gleichgesetzt wird, begriffen werden als eine wesentliche Voraussetzung für den Aufbau dessen, was wir Realität nennen", schreibt *Nitzschke*. Ich zitiere ihn gern, denn ich bin zu den gleichen Überlegungen und Einsichten gekommen. Als Sexualtherapeut habe ich einen scharfen Verstand und ein offenes Herz für diese Realität, in der ich selber genauso lebe wie mein Patient. Und dann frage ich mich: Ist die Anorgasmie nicht nur statistische Norm, sondern auch soziale Realität?! Wie lebt es sich gegen die Norm und außerhalb der Realität?!

## 2.3 Ethische Aspekte der Sexualtherapie und Sexualtherapie-Forschung

Rein theoretisch gesehen, nehmen Sexualtherapie und Sexualtherapie-Forschung keine Sonderstellung ein im Vergleich mit anderen Therapieformen und anderen Forschungsbereichen der Humanwissenschaften. Praktisch gesehen jedoch sehr wohl. Kaum ein anderer Therapieansatz und Indikationsbereich dringt so weit in die Intimsphäre des Individuums ein. Typischerweise machen auch die traditionsreichen Psychotherapiemethoden – zumindest in der Art, wie sie praktiziert werden – vor der Gürtellinie halt und spiegeln damit die Verdrängungen und Tabus unserer Gesellschaft. Und weil Sexualität bei uns nach wie vor der am heftigsten tabuisierte menschliche Bereich ist, erregt alles, was damit zusammenhängt, viel eher und stärker öffentliche Aufmerksamkeit. Dies gilt wohl bei Sexualtherapie und Sexualforschung genauso in bezug auf Fachkollegen wie Laien. Aus dieser Erfahrung resignierte *Masters* (1976, S. 76): „Ich habe meinen Mitarbeitern stets vor Augen gehalten, daß ich bezweifle, wie jemand über mehrere Jahre in diesem Bereich arbeiten kann, ohne paranoid zu werden!" Logisch also, daß *Masters* & *Johnson* ihr Sexualforschungsinstitut als „Reproductive Biology Research Foundation" zu tarnen versuchten. Beide hatten in den vergangenen Jahren die Aufmerksamkeit der Öffentlichkeit zu fürchten gelernt.

Hätte *Masters* als Herzchirurg mit Ersatz-Affenherzen gearbeitet, wären ihm wohl kaum solche Schwierigkeiten erwachsen wie damals, als er mit Ersatz-Sexualpartnern (Surrogaten) sehr erfolgreich zu arbeiten begonnen hatte, sehr bald aber wieder resignieren mußte, weil sich Presse, Kirche und Gerichte mit ihm zu beschäftigen begannen.

Alle Bereiche menschlichen Lebens und Zusammenlebens werden in irgendeiner Weise ausgesprochen oder unausgesprochen Ordnungsmaßnahmen unterworfen. So haben Sozialpsychologen längst erkannt, daß Menschen sich immer in Gruppen organisieren und daß diese Gruppen hauptsächlich darin ihr Merkmal finden, daß sie ein ihnen spezifisches System von Normen und Werten entwickeln, das für alle verbindlich ist. Diese Werte und Normen schlagen sich in Gesetzen, moralischen Regeln, Tabus und Klischees nieder. Damit regeln wir unser Verhalten, und damit wird unser Verhalten geregelt. Und das ist gut und das ist schlecht. Denn je unausgesprochener und uneindeutiger die Normen, Regeln und Tabus sind, die unser Verhalten regeln, um so eher können sie genutzt werden, um Menschen über schlechtes Gewissen und Schuldgefühle subtil zu manipulieren und gefügig zu machen. Dies trifft besonders deutlich für die Regelung unseres Verhaltens im Bereich der Sexualität zu. Insofern ist der ethische Aspekt der Sexualtherapie nicht ohne den politischen und den soziokulturellen abzuhandeln. Denn mit Ethik und Moral kann sehr wohl Politik gemacht werden! Zwischen Inquisition und Sex-Welle, zwischen Repression und Liberalität werden unsere sexuellen Verhaltensweisen – außer durch eine Handvoll Gesetze, die sich hauptsächlich mit Gewaltanwendung und Mißbrauch von Abhängigkeit befassen – überwiegend durch traditionelle Moralvorstellungen und Tabus geregelt. Der psychohygienische Wert von Moral und Tabu wird jedoch sehr zweifelhaft, da sie sich zur Verhaltensregelung weniger oder gar nicht der Einsicht und Logik bedienen als vielmehr der Angst und Angstabwehr. Unsicherheit, wie man sich im sexuellen Bereich richtig verhält, wird jedoch nicht nur beim Patienten zu finden sein. Auch der Sexualtherapeut wird in bezug darauf, wie er sich in der Sexualtherapie richtig verhält, unter manchen Unsicherheiten zu leiden haben. Sowohl die Psychotherapie im allgemeinen als auch die Sexualtherapie im besonderen sind noch solches Neuland, daß sich bislang noch kaum – im Sinne des Gesetzes – „gute Sitten" haben entwickeln können.

Schließlich kommt noch ein weiterer Sachverhalt hinzu, der Sexualität, Sexualforschung und Sexualtherapie – wenn nicht theoretisch, so doch praktisch – in eine Sonderstellung bringt: es geht dabei ja weniger oder kaum um die Lebenserhaltung als vielmehr um die Lebensqualität. Und das ist – gesehen auf dem Hintergrund der Definition von Gesundheit durch unsere westliche Schulmedizin, auf die sich schließlich auch unsere Krankenkassen bei der Kostenübernahme berufen – eine ziemlich unübliche Sache. Solange Gesundheit als Fehlen von Krankheitssymptomen und nicht auch als positive Lebensqualität verstanden wird, werden Sexualforschung und Sexualtherapie als Überfluß und Luxus, wenn nicht gar als Unanständigkeit und Unverschämtheit gelten. Wahrlich ein Lied darauf singen können Frauen, die ihren Gynäkologen auf ihre Orgasmusprobleme ansprechen. Da heißt es dann: „Seien Sie doch froh! In Kriegszeiten, wenn die Männer weg sind, dann fehlt ihnen doch auch nichts!" oder: „Zum Kinderkriegen brauchen Sie keinen Orgasmus!" Auf gleiche trübe Erfahrungen stieß ich beim Versuch, die lokale Tagespresse für dieses noch in den Anfängen steckende Sexualtherapie-Forschungsprogramm zu interessieren. Die besonders markante Antwort einer Redaktion war: „Wenn eine Ihrer Patientinnen wegen sexueller Probleme ihren Mann umbringt, dann kriegen Sie sofort einen Platz für einen Bericht!" Mord ist gesellschaftsfähiger als Sexualität.

Da sich Sexualtherapie und Sexualforschung aus vielen Gründen in der Praxis als noch heikler herausstellen, als Psychotherapie und Humanforschung sowieso schon sind, so erfordern sie besondere ethische Achtsamkeit sowohl in der Planung als auch in der Durchführung und Zielsetzung. Hauptsächlich geht es dabei um die beiden Fragen: Welche ethischen Gesichtspunkte sollten formal für den Umgang des Sexualtherapeuten und -forschers mit seinen Klienten und Probanden gelten? Und: Welche ethischen Gesichtspunkte gelten inhaltlich für die Bestimmung der Therapiemaßnahmen und der Therapieziele? Ethik soll hier dabei als normative und teleologische Ethik verstanden werden. Dabei bleiben Meta-Ethik und allgemeine Diskussion von Wert und Unwert des Lebens ausgeklammert. Aufgrund dieser Praxisbezogenheit wird im folgenden grundsätzlich auch nicht unterschieden zwischen Ethik, Moral, Sitte, Überzeugung usw.

Einen brauchbaren Ausgangspunkt stellt die Präambel zu den „Berufsethischen Verpflichtungen für Psychologen" (Berufsverband Deutscher Psychologen, 1965) dar: „Der Psychologe achtet die Würde und den Wert des Individuums. Er berücksichtigt, daß alle Menschen in gleicher Weise Anspruch auf diese Achtung haben. Der Psychologe respektiert das Recht jedes Menschen, in eigener Verantwortung nach seinen Überzeugungen zu leben" (S. 1). Auf der Basis dieser ethischen Grundhaltung gilt es im besonderen folgende ethischen Aspekte und deren Bedeutsamkeit für die Auseinandersetzung mit der menschlichen Sexualität, ob als Forscher oder als Therapeut, zu berücksichtigen:
(1) Professionalität
(2) Informierung und Freiwilligkeit
(3) Verschwiegenheit
(4) Risiko-Nutzen-Kalkül

(1) Unter *„Professionalität"* wird ein offener wertfreier und toleranter Umgang mit den sexuellen Erlebnis- und Verhaltensweisen des Klienten verstanden. Oder, wie es beim BDP heißt: „Der Psychologe läßt sich bei seiner Arbeit nur von sachlichen Gesichtspunkten leiten, nicht von solchen unsachgemäßer persönlicher Wertung wie

Sympathie o. ä." Dazu gehört auch der Verzicht auf bleibende und bewertende Etikettierung wie z. B. frigide, latent homosexuell, pervers usw. Auf der anderen Seite sollte jedoch unter Professionalität nicht verstanden werden, daß der Therapeut sich wie ein Automat jeglicher persönlicher Meinung und Wertung enthält. Das würde mit Sicherheit recht schnell jegliches Vertrauen zu dem Therapeuten verlorengehen lassen und würde außerdem die humanistisch-psychotherapeutische Grundidee, dem Klienten auch Partner zu sein, gründlich verfehlen. Solche Selbsteinbringung seitens des Therapeuten sollte jedoch grundsätzlich vom Therapiefortschritt, nämlich wie sehr der Klient bereits zum Partner geworden ist, abhängig gemacht werden oder, in anderen Worten, von der Tragfähigkeit der Beziehung. Wenn der Therapeut sich auch aus ethischer Verantwortung nicht als Missionar verstehen sollte, so doch als Modell, was relevante Kenntnisse auf dem Gebiet menschlicher Sexualität und angstfreien Umgang mit der eigenen Sexualität angeht. Dies wird um so wichtiger, je stärker die Therapieform den edukativen Charakter enthält. Und der wird, seit *Masters & Johnson* 1970 begannen, in den neuen Sexualtherapiemethoden immer wieder akzentuiert. Der Gefahr der einseitigen Indoktrinierung und Manipulierung des Klienten kann schließlich auch damit begegnet werden, daß der Therapeut den Klienten redlich in die Planung und Abstimmung der Therapieschritte und Therapieziele miteinbezieht.

Der vorurteilslose und sachliche Umgang mit einem bestimmten Sachverhalt ist natürlich nie ein rundum objektiv faßbarer Vorgang, sondern jeweils abhängig von der zugrundeliegenden Matrix von Überzeugungen und Werten der beteiligten Personen. Eine und dieselbe affektive Einstellung zu einem sexuellen Phänomen kann auf diese Weise mit Leichtigkeit einmal als liberal, das andere Mal als engstirnig betrachtet werden. Das wird allerdings erst dann zum Problem, wenn ein und derselbe Mensch gleichzeitig ideologisch verschiedenen Bezugsgruppen angehört und in die Mühle verschiedener Wertsysteme gerät. Die von den Kirchen vertretenen Wertsysteme spielen dabei eine wichtige Rolle in unserer Gesellschaft. Und das ist vom Sexualtherapeuten zu bedenken. So ist nach geltender katholischer Sexualmoral zwar das sexuelle Lustempfinden inzwischen anerkannt und Sexualität damit nicht nur an die Bedingung der Fortpflanzung geknüpft. Jedoch ist nach wie vor nur solche sexuelle Betätigung ethisch statthaft, die sich zwischen Eheleuten abspielt und, zumindest theoretisch, zur Fortpflanzung führen könnte. Danach werden also nach wie vor eine Unzahl möglicher und – wenn man den Statistiken glauben kann – tatsächlich auch weitläufig praktizierter sexueller Verhaltensweisen tabuisiert. So zum Beispiel Masturbation, Homosexualität, Bisexualität usw. Im Zusammenhang mit der statistischen Erfassung von sexuellen Praktiken, wie etwa durch den *Kinsey-Report* (1948 und 1953) oder neuerdings durch den *Hite-Report* (1977), ergibt sich natürlich die Frage, ob das, was im statistischen Sinn als normal gelten kann, dies auch im ethischen Sinn sein kann. Und wenn dem so ist, sollte dann das Verhalten, was nur eine statistische Minderheit aufweist, allein deshalb unethisch sein? Sicherlich nicht. Die Antwort auf alle diese ethischen Fragen suchen die meisten liberalen Sexualtherapeuten heute in der Auffassung, daß all das in Ordnung und ethisch vertretbar ist, was sich sexuell zwischen zwei oder mehreren Menschen abspielt, die voll verantwortlich sind, und in ihren Vorstellungen und Bedürfnissen übereinstimmen. Solche Definition schließt jedoch nicht die Sexualität mit sich alleine ein und findet außerdem eine Einschränkung darin, daß zwar manches in diesem Sinne ethisch vertretbar ist, aber nicht unbedingt gesundheitlich. So wie bei einem meiner Klienten, der die Angewohnheit hatte, sich von seiner Frau beim Sex einen massiven Knebel in den Mund und eine Plastiktüte über den Kopf verpassen zu lassen. Dieses Ehepaar war heilfroh, bei mir aufgeschlossenes Verständnis für ihre fetischistischen Neigungen und konstruktive Veränderungsvorschläge anzutreffen. In vielen Fällen hängt jedoch die sexuelle Dysfunktion eindeutig mit zu vielen und zu restriktiven sexuellen Klischees und Tabus zusammen, so daß die psychotherapeutische Schlußfolgerung nur in einer Anregung zur Veränderung der Wertvorstellungen und zur Ausweitung des sexuellen Verhaltensspektrums bestehen kann. Hier liegt das ethische Problem darin, wie stark mit kontroversen Wertvorstellungen konfrontiert werden kann und darf. *Hollingshead & Redlich* (1958) untersuchten die Einflüsse und Zusammenhänge von sozialer Klassenzugehörigkeit und Psychotherapie. Sie stellten fest, daß – über die Sprachbarriere hinaus – eine Psychotherapie wohl wirkungslos bleiben müsse, wenn nicht ein Minimum von gemeinsamen Wertvorstellungen und Zielvorstellungen von beiden Seiten geteilt würde. Gerade sexuelle Dysfunktionen gehen jedoch meist mit zum Teil extremen Angst-, Scham- oder Ekelreaktionen einher, welche die affektive Komponente der spezifischen Einstellungen zu sexuellen Inhalten sind. Wie bei der Verhaltenstherapie einer Phobie läßt sich meist eine deutliche Konfrontation, ob einschleichend oder überflutend, mit dem Angstinhalt nicht vermeiden. Das weiter unten zu besprechende „Risiko-Nutzen-Kalkül" sollte dabei immer in Betracht gezogen werden. In dem hier zur Diskussion stehenden psychotherapeutischen Forschungsprojekt der Gruppentherapie für Frauen mit Orgasmusstörungen taucht bei den teilnehmenden Frauen fast durchgehend immer wieder starke moralische Abneigung und Abwertung in bezug auf Selbststimulierung auf. Das Therapieprogramm sieht jedoch aus gutem Grund gerade gezielte Selbststimulierungsübungen als Um- und Neulernmöglichkeit des sexuellen Erlebens vor. Ist eine solche Konfrontation ethisch vertretbar? Meines Erachtens liegen in diesem Fall vielfache sachliche Überlegungen und Erfahrungen zu diesem Thema vor, die ein solches Vorgehen rechtfertigen.

(2) Das *freiwillige Einverständnis* des Klienten und Probanden mit den Forschungs- und Therapiemaßnahmen sollte natürlich immer grundsätzlich gesichert sein. Selbstverständlich kann es sich nur aus einer vorherigen sachgerechten *Informierung* über alle näheren Umstände der Therapie- und Forschungsmaßnahmen ergeben. Dieses Prinzip, von den Amerikanern „informed consent" genannt, hat Vorteile und Nachteile. Zunächst zu den Nachteilen. Zufallsstichproben im wahrsten Sinn des Wortes wird es dann in der Forschung nicht mehr geben. Die Konsequenz ist nämlich stets eine gewisse positive Selektion von Freiwilligen. Das ist wohl auch der Kern der Kritik an solchen Forschungsprojekten wie dem *Hite*-Report, der seine Schlußfolgerungen nur auf einer fast schon indiskutablen Rücklaufquote basieren muß. Bei diesem Prinzip der freiwilligen Bereitschaft durch vorherige Information geraten andere Forschungsmethoden, wie etwa die (anonyme) teilnehmende Beobachtung, ins ethische Zwielicht. Überwiegend sind wohl aber doch die positiven Konsequenzen dieses ethischen Prinzips zu sehen. Denn zu groß wäre die Gefahr des Mißbrauchs von Forschung und Therapie, wenn die Betroffenen nicht eingeweiht würden. Vor allem wenn besondere Methoden der Dokumentation benutzt werden wie Tonband, Videoband usw. Zu groß wäre auch die Gefahr des Mißbrauchs, wenn als Klienten und Probanden Menschen herangezogen würden, die in irgendeiner Weise abhängig oder unfrei sind. Dabei handelt es sich in erster Linie um Kinder und Insassen von Gefängnissen oder psychiatrischen Anstalten. In diesem Sinne unethisch sind Fälle, wo Strafgefangenen für ihre Teilnahme Strafterleichterung oder vorzeitige

Haftentlassung versprochen wird. In gleicher Weise problematisch ist es, wenn psychiatrischen Patienten günstigere Bedingungen, vorzeitige Entlassung oder auch nur weniger Vernachlässigung versprochen wird, wenn sie sich für die experimentelle Erprobung z. B. von Medikamenten im Doppel-blind-Versuch zur Verfügung stellen. Kriminell ist es, wenn sie gar nicht erst gefragt werden. Aber schon in weniger offensichtlichen und dramatischen Fällen gestaltet sich das Prinzip der Freiwilligkeit problematisch. Zum Beispiel, wenn die Ehefrau an einer Sexualtherapie teilnimmt, weil ihr Ehemann sonst droht, sich von ihr scheiden zu lassen. Gibt es also überhaupt wirkliche Freiwilligkeit? Gerade der Klient kommt ja meist nur, wenn eine seelische Notlage, eine Krise besteht, in deren Verlauf seine Verhaltensfreiheit drastisch eingeschränkt ist. Und ist es nicht auch eine Illusion anzunehmen, man könne den Klienten oder Probanden vorher wirklich ausreichend informieren? Gerade eine seelische Krise ist ja meist neben der drastischen Verarmung der Verhaltensmöglichkeiten mit partieller intellektueller Einschränkung verbunden (*Dollard* & *Miller*, 1950). Und werden nicht schließlich auch viele therapeutische Möglichkeiten zum Wohle des Klienten durch restlose Vorweginformation zunichte? So wäre es natürlich lächerlich, wollte man beispielsweise vorher über eine paradoxe Intention oder eine therapeutische Doppelbindung informieren. Es wird kaum eine restlos befriedigende und von Fall zu Fall gleichbleibende Richtlinie dafür geben, wie der Klient oder Proband vorher zu informieren ist. Die ethische Maxime „primum non nocere" ist ein genauso tauglicher wie untauglicher Gummiparagraph. Ein Beispiel einer wohl auf alle Fälle und immer notwendigen vorherigen Information soll doch noch angeführt werden: daß vor allem bei einer Ehe-, Partner- und Sexualtherapie erfahrungsgemäß die Gefahr besteht, daß die Partnerschaft sich durch die Therapie sowohl günstig als auch ungünstig bis hin zur Trennung entwickeln kann. Das klingt zwar banal, erfahrungsgemäß erwartet der Klient jedoch meistens nur eine günstige Wendung in *einem* Sinn.

Eine tiefer greifende ethische Verpflichtung zur Orientierung und Informierung des Klienten müßte m. E. eigentlich auch darin liegen, daß der Klient in ihm verständlicher Weise vermittelt bekommt, auf welchem diagnostischen und therapeutischen Konzept der Therapeut fußt (*Schulte*, 1975). Dies ist für den Verhaltenstherapeuten eine selbstverständliche Verpflichtung. Und viele Klienten werden möglicherweise doch beurteilen können, was es für sie für einen Unterschied macht, ob ihr Therapeut die sexuelle Dysfunktion auf einen Ödipus-Komplex oder auf falsches oder nicht stattgefundenes Lernen zurückführt.

(3) Bei der dritten, grundsätzlichen ethischen Überlegung geht es um die Frage der *Vertraulichkeit* (confidentiality) in der Beziehung zum Klienten. Bei den vom BDP herausgegebenen „Berufsethischen Verpflichtungen für Psychologen" heißt es: „Der Psychologe ist verpflichtet, über alle Informationen, die ihm in seiner Berufstätigkeit über andere Menschen zugehen, *Verschwiegenheit* zu bewahren" (S. 2). In jüngster Zeit hat dieses Problem eine zusätzliche Aktualisierung erfahren durch die rasant verbesserten technischen Möglichkeiten der Datenspeicherung und der daraus erwachsenden Notwendigkeit effizienter Maßnahmen zum Datenschutz und zur Verhinderung unauthorisierter Weitergabe von persönlichen Daten.

In Form ihrer Gesetzgebung erkennt auch unsere Gesellschaft heutzutage an, daß ein gewisses Maß an Intimität und Vertraulichkeit notwendig ist, um die Integrität, Würde und Persönlichkeit des einzelnen heranzubilden und zu wahren. Um diesem Anspruch gerecht werden zu können, sind in der Gesetzgebung verschiedene Maßnahmen verankert. Es handelt sich dabei hauptsächlich um die Verschwiegenheitspflicht auf der einen und das Zeugnisverweigerungsrecht auf der anderen Seite. Leider sind diese gesetzlichen Regelungen für verschiedene Berufsstände unterschiedlich: Der Psychologe besitzt nach wie vor nicht das Zeugnisverweigerungsrecht und kann nur darauf hoffen, daß in Ausnahmefällen ein milder Richter es ihm zuerkennt, um vorhersehbaren beträchtlichen Schaden für den Betroffenen abzuwenden.

Die ethische Verpflichtung zur Verschwiegenheit und Vertraulichkeit erstreckt sich hauptsächlich auf folgende beiden unterscheidbaren Aspekte:
1. Wahrung der Verschwiegenheit und Intimsphäre aus Gründen persönlicher Empfindsamkeit des Klienten oder Probanden.
2. Wahrung der Verschwiegenheit und Intimsphäre des Klienten oder Probanden in bezug auf Informationen über geplante oder durchgeführte illegale, kriminelle Handlungsweisen.

Zur Verdeutlichung dieser ethischen Problematik hier nun einige praktische Beispiele, die zum Nachdenken anregen sollen, ob und wie Verschwiegenheit darüber notwendig ist und welche Konsequenzen aus einer Weitergabe dieser Informationen resultieren würden: Die Klientin, die wegen Anorgasmie in die Therapie gekommen ist, berichtet dem Therapeuten, daß sie über die vielen Jahre ihrer Ehe ihrem Mann immer einen Orgasmus beim Sexualverkehr vorgespielt hat. Ein Klient erzählt dem Therapeuten von seinen sexuellen Phantasien, die er als so abwegig empfindet, daß er sich noch nie getraut hat, seiner Partnerin davon zu berichten. Eine Klientin berichtet dem Sexualtherapeuten, daß sie einen Schwangerschaftsabbruch ohne Indikation von autorisierter Stelle hat vornehmen lassen oder plant, vornehmen zu lassen. Der Klient „beichtet" seinem Sexualtherapeuten, daß er eine Geschlechtskrankheit hat, trotzdem aber weiterhin sexuelle Kontakte unterhält, ohne seine Partnerin davon in Kenntnis zu setzen und ohne sich in ärztliche Behandlung zu begeben. Ein Klient droht im Verlauf einer sexualtherapeutischen Sitzung, er werde demnächst wegen all der unlösbaren Schwierigkeiten und sexuellen Frustrationen gegen seine Partnerin gewalttätig werden. Oder der Therapeut erfährt, daß sein Klient sexuelle Beziehungen zu Minderjährigen oder zu seiner eigenen Tochter unterhält.

In den ersten Fällen würde eine unautorisierte Weitergabe der problematischen Information ‚nur' die ‚persönliche Empfindsamkeit' des Klienten verletzen. Unnötig zu sagen, daß von Fall zu Fall katastrophale Folgen auch aus dieser Verletzung der Verschwiegenheit resultieren könnten. In den weiteren Fällen ergeben sich mit den Informationen strafrechtliche Aspekte, bei denen die ethische Verpflichtung zur Verschwiegenheit mit der ethischen Verpflichtung zur Abwehr von Gefahr und Schaden für andere Beteiligte abgewogen werden muß. Dazu sagte der amerikanische Sexualforscher und Sexualtherapeut *P. M. Gebhard* (1976 in: *Masters & Johnson,* 1977, S. 84): „Früher haben wir uns immer und immer wieder über diesen Punkt den Kopf zerbrochen, und wir haben uns schließlich auf diese allerdings eisenharte Regelung geeinigt: Wir wahren die Verschwiegenheit um jeden Preis, auch wenn ein Leben davon abhängen könnte. Wir werden unsere Verschwiegenheit in keinem Fall brechen. Wir sind Wissenschaftler und Beobachter, und wir werden uns auf keinen Fall einmischen." Meines Erachtens wird damit aber ein ethisches Prinzip zu einer fast schon unmenschlichen Abstraktion gebracht, das kaum tauglich sein kann. Vielleicht kann sich der bloße Forscher mit diesem Prinzip aus der Gewissensqual retten, der Psychotherapeut mit seiner ethischen Verpflichtung, zu helfen und zu heilen, schon nicht mehr.

Und allein schon der einfache Staatsbürger hat die gesetzliche Verpflichtung mitzuhelfen, drohende Gefahr und Schaden von anderen abzuwenden, und kann wegen unterlassener Hilfeleistung bestraft werden.

Schließlich stellt sich – im Rahmen der ethischen Überlegungen zum Schutz des Individuums vor Indiskretion und Informationsmißbrauch – noch die Frage, ob von daher überhaupt die Durchführung einer Therapie in Gruppenform vertretbar ist. Im Verlauf von nunmehr etwa sieben Jahren Erfahrung mit Gruppenarbeit habe ich noch nie einen ernsthaften Zwischenfall erlebt, der etwa daraus resultierte, daß Gruppenmitglieder untereinander Verstöße gegen Verschwiegenheit und Diskretion begangen hätten. Sicherlich wird das aber auch davon abhängig sein, wie es dem Gruppenleiter gelingt, ein Klima von Solidarität und gegenseitiger Hilfe und Sympathie herzustellen. Gerade bei monosymptomatischen Gruppen (wie der Gruppentherapie für Frauen mit Orgasmusstörungen), bei denen die zentrale Information übereinander so und so eindeutig ist, steht das kleine Sicherheitsrisiko in keinem Verhältnis zu dem therapeutisch hochpotenten gruppendynamischen Erleben des „gemeinsamen Schicksals"!

(4) Die Abstimmung des möglichen Schadens mit dem möglichen Nutzen für den Klienten oder Probanden bei bestimmten Therapie- bzw. Forschungsmaßnahmen (risk-benefit-ratio), das *Schaden-Nutzen-Kalkül*, ist die letzte der stets zu bedenkenden ethischen Anforderungen. Besonders problematisch wird diese Überlegung natürlich dann, wenn eher das derzeitige oder spätere Gemeinwohl Nutznießer ist, während das betroffene Individuum selber eher das Schadensrisiko trägt. Der Therapeut und Forscher hat stets zu bedenken, welche Auswirkungen sich aus der Therapie- bzw. Forschungsmaßnahme für das Individuum und seine soziale Umwelt ergeben könnten. Und hat dann auch entsprechend redlich darüber zu informieren. Für den Verhaltenstherapeuten sollte dies inzwischen zu einer Selbstverständlichkeit geworden sein (*Schulte*, 1975), genauso wie er seine eigenen Therapiezielvorstellungen mit denen des Klienten abstimmen sollte. Und dazu gehört wahrscheinlich in vielen Fällen, daß unrealistische Erfolgserwartungen so rechtzeitig modifiziert werden, daß das Nicht-Erreichen des Erwarteten sich nicht zum Schaden des Klienten auswirkt. Dieser Aspekt hat besondere Aktualität in der Sexualtherapie, bei der – entsprechend dem Zeitgeist von Leistungs- und Gewinngedanken – anfangs von seiten der Klienten häufig ganz

wahnwitzige Vorstellungen von sexueller Funktionstüchtigkeit bestehen. Schließlich muß der Klient auch rechtzeitig auf die gängige therapeutische Erfahrung hingewiesen werden, daß sich bei Verbesserungen auf seiner Seite Verschlechterungen auf der anderen Seite (z. B. beim Partner) ergeben können. Auch dies sollte, unter vielen anderen, eine Routinemaßnahme zur Prophylaxe von schädlichen Auswirkungen der Therapie für den Klienten sein.

Ein genauso heftig diskutiertes wie auch heftig verschwiegenes ethisches Problem besteht in dem Phänomen der *sexuellen Beziehungen* zwischen Therapeuten und Klienten. Dieses Problem erlangt natürlich, was in der Natur der Sache liegt, besondere Aktualität in der Sexualtherapie. In der ganzen Schwankungsbreite zwischen Dunkelziffer (auf seiten der Therapeuten) und Wunschphantasien (auf seiten der Klienten) entzieht sich dieses Phänomen bislang einer verläßlichen statistischen Erfassung (*Shepard*, 1973).

Auch die Tatsache, daß in zunehmendem Maß der Einsatz von Ersatz-Sexualpartnern (Surrogate) bei der Sexualtherapie ernsthaft diskutiert und bereits praktiziert wird, mag manchen Therapeuten zusätzlich verleiten zu der Annahme, er oder sie könne diese Aufgabe dann doch auch schon selber übernehmen.

Darüber hinaus, wenn es richtig ist, daß Denken und Phantasieren „Probearbeit" ist, müßte das Problem der Sexualität zwischen Therapeuten und Klienten über das offene Verhalten hinaus auf den ganzen Bereich unausgesprochener Interaktion ausgedehnt werden. Denn gerade das Ausleben in Phantasien und Tagträumen hat oft stärkere und nachhaltigere Bedeutung als das Ausleben in tatsächlichem und offenem Verhalten.

Die traditionelle Einstellung zu diesem Phänomen läuft bislang schlicht und einfach darauf hinaus, die sexuelle Beziehung zwischen Therapeut und Klient als kriminellen Akt von Vergewaltigung und Mißbrauch von Abhängigkeit (*Masters*, 1970) einzuschätzen. Ausgehend von der Maxime, daß sexuelle Beziehung dann ethisch vertretbar ist, wenn die beteiligten Personen selbstverantwortlich und souverän sind und in ihren sexuellen Bedürfnissen übereinstimmen, dann liegt die ethische Problematik der Sexualität in der therapeutischen Beziehung klar auf der Hand: Die augenblickliche seelische Labilität und Notlage des Klienten, die augenblickliche Überlegenheit und Autorität des Therapeuten, die Auswirkungen von realitätsverzerrenden Scheinbeziehungen in Form von Übertragung und Gegenübertragung (Übertragungsneurose), die zumindest vom Klienten nicht kontrolliert werden können, verhindern die Erfüllung dieser Maxime. Hinzu kommt, daß offensichtlich in vielen Fällen die Aufnahme sexueller Beziehungen zum Klienten weniger als therapeutische Maßnahme, sondern mehr als Ausagieren eigener Probleme des Therapeuten zu verstehen ist (*Shepard, 1973*).

Das zweite Grundübel, das meist auf dem ersten basiert, liegt darin, daß beide Personen, Klient und Therapeut, meist ganz unterschiedliche Erwartungen in Hinsicht auf die sexuelle Beziehung haben und daß diese Diskrepanz nicht geklärt wurde: der eine nämlich meint Sexualität, der andere meint Liebe und weiterführende Paarbeziehung. Und weil das so ist und weil das meist auch mit noch so viel Reden vorweg nicht zu klären ist, weil noch die Hoffnung bleibt, führt die Aufnahme solchen intimen Kontakts danach meist zur psychischen Katastrophe von Enttäuschung, Wut, Depression und Selbstwertkrise.

Aus dieser differentiellen Sichtweise, und nicht aus bloßer dogmatischer und moralischer Tabuisierung, ist meines Erachtens der sexuelle Kontakt zwischen Therapeut und Klient zunächst einmal abzulehnen. Aus derselben differentiellen Sichtweise dieser Problematik sind aber auch ethisch gerechtfertigte Möglichkeiten des sexuellen Kontakts herzuleiten. Es sei denn, man betrachte den Klienten grundsätzlich und immer als hilfloses, realitätsfremdes und abhängiges Wesen. Und das wäre m. E. ein grundsätzlicherer ethischer Verstoß als alles andere hier Diskutierte!

Die allen humanistisch-psychotherapeutischen Verfahren gemeinsame Grundidee des Encounters, der existentiellen Begegnung und Auseinandersetzung zwischen der Persönlichkeit des Therapeuten und der des Klienten, würde zur Chimäre, wenn per Dogma und Tabu bestimmte Interaktionsformen wie der affektive Austausch von Zärtlichkeiten und Sexualität untersagt bliebe. Ein bedingungsloses Tabuisieren von Sexualität in der therapeutischen Beziehung zeugt mehr von den sexuellen Ängsten und Eigenproblemen der Psychotherapeutenschaft als von deren Fähigkeit, verantwortungsvoll und empfindsam den therapeutischen Prozeß gemeinsam mit dem Klienten zu durchlaufen.

Tabuisiert und strafrechtlich verfolgt werden sollte nicht der sexuelle Kontakt, sondern jegliche Form des Mißbrauchs und der Ausbeutung der speziellen Situation des Klienten. Und da gibt es sicherlich noch andere schlimme Formen des Mißbrauchs, der Ausbeutung (zum Beispiel die Endlos-Therapie) und insgesamt der Möglichkeiten, das grundsätzliche ethische Ziel, den Klienten zur Emanzipation zu verhelfen, zu verfehlen!

*Kritische Würdigung eines bewährten und anerkannten Sexualtherapiemodells in bezug auf einige ethische Überlegungen:* Das überwiegend lerntheoretisch orientierte Therapiemodell von *Masters* & *Johnson* mit einem gemischten Therapeutenpaar, das gemeinsam ein Klientenpaar behandelt, stellt wohl zur Zeit in der Bundesrepublik das bekannteste und populärste Konzept der Sexualtherapie dar. Dieses Therapiekonzept zeigt in den meisten ethischen Anforderungen außerordentliche Korrektheit und Redlichkeit: Die theoretische Basis der Therapie wird erklärt. Die Therapiemaßnahmen sind direkt, anschaulich und transparent. Das 2:2-System ermöglicht ein Höchstmaß an Kontrolle der therapeutischen Vorgänge und gleichzeitig an Einführung sowohl für die Mentalität und Situation der Klientin als auch des Klienten. Die Therapiedauer ist begrenzt und nicht endlos.

So stellen sich die ethischen Anforderungen von „Verschwiegenheit", „Informierung und Einverständnis" und „Risiko-Nutzen-Kalkül" als optimal dar.

Wirkliche Kritik ergibt sich m. E. lediglich aus Überlegungen zum ethischen Aspekt der „Professionalität". Und zwar hauptsächlich in dem Sinn, wie das Therapiekonzept von *Masters* & *Johnson* etliche moralisierende Einengungen aufweist, die weniger wirklich auf die Bedürfnisse der Klienten zentriert sind als auf einflußreiche gesellschaftliche Moralvorstellungen.

Zunächst – Zufall oder nicht? – werden nur heterosexuelle Paare behandelt, die eine gewisse Stabilität im Sinne von Zeitdauer der Beziehung aufweisen können. Alleinstehende Personen ohne Partner, alleinstehende Personen mit häufiger wechselnden Partnern, Homosexuelle und schließlich Leute, deren Partner nicht mitarbeitswillig sind, können oder sollen nicht behandelt werden. Und das ist gerade deshalb traurig, weil sehr viele Alleinstehende gerade durch ihre sexuelle Dysfunktion und die damit einhergehenden Selbstzweifel daran gehindert werden, Partner zu finden. Sicherlich kann dagegen argumentiert werden, eine solche Sexualtherapie könne nur in Zusammenarbeit mit dem Partner funktionieren. Aber erstens stimmt das nicht, und zweitens fragt man sich, wozu ein Therapiekonzept überhaupt gebraucht wird, das – abgesehen von den ziemlich hohen Kosten – schon solche Vorweg-Bedingungen stellt, daß es von den meisten Therapiebedürftigen nicht in Anspruch genommen werden kann. Denn erfahrungsgemäß sind nur die allerwenigsten in der Lage, einen wirklich(!) mitarbeitswilligen Partner mitzubringen. Vollends fatal wäre es, wenn dieser Anspruch letztlich nur als eine gut getarnte Neuauflage des moralischen Anspruchs, Sexualität sei nur etwas für Eheleute, sich entpuppen würde!

Und dieses moralisierende Element, das sehr wohl einen Verstoß gegen den ethischen Anspruch der Professionalität darstellt, zieht sich wie ein roter Faden durch das Therapiekonzept: Trotz überwältigender neuer Erkenntnisse zu dem alten Streit über vaginalen oder klitoralen Orgasmus, zu denen *Masters & Johnson* mit ihren Untersuchungen selber beigetragen haben, huldigen sie in ganz unverständlicher Weise nach wie vor dem Koitus als ideale sexuelle Betätigungsform. Und setzen die Stimulierung zum Orgasmus durch den Koitus immer noch als Nr. 1 auf die therapeutische Wunschliste.

Einsichtige Sexualtherapeuten werden bestätigen, daß sich viele sexuelle Dysfunktionen immer wieder aus der Verzerrung der Bedeutung der Sexualität durch die zwanghafte moralisierende Verknüpfung mit Liebe und Partnerschaft ergeben. *Masters & Johnson* (1975, S. 5) stiften in diesem Sinn sicherlich unnötige weitere Verwirrung, wenn sie nunmehr – offensichtlich als Ausgleich zu der von ihnen betriebenen nüchternen Labor-Sexualität der 60er Jahre – sehr akzentuiert von Sexualität als „Hingabe an den Partner" und „gegenseitige Erfüllung" sprechen. Unbestritten gehören Hingabe, Gegenseitigkeit und Erfüllung im Partnerschaftlichen zu Erlebnisbereichen der Sexualität, die als Möglichkeiten des Erlebens und Ausdrückens von Sexualität unverzichtbar sind; wünschenswert wäre jedoch unbedingt, Neuauflagen alter destruktiver Klischees von Verkitschung und Romantisierung der Sexualität (vor allem der Frauen-Sexualität!) zu verhindern. Die Einseitigkeit gerade dieser speziellen sexuellen Klischeevorstellungen vom Range schwerer Vorurteile, lassen andere Formen und Vorstellungen von befriedigender Sexualität auf der Strecke bleiben. Das mutet zu sehr an wie kritiklose Anpassung an traditionelle kirchliche Moralvorstellungen. Ironie dieser moralischen Einengung, die als Tradition sicher mal sehr zweckmäßig auf dem Nährboden der Evolution gewachsen war: der Fortbestand der Menschheit hängt mittlerweile nicht mehr sosehr von unserer Fähigkeit zur Fortpflanzung ab, als vielmehr von unserer Fähigkeit, diese zu kontrollieren! Eine neue Ethik der Sexualität könnte ebenfalls wesentlich dazu beitragen, die Bevölkerungsexplosion zu verhindern; und zwar sicherlich in besserer Weise, als der ungeliebte § 218

(Schwangerschaftsabbruch/Indikationen-Lösung) dies zu tun vermag, der heutzutage leider eine Tendenz zeigt, zu unverantwortlicher Konsumhaltung in der Sexualität und zu einer unerfreulichen Abbruchpraxis zu führen (vgl. dazu auch *Pasolinis* „Freibeuterschriften"). In der Verbreitung einer neuen und angemesseneren Ethik der Sexualität liegt meines Erachtens eine wichtige soziale Aufgabe des Sexualtherapeuten und Sexualforschers.

## 2.4 Philosophische Aspekte der Sexualtherapie

„Die Wahrheit über den Menschen ist seine Freiheit!"
(*Koestenbaum*, 1974, S. 10)

Mit dieser philosophischen Ausgangsposition „ist eine höchst wichtige, der Psychiatrie bis dahin völlig fremde Verbindung der Realitätsmomente hergestellt, die das Biologische des Lebewesens Mensch mit seinem existentialen Sein-Können als Dasein verbinden", schreibt *Binswanger* (1955, zitiert in *Wyss*, 1969, S. 282). Die Grundtatsache des Menschseins liegt nämlich darin, daß der Mensch ein Wesen ist, das sich zu sich selber verhalten kann.

Und diese Grundtatsache wird von den meisten Autoren solcher Programme zum besseren Leben und Lieben übersehen. Gott sei dank wirkt sich dieser Irrtum in der Praxis des Lesers meist nicht so dramatisch aus. Die Bücher werden gelesen, die darin enthaltenen Verhaltensvorschläge und Gedankenanstöße werden wie die „guten Vorsätze zum Neuen Jahr" in Angriff genommen und versagen entsprechend, weil ihnen als Dogma und Fremdkörper die Bedeutung fehlt, die Bedeutung nämlich im Sinne der Integration einer Idee oder Handlung in die individuelle Existenz des Betroffenen. Diese Integration kann nur durch echte freie Entscheidung, den „Weltentwurf" (*Binswanger*), geschehen.

Das im späteren dargestellte und empirisch überprüfte Therapieprogramm einer fünfwöchigen Gruppentherapie für Frauen mit Orgasmusstörungen soll grundsätzlich nur als ein mögliches Beispiel eines integrativen Ansatzes in Psychotherapie und Sexualtherapie verstanden werden. Es könnte bei oberflächlicher Lesung ebenfalls für ein dogmatisches Programm zum besseren Leben und Lieben gehalten werden. Der Versuch des integrativen Ansatzes besteht jedoch gerade in der Verbindung von verhaltens- und bewußtseinsverändernden Maßnahmen. Die Basis dafür liefern einerseits Neurophysiologie und Lerntheorie, die in der praktischen Anwendung zum verhaltenstherapeutischen Element führen, und andererseits die Existenzphilosophie, die in der praktischen Anwendung zum gestalttherapeutischen Element führt.

Die philosophische Basis der Integrativen Sexualtherapie ist der Existentialismus, die Annahme der menschlichen Freiheit, seiner Selbstverantwortung für seine Existenz, der Möglichkeit und Notwendigkeit zu wählen, der Einheit von Geist, Seele und Leib. *Dies ist nicht die Philosophie vom richtigen Weg, sondern die Philosophie von der Freiheit und Selbstverantwortung, den richtigen Weg selber zu wählen.* Die lerntheoretisch orientierten, direktiven therapeutischen Verhaltensanweisungen, die massiert in diesem Therapiekonzept enthalten sind, sollen nur als Anregung zu Alternativen, zur Ausweitung des Verhaltensspielraums, verstanden werden. Denn erst, wenn mehr als *ein* Verhalten in bezug auf eine spezifische Reizsituation möglich ist, wird Wahlfreiheit möglich! Der integrative Ansatz besteht also hauptsächlich in einer Kombination der beiden traditionellen psychotherapeutischen Ansätze: einerseits mit den Möglichkeiten der Verhaltenstherapie und gezielten Übungs- und Handlungsanweisungen neue und andere Verhaltensmöglichkeiten anzubieten und aufzubauen, andererseits mit den Interventionsmöglichkeiten der Gestalttherapie und der ihr zugrundeliegenden Existential-Philosophie das Bewußtsein von Freiheit, Eigeninitiative und Selbstverantwortlichkeit zu vermitteln. Denn erst mit erweitertem Verhaltensspielraum ist Erweiterung der Denk- und Bewußtseinsprozesse möglich, und umgekehrt.

Im folgenden sollen die wichtigsten Implikationen des Existentialismus für die Sexualität und die Sexualtherapie dargestellt werden.

„Existentialistische Sexualität ist eine Wahl, kein Muß!"
(*Koestenbaum*, 1974, S. 9)

(1) *Freiheit:* Der Mensch ist Freiheit. Ich habe immer die Wahl, denn ich bin frei. Natürlich sind Begrenzungen da. *Binswanger* spricht von „Grenzstrukturen", „in welchen das freie Sein-Können die in den biologischen Dienlichkeiten liegenden Möglichkeiten erfüllt bzw. verfehlt". Und schließlich liegt eine Art Einschränkung der Freiheit auch darin, wie bestimmte Konsequenzen in Kauf ge-

nommen werden müssen. „Die Konsequenzen sind die Kinder unserer Freiheit", sagt *Koestenbaum* (1974, S. 9) dazu. Voraussetzungen und Konsequenzen dürfen jedoch nicht als Entschuldigungen dienen, daß ich mit meiner Freiheit nichts anfange.

(2) *Verantwortlichkeit:* Ich bin voll verantwortlich für die Art und Weise meiner Existenz als Erwachsener in dieser Welt. Ich schiebe niemandem anderen die Schuld und Verantwortung für mein Leben und für die Erfüllung meiner Erwartungen und Bedürfnisse zu.

(3) *Persönlichkeit:* Der Mensch ist eine Einheit von Geist, Seele und Leib. Der Mensch bildet zweifellos über mannigfaltige Wechselbeziehungen mit der Umwelt auch eine Einheit mit dieser. Die Einheit ist das Bewußtsein, das sich in all diesen Aspekten der menschlichen Existenz ausdrückt; so zum Beispiel auch in den verschiedenen Rollen, die meine Beziehungen zur Umwelt ausmachen. Am eindrucksvollsten ist die Konsequenz dieser Philosophie für die Art, wie ich mit meinem Körper umgehe. Der allgemeine Sprachgebrauch fordert dazu auf, den Körper als Objekt zu sehen: ich habe einen Körper, oder: der Bauch tut mir weh. Die Erkenntnis aber liegt darin, daß ich Körper bin, daß ich das Bauchweh bin!

(4) *Selbst-Vertrauen und Individualität:* Als Erwachsener bin ich das Bewußtsein, daß ich unabhängig bin und auf mich selbst vertraue. Es ist für mich gut und in Ordnung, auch anders zu sein als die anderen. In diesem Sinn ist *guter Kontakt* zu anderen nicht nur im Akzeptieren von Gemeinsamkeiten begründet, sondern auch im Akzeptieren von Unterschieden.

(5) *Leben:* Auch das Leben ist ein Phänomen, für oder gegen das ich mich entscheiden kann. Wenn ich lebe, sollte ich dies auch zu einer bewußten Entscheidung machen, „ja" zum Leben zu sagen. Mein Leben ist meine eigene Verantwortung und Entscheidung.

(6) *Gegenwart:* Wirklich leben und erleben kann ich nur in der Gegenwart, im Hier und Jetzt. Zukunft und Vergangenheit verknüpfen sich in meiner augenblicklichen Existenz, und sind in der Gegenwart als Erinnerungen und Erwartungen präsent.

(7) *Selbstverwirklichung:* Mein Leben ist ein nie endender Prozeß des Wachsens, Werdens und Vergehens. Mein augenblicklicher Entwicklungsstand ist mit allen Vorzügen und Nachteilen Teil meiner Existenz.

Menschen sind nicht von Natur aus sexuell, wie *Freud* annahm, Sexualität ist vielmehr eine Frage der Wahl. Sexualität ist natürlich eine physiologische Funktion, aber die Bedeutung, die sie für jeden einzelnen hat, ist eine Frage der individuellen freien Entscheidung. „Bedeutung" im Sinne von Integration, im Sinne von Bezug zur ganzheitlichen Existenz und zur Verwirklichung des eigenen Potentials. Vielfach ist schon die verzerrte Bedeutung von Sexualität der Ursprung der sexuellen Dysfunktion. Typische Bedeutungsverzerrungen von Sexualität sind rigide Vermengungen mit Liebe, Ehe und Kindern, aber auch mit Leistung, Besitz und Konsum. Im einzelnen sind dies jedoch biologische, psychologische und soziologische Aspekte, die nicht notwendigerweise schon einen logischen Zusammenhang haben. Die existentielle Entscheidung für das eine oder andere sollte möglichst unabhängig voneinander geschehen.

Karin, 22 Jahre alt, Verwaltungsangestellte, nahm an der Gruppentherapie für Frauen mit Orgasmusstörungen teil. In den ersten Stunden war sie aktiv, engagiert und gut gelaunt. Dann – nicht ganz unerwartet – trennte sich ihr Freund von ihr. Karin verlor daraufhin ganz offensichtlich das Interesse an der Sexualtherapie. Im Stundenbegleitbogen, der nach jeder Sitzung auszufüllen war, strich sie zur Frage: „Wie wichtig empfinden Sie zur Zeit Ihre Sexualität?" die Antwort „gar nicht" an.
Karin hatte ihre Bedeutung von Sexualität entstellt. Ohne diesen Partner war für sie auch ihre Sexualität überflüssig, und damit auch die Therapie.

Dieses Beispiel verdeutlicht, wie es grundsätzlich um zwei unterscheidbare existentielle Entscheidungen geht:
(1) die Entscheidung, sich dem Problem zu stellen,
(2) die Entscheidung, welche Bedeutung der mit dem Problem verbundene Inhalt haben soll.

Zum ersten Schritt: Man könnte von der Annahme ausgehen, daß Anmeldung, Bezahlung des Honorars und schließlich die Anwesenheit in der Therapiestunde verläßliche Hinweise für die existentielle Entscheidung des Klienten seien, sich dem Problem zu stellen. Dem ist aber erfahrungsgemäß nicht so. Ganz abgesehen davon, daß manchen Klienten die (sabotierte) Therapie nur dazu dienen soll, eine Rechtfertigung zu finden, etwa in der Art: „Ich hab' ja alles versucht, was kann denn jetzt noch von mir erwartet werden?!" *Binswanger* regt an (1947, zitiert in *Wyss,* 1969, S. 290), daß man dem Klienten „nicht nur zeigt, sondern ihn, soweit möglich, in existentieller Erschütterung *erfahren* läßt, wann und inwiefern er die Struktur des Menschseins verfehlt hat". Die Möglichkeit, diese Struktur zu verfehlen, liegt schon in der einzelnen Therapiestunde. Eine einfache und dabei sehr wirkungsvolle gestalttherapeutische Methode, das Erleben des Verfehlens oder Erfüllens zu aktivieren, besteht in der Aufforderung, diesen folgenden Satz zu sprechen und zu erleben: „Ich (Name) ... sitze jetzt hier und ... (tue dies und jenes) ... und ich übernehme die volle Verantwortung dafür!" Der Klient erhält die Möglichkeit, sich *bewußt zu sich selbst* zu verhalten! Daraus kann dann sehr schnell die „existentielle Erschütterung" erfolgen, von der *Binswanger* spricht.

Zum zweiten Schritt: Wichtig ist, den Klienten erfahren zu lassen, daß es nicht darum geht, ihn besser an eine klischeehafte normierte Bedeutung der Sexualität anzupassen, z. B. Erhöhung der sexuellen Leistungs- und Funktionstüchtigkeit von einmal auf fünfmal die Woche, sondern ihn Sexualität als *Möglichkeit* in verschiedener Weise erleben zu lassen, so daß aufgrund alternativer Erfahrungen eine echte Wahlfreiheit in bezug auf verschiedene Bedeutungen von Sexualität möglich wird. Wenn zum Ende einer Therapie gegen Orgasmusstörungen die Klientin sagt: „Ich kann jetzt ohne Angst den Orgasmus erleben, mit sexuellen Phantasien, durch Selbstbefriedigung und auch mit meinem Partner zusammen. Ich will aber doch lieber ohne Sexualität leben!", so ist dies eine echte existentielle Wahl und ein Therapieerfolg.

Die Entscheidung, sich dem Problem zu stellen, ist die weitaus wichtigste. Sie muß immer wieder überprüft werden. Das Instrument dazu ist das „Kontinuum des bewußten Erlebens" (*Perls*, S. 54). Erst das bewußte Erleben der eigenen Situation und der Umwelt ermöglicht authentische Entscheidung und adäquates Verhalten. Die authentische Entscheidung sollte nur durch ein Minimum externaler Einflüsse beeinflußt werden, und sie sollte bewußt getroffen werden, nicht „unbewußt"! Die authentische Entscheidung kann außerdem nur in Verbindung mit einer gewissen Ahnung von der eigenen Existenz und dem eigenen Potential erfolgen. Schließlich ist eine authentische Entscheidung auch an ihren spürbaren Folgen zu erkennen: wenn man gelernt hat, auch die „Weisheit des Körpers" (*Perls*, 1969, S. 23) zu beachten, Signale von Erschöpfung und Unwohlsein oder Anregung und Wohlbefinden zu akzeptieren und zu respektieren, die mit psychischen Ereignissen wie Langeweile und Ärger oder Engagement und Freude korrespondieren.

Eine der wichtigsten Voraussetzungen für existentialistisch verstandene Sexualität ist die volle „Verkörperung" der Sexualität. Die Erfahrung gerade aus der Sexualtherapie zeigt immer wieder in traurig eindrucksvoller Weise, wie sexuelle Dysfunktionen psychisch mit Angst und Unlust zusammenhängen, körperlich mit Starre und Enge. Einem Phänomen wie dem Totstellreflex! Immer wieder zu hören ist die Klage des Partners: „Er/Sie liegt dann immer steif wie ein Brett da!" *Wilhelm Reich* (1927/1972) nennt dieses Phänomen das „tote Becken".

Um die Echtheit des Körpers wiederzuerlangen, sind drei Voraussetzungen notwendig:
(1) *Das Spiel des Nicht-Spiels:* Klischeeverhalten, Tricks und Manipulationen, Verstellungen hinter Masken und Rollen werden aufgegeben. Das heißt in erster Linie: Aufgegeben wird auch deren körperlicher Ausdruck, das körperliche Masken- und Rollenverhalten.
(2) *Der Körper als Subjekt:* Der Körper wird nicht mehr als Objekt, als Schaustück herumgetragen. Der Mensch lebt seinen Körper, sein Körper ist das Zentrum. Er zelebriert das Leben durch seinen Körper.
(3) *Das Leben von Innen heraus:* Der narzißtisch gestörte Mensch erlebt sich ständig nur durch die Brille seiner Umwelt, er lebt vom Außen nach dem Innen. Anstelle von Spontaneität kommt für ihn nur Reaktion in Frage, Reaktion auf externale Standards. Der authentische Mensch erlebt sich selber als Zentrum und lebt von innen nach außen.

*Die wichtigsten Schlußfolgerungen des Existentialismus für die Sexualtherapie* (fünfwöchige Gruppentherapie für Frauen mit Orgasmusstörungen):

(1) *Verdeutlichung der Selbstverantwortlichkeit und des Selbst-Vertrauens, des Lebens aus sich selbst.* Und zwar dadurch, daß nur der *eine* Partner direkt an der Therapie beteiligt ist. In dieser Überzeugung äußert sich *Ellis* schon 1962 – zu einer Zeit, zu der Familientherapie und Kommunikationstherapie gerade erst richtig in Schwung zu geraten begannen: „Ich habe meine psychotherapeutische Fachausbildung auf den Gebieten der Ehe-, Familien- und Sexualtherapie gemacht. Die Behandlung besteht hier

weitgehend darin, Patienten mit spezifischen Ehe- und Sexualproblemen zu helfen, indem man ihnen brauchbare Anweisungen gibt, wie sie miteinander umgehen sollen, wie sie ihre sexuellen Praktiken verbessern können, was sie bei der Kindererziehung zu beachten haben usw. Diese Art der Therapie zeitigte einigermaßen befriedigende – und manchmal erstaunlich gute – Resultate. Aber ihr waren auch offenkundig Grenzen gesetzt, denn wie mir bald klarwurde, sind gestörte Ehen (oder sonstige Zweierbeziehungen) das Produkt gestörter Partner. Und wenn man den Menschen zeigen will, wie sie glücklich miteinander leben können, muß man sie zunächst lehren, mit sich selbst in Frieden zu leben" (*Ellis*, 1962/1977, S. 9).

Wenn also nur der eine direkt an der Therapie beteiligt ist, dann ist auch eindeutig klar, wer die Verantwortung (nicht die Schuld!) trägt. Nämlich jeder für sich selbst. Für die Zufriedenheit mit dem sexuellen Erleben heißt das: Wenn ich nicht zum Orgasmus komme, so ist das meine Verantwortung und nicht die meines Partners. Darin liegt eine nicht zu unterschätzende Umkehrung des sonst üblichen Spiels, sich gegenseitig zu beschuldigen („the blaming game", *Perls*, 1969).

Des weiteren wird dem Prinzip der Selbstverantwortlichkeit und des Selbstvertrauens Rechnung getragen, indem die inhaltliche Gestaltung des Therapieprogramms um ein Programm zur sexuellen *Selbst*stimulierung (*Lobitz* & *Lo Piccolo*, 1972) zentriert ist.

(2) *Verdeutlichung der Leib-Seele-Umwelt-Einheit, Verdeutlichung vor allem der Bedeutung des Körpers* für die eigene Existenz, vor allem der eigenen sexuellen Existenz: „Vielmehr ist der menschliche Leib mitsamt seinen sogenannten animalen, vegetativen und hormonalen Einrichtungen stets als jene der menschlichen Existenz selbst unmittelbar angehörende Sphäre zu begreifen, die in der Weise dessen ist, das wir mit dem nachgerade freilich unvorstellbar gewordenen Begriff des Stofflichen oder des Materiellen bezeichnen. Als solch eigenster Bereich des Daseins ist der menschliche Leib zugleich auch eines der Medien, durch die hindurch die welterschließenden Lebensbezüge, die die Existenz ausmachen, zum Austrag bringen" (*M. Boss*, 1954, zitiert in: *Wyss*, 1969, S. 294).

Diesem existentiellen Aspekt wird Rechnung getragen durch körpertherapeutische Arbeit, intensive bioenergetische Atmungs-

und Bewegungsübungen, die dazu dienen, speziell die körperlichen Panzerungen und Blockierungen zu durchbrechen, die spezifisch sexuellen Ausdrucksmuster von Atmung, Bewegung und Stimme wieder in Gang zu setzen. Und auch zu lernen, von innen heraus zu leben, d. h. die Scham vor der Beobachtung durch andere beim eigenen sexuellen Ausdruck zu verlieren.

(3) *Verdeutlichung des Lebens und Erlebens in der Gegenwart*
Bewußtes Erleben ist nur in der Gegenwart möglich und umgekehrt. „Bewußtes Erleben per se ist heilsam", schreibt *Fritz Perls* (1969, S. 25). Das Problem ist jedoch, daß die meisten Menschen meist in den Erinnerungen an die Vergangenheit oder der (ängstlichen) Erwartung der Zukunft leben. Das erstere ist wohl das Hauptproblem. Nämlich „daß wir denken, daß die gegenwärtigen Ereignisse durch die vergangenen bedingt sind, und neigen dazu, uns selbst als die Marionetten der Vergangenheit zu betrachten, vorangetrieben durch etwas, was sich stets hinter uns befindet" (*Alan Watts,* 1977, S. 11).
Dieses Marionettentum – vor allem durch psychoanalytisches Gedankengut forciert – kann zu ziemlichen Kapriolen führen. Dazu der Auszug aus dem Brief eines Ratsuchenden an mich: „Leider ist meine Psychoanalyse nach 26 Stunden wegen Erkrankung des Therapeuten beendet worden. Mich beschäftigt aber zur Zeit eine dringende Frage, die auch zu Ihrem Fachgebiet gehört: Gestern war im 3. Fernsehprogramm ein Interview mit Professor B. zu sehen, in dem er von einem Schockerlebnis in der Kindheit sprach, als er zufällig ins elterliche Schlafzimmer kam und seine Eltern beim Koitus beobachtete. Ich war als ältestes Kind zunächst drei Jahre in einem Kinderbett, und später, als mein Bruder kam, mußte ich noch zwei Jahre neben meiner Mutter schlafen, bis wir in eine Wohnung mit Kinderzimmer umzogen. Ich habe zwar visuelle Erinnerungen an dieses Schlafzimmer und auch, das muß im dritten Lebensjahr gewesen sein, daß ich schon mal vom Kinderbett zu den Eltern ins Bett kroch, hatte aber bis heute geglaubt, daß meine Eltern in sexueller Hinsicht sehr enthaltsam gelebt haben, da ich keinerlei Erinnerungen an einen elterlichen Koitus habe. Besteht da vielleicht ein Zusammenhang mit meinen heutigen Sexualstörungen (Anmerkung: es handelt sich um Erektionsstörungen mit verzögertem Samenerguß), und wie wäre mir da zu helfen?"

Sowohl in der existentialistischen als auch in der lerntheoretisch orientierten Sexualtherapie ist die Genese der Störung interessant, aber für eine Veränderung irrelevant. Das Denken in Kausalitäten, wie z. B. Vergangenheit – Gegenwart, entspricht wahrscheinlich eher einem ausgesprochen menschlichen Bedürfnis als der wissenschaftlichen Erkenntnis. Ein existentielles Abenteuer ist es, ruhig einmal auch die umgekehrte Kausalität zu denken: die Vergangenheit ist das Resultat der Gegenwart!

# 3. Verhaltenstherapie und Sexualtherapie

> Sexualtherapie kann und muß mehr sein als lediglich Analyse von „Triebschicksalen", von frühkindlichen Charakter- und Beziehungsstörungen.

## 3.1 Der behavioristische Ansatz bei der Behandlung menschlicher Probleme

Für das Gesamt aller psychotherapeutischen Ansätze schlagen *Ullmann* & *Krasner* (1969, S. 112) als Rahmen den Begriff „Soziale Beeinflussung" vor. Damit sind alle diejenigen Situationen gemeint, in denen ein Mensch ein gewisses Maß an Kontrolle über einen anderen Menschen ausübt. Und zwar nicht, um dessen Verhalten und Persönlichkeit zu bewerten (Diagnostik), sondern um sie zu verändern (Therapie).

Psychotherapie wiederum unterteilen diese Autoren in 1. „evocative psychotherapy" und 2. „behavior therapy". Mit dem ersten ist eine psychoanalytische oder dynamische Modellvorstellung gemeint, bei der es darum geht, erst das intrapsychische System zu verändern und dann darauf zu hoffen, daß sich als Konsequenz auch das Verhalten ändert. Bei diesem psychotherapeutischen Prozeß spielt die Einsicht eine bedeutsame Rolle. Beim zweiten, der Verhaltenstherapie, handelt es sich um einen neuartigen wissenschaftstheoretischen Zugang, dem funktionalen Modell, bei dem das Verhalten primärer therapeutischer Ansatzpunkt ist und durch Anwendung hauptsächlich der Lerntheorien und der Erkenntnisse der experimentellen Psychologie verändert werden soll. Allerdings nicht – wie analog zum ersten Modell vermutet werden könnte – mit der stillen Hoffnung, damit intrapsychische Systeme zu verändern. Denn die sieht das funktionale Modell der Verhaltenstherapie „eigentlich" nicht vor. Das Konstrukt „Persönlichkeit" wird hier eigentlich „nur" als ein ineinandergreifendes System von Verhaltensweisen aufgefaßt. Die Bedeutungseinschränkung dieser letzten Aussagen mit dem wiederholten Wort „eigentlich" wird verständlich bei den späteren Ausführungen über Innovationen in der heutigen Verhaltenstherapie.

Die wesentlichste, die Verhaltenstherapie begründende Annahme liegt darin, daß alles Verhalten gelernt ist und damit den in den

Lerntheorien beschriebenen Modifizierungsmöglichkeiten unterliegt. Ausgenommen davon sind alle diejenigen Verhaltensweisen, die in irgendwelcher Weise „instinktiv" sind, die von Reifungsvorgängen oder von direkten Interventionen in der Funktion des Nervensystems abhängen. „Gelernt" wird im weitesten Sinne definiert als jeglicher Aspekt des Verhaltens, der durch Erfahrung angeeignet worden ist.

Komplexe Verhaltensketten werden segmentiert beschrieben in Stimulus-Response-Verknüpfungen. Getreu dem funktionalen Modell der Verhaltenstherapie werden komplexe Verhaltensketten je nach ihren unterschiedlichen Komponenten und funktionalen Qualitäten, die sie in Beziehung zueinander haben, beschrieben („funktionales Bedingungsmodell", *Schulte*, 1975).

Die noch neutralere Formel eines solchen in seine Einzelteile zerlegten und in den funktionalen Beziehungen der einzelnen Komponenten zueinander beschriebenen Verhaltens stellt die sogenannte Verhaltensgleichung von *Kanfer* (1970) dar:

$$S - O - R - K - C$$

Darin werden die funktionalen Qualitäten der dem Verhalten (R) vorausgehenden (S) und nachfolgenden (C) Reizbedingungen beschrieben, die Rolle, die der ein Verhalten ausführende Organismus (O) dabei spielt, und das besondere Verhältnis, die Kontingenz (K), in dem positive oder negative Konsequenzen als Verstärker (C + oder C -) auf das Verhalten (R) folgen.

Die Annahmen über die Bedingungen, denen Lernen unterliegt, basieren hauptsächlich auf drei Prinzipien:
1. Das Modell des klassischen Konditionierens (*Pawlow*)
2. Das Modell des operanten Konditionierens (*Skinner*)
3. Das Modell des stellvertretenden Lernens oder des Lernens am Modell (*Bandura*).

In bezug auf Genese und Aufrechterhaltung von „neurotischem" Verhalten basiert die Verhaltenstherapie auf der weiteren und ganz wesentlichen Grundannahme, daß alle diese traditionellerweise als „neurotisch" (gestört, abnorm, symptomatisch, unerwünscht, unangepaßt, problematisch, kritisch usw.) bezeichneten Verhaltensweisen sich weder qualitativ noch quantitativ von anderen gelernten Verhaltensweisen unterscheiden. Ein Unterschied liegt lediglich darin, wie angemessen bzw. unangemessen ein Verhalten ist in Hinsicht auf einen möglichst weiten Verhaltensspielraum und Freiheitsgrad eines Individuums. In diesem Sinne werden Probleme und Störungen als

Resultat falschen Lernens oder, ganz folgerichtig, eventuell auch als Resultat nicht stattgefundenen Lernens oder einer Kombination von beiden aufgefaßt. Entsprechend ergeben sich psychotherapeutische Maßnahmen als gezielt geförderte Um- oder Neulernprozesse.

Während die ursprüngliche Verhaltenstherapie dadurch gekennzeichnet war, daß sie erstens nur das äußerlich beobachtbare Verhalten einbezog und zweitens nur Methoden der Fremdkontrolle kannte (d. h. Therapeut oder Umwelt beeinflußten den Klienten mit strafenden oder belohnenden Maßnahmen), zeichnet sich die heutige Verhaltenstherapie durch zwei grundlegende Neuerungen aus:

(1) Einbeziehung auch des „inneren" Verhaltens (coverants, meditative, kognitive Prozesse, Emotionen) (*Kanfer, Premack, Mahoney & Meichenbaum*, in *Hartig*, Hrsg., 1973; *Lazarus*, 1967).

(2) Akzentuierung von Selbstkontrollmethoden, d. h. der Klient lernt, sein eigener Therapeut zu sein (*Watson & Tharp*, 1972/75; *Mahoney*, 1972/77; *Kanfer & Goldstein*, 1975).
Diese beiden Neuerungen haben die Verhaltenstherapie auf breiter Front verändert und können getrost für sich in Anspruch nehmen, daß sie damit den traditionellen Kritikern den Wind aus den Segeln nehmen werden. Zwei weitere anstehende Neuerungen, die bereits mehr oder weniger im Keim vorhanden sind, könnten m. E. die Souveränität der Verhaltenstherapie abrunden. Sie sollen auch deshalb hier vorgeschlagen werden, weil sie für die spezifische Anwendung der Verhaltenstherapie auf die Sexualtherapie Bedeutung haben.

(3) Die Anwendung der in der neuen wissenschaftlichen Disziplin „Soziobiologie" (*Wilson, E. O.*, 1977) angestrebten Synthese von „Environmentalismus" und „Determinismus". In Anknüpfung an *Darwins* Abstammungslehre wird die Frage erhoben nach den biologischen und genetischen Grundlagen des sozialen Verhaltens von Tieren und Menschen. Das Ziel ist, herauszufinden, wie weit die Entwicklung des Sozialverhaltens auch beim Menschen vom Erbgut und dessen Veränderungen, von genetischen Anpassungsprozessen und dem Gesetz der natürlichen Auslese beeinflußt wird. Für die Verhaltenstherapie ergibt sich daraus die ausgesprochen wichtige Frage, ob und wie und welche Verhaltensweisen

beliebig veränderbar sind. Welche Verhaltensweisen sind variabel und welche konservativ, welche leicht und welche gar nicht zu beeinflussen? Und vor allem: Gibt es möglicherweise Verhaltensweisen, die wir zwar mit den Prinzipien der Lerntheorie verändern können, deren Veränderungen aber letztlich sich irgendwie destruktiv auswirken? Diese Fragen haben möglicherweise gerade für die lerntheoretisch orientierte Sexualtherapie große Bedeutung. Denn kaum ein anderes menschliches Verhalten könnte noch so sehr im Instinktiven verankert sein und gleichzeitig eine so bedeutsame Rolle für das Überleben des Menschen haben. Die lerntheoretisch orientierte Therapie der Ejaculatio Praecox (*Masters & Johnson*, 1970; *Kaplan*, 1974), an der Überlegung aufgehängt, daß der Samenerguß des Mannes beliebig kontrollierbar und verzögerbar ist, verdeutlicht das Problem vielleicht am besten. Der „vorzeitige Samenerguß" ist eindeutig die beim Mann am häufigsten auftretende sexuelle Dysfunktion. Gleichzeitig gibt es aber in der Umwelt des Menschen auch keinerlei Hinweise darauf, warum der Samenerguß nicht schnell erfolgen sollte.

(4) Die Einsicht, daß die Stimulusbedingungen des klassischen und des operanten Konditionierens mehr Gemeinsamkeiten als Unterschiede aufweisen.
Mit seinem A-R-D-System („attitude-reinforcer-discriminative") schlägt *Staats* schon 1968 ganz richtig vor, daß ein und derselbe Stimulus mehrere Funktionen zugleich haben kann, die sich in bezug auf die funktionalen Bedingungsmodelle des klassischen und operanten Konditionierens überschneiden können. „Attitude" steht für alle Stimuli (CS), die über klassische Konditionierungsvorgänge emotionale Response (CR) auslösen. Dieser selbe Stimulus mag dann auch als „reinforcer" (Verstärker C+, C– oder $\cancel{C}$–) über die operante Konditionierung wirken, genauso wie er gleichzeitig als diskriminativer Stimulus (Hinweisreiz $S^D$) Geltung haben kann. Der klinischen Beobachtung ist solch ein funktional multipler Stimulus meist nur als diskriminativer Reiz zugänglich. Das A-R-D-System von *Staats* ermöglicht auch eine Aufklärung darüber, wie z. B. Items eines verbalen Tests als funktional multiple Stimuli zur operanten Konditionierung im Sinne des kognitiven Gehalts dieser Items führen können – eben weil auch ihre funktionale Qualität als Verstärker gleichzeitig wirken kann.

Damit ist möglicherweise eine gute Erklärung gefunden für das Phänomen, daß das bloße Registrieren des eigenen kritischen Verhaltens („baseline") zu positiven Veränderungen führen kann und daß insgesamt bestimmte diagnostische Verfahren (wahrscheinlich diejenigen, die direkt und konkret auf der Verhaltensebene konzipiert sind) „spontane" therapeutische Wirksamkeit zeigen (*Watson* & *Tharp*, 1975; *Tharp* & *Wetzel*, 1969; *Krause*, 1978).

Ein praktisches Anwendungsbeispiel der Realität und therapeutischen Nutzbarkeit solcher multipler funktionaler Qualitäten ein und desselben Stimulus kann m. E. an der Therapie der Ejaculatio Praecox mit Hilfe der Squeeze-Technik (*Masters* & *Johnson*, 1970) verdeutlicht werden: Der Samenerguß, normalerweise unkonditionale Reaktion (UCR) auf den unkonditionalen Stimulus (UCS) spezifischer sexueller Reizung, wird durch dieses gezielte Training unter operante Kontrolle gebracht, d. h., der UCS erhält gleichzeitig die Funktion des kontrollierenden Hinweisreizes ($S^D$), der dann eine den Samenerguß kontrollierende hinauszögernde Reaktion einleitet via operante Konditionierung.

## 3.2 Sexuelles Verhalten aus der Sicht des Behaviorismus und der Verhaltenstherapie

Die Vermutung, daß menschliche Sexualität in der Form des Sexualverhaltens primär das Resultat von Lern- und Konditionierungsvorgängen ist, wurde in den vergangenen 30 Jahren von Forschern verschiedenster Disziplinen angestellt. Die Art und Weise, wie sich ein Individuum sexuell verhält, ist weitestgehend bestimmt durch Lernprozesse und nicht durch angeborene Veranlagung (*Gagnon* & *Simon*, 1973; *Barnett*, 1973; *Kinsey* et al., 1953; *Pomeroy*, 1969; *Ullmann* & *Krasner*, 1969; *Annon*, 1975). Damit sollen nicht die biologischen Grundlagen des Menschen negiert werden. Vielmehr erkennen die obengenannten Autoren eigentlich allesamt den Einfluß genetischer, biochemischer und physiologischer Faktoren im Gesamt der menschlichen Sexualität sehr wohl an. Nur die individuelle Form und Richtung der sexuellen Verhaltensweisen werden grundsätzlich sozialpsychologischen und lerntheoretischen Einflüssen zugeschrieben.

Für das sexuelle Verhalten, normal oder gestört, gelten also die gleichen Lernbedingungen wie für das Verhalten ganz allgemein. In diesem Zusammenhang ist es ganz eindrucksvoll, zu vergleichen, wie einerseits tiefenpsychologische und psychodynamisch orientierte Schulen eine bestimmte sexuelle Störung, wie z. B. den Fetischismus, als Manifestation unbewußter und ungelöster Konflikte sehen. Also als Störung der Persönlichkeit, als Kastrationsangst in Verbindung mit ödipalen oder vor-ödipalen Konflikten. Und wie andererseits vergleichbare fetischistische Reaktionen durch einfachste Konditionierungsprozesse beliebig neu aufgebaut, verstärkt oder gelöscht werden können. So wiederholt geschehen am Beispiel fetischistischer sexueller Reaktionen auf den Stimulus „langschaftige Mädchenstiefel" (*Rachman*, 1966; *Rachman & Hodgson*, 1968). Gerade über Selbststimulierungsmethoden gelingt es meist unschwer, die sexuelle Reaktion, mit dem abschließenden machtvollen Verstärker in Form des Orgasmus, an verschiedenste situations-, objekt- oder personenbezogene Stimuli in klassisch-konditionierter Weise zu knüpfen (*Marquis*, 1970: Methode des orgasmic conditioning). Und so werden ganz allgemein sexuelle Verhaltensweisen in ihrer bestimmten Form und Richtung, genauso wie sexuelle Deviationen und Dysfunktionen, in ihrer Genese bedingt gesehen durch frühe Lernerfahrungen beim Masturbieren.

Grundsätzlich bleibt als Kritik am Behaviorismus und an der Verhaltenstherapie bestehen, daß sie im Kern ihres Wesens deterministisch sind. Daran ändert auch der neuere Ansatz in der Verhaltenstherapie, die Ausweitung auf intrapsychische Vorgänge, kognitive und mediative Prozesse (*Mahoney*, 1977) als Determinanten des menschlichen Verhaltens nichts. Es bleibt beim Determinismus, auch wenn dies als „interaktiver Determinismus" (*Mahoney*, 1977) bezeichnet wird. Was sich zwischen den „Grenzstrukturen" (*Binswanger*, 1953) als den auslösenden Hinweisreizen ($S^D$ und CS) und den „Konsequenzen als Kinder unserer Freiheit" (*Koestenbaum*, 1974) als den nachfolgenden Reizbedingungen (CR, C+, C–, ¢–) abspielt, bleibt in der „Black Box" verborgen. Aber gerade da spielen sich wesentliche, nicht-deterministische, existentielle Prozesse der Freiheit des Menschen zu wählen ab.

## 3.3 Sexuelle Dysfunktionen in verhaltenstherapeutischer Sicht

Bei vielen sogenannten sexuellen Störungen ist die sexuelle Reaktion selber völlig intakt. Als gestört betrachtet wird – nach gesellschaftlicher Übereinkunft – lediglich die spezielle Verknüpfung von sexueller Reaktion (R) auf bestimmte personen-, objekt- oder situationsgebundene Reizbedingungen (S). Wie zum Beispiel bei Homosexualität, Pädophilie, Exhibitionismus, Fetischismus usw. In vielen dieser Fälle wäre sich der Betroffene selber einer sexuellen Störung gar nicht bewußt, wenn nicht die Gesellschaft ihm den Stempel „Perversion", „Deviation" usw. aufdrücken würde. Die sexuelle Funktion selber ist intakt und die subjektive Bewertung der speziellen sexuellen Reiz-Reaktion-Verbindung ist von Gesellschaft zu Gesellschaft verschieden. Im Indikationsbereich der sexuellen Dysfunktionen sind diese Arten von Störungen damit ausgeschlossen. Ebenfalls ausgeschlossen bleiben hier die physiologisch-endokrinologisch bedingten sexuellen Funktionsstörungen, die nach Schätzungen von *Masters* & *Johnson* (1966, 1970) auch nicht mehr als 5% ausmachen.

Bei den sexuellen Dysfunktionen erscheint primär die sexuelle Funktion selber gestört; aber nicht nur in den reinen, autonomen reaktiven Anteilen, den vasokongestiven und myotonischen Vorgängen, Blutanstauung bzw. Muskelkontraktionen in den Genitalorganen und in der Beckengegend, sondern auch in der vorausgehenden propriozeptiven physischen sowie psychischen Stimulierung. Hauptsächlich nämlich in der Weise, wie diese Stimulierung kortikal zugelassen oder unterbunden wird.

In die Kategorie der funktionellen sexuellen Störungen fällt also nur die Behandlung der gestörten sexuellen Reaktion (Rsex) und nicht, wie etwa bei Homosexualität, Exhibitionismus, Pädophilie usw., die Behandlung einer als gestört erlebten Verkettung einer ansonsten ungestörten sexuellen Reaktion an bestimmte „unangepaßte" Stimulusbedingungen (S). Als die Ausnahme zu der oben bezeichneten Regel kann die Therapie funktioneller sexueller Störungen auch auf die vorausgehenden Reizbedingungen ausgeweitet werden, wenn klar wird, daß diese Reizbedingungen entweder gar nie auftreten, vermieden werden oder in aversiver Weise sich funktional blockierend auswirken. Und natürlich auch auf die nachfolgenden Reizbedingungen, die Konsequenzen (C), wenn klar wird, daß das Fehlen positiver oder die Gegenwart negativer Konsequenzen das sexuelle Verhalten ungünstig beeinflussen.

Die neuen Methoden in der Therapie funktioneller sexueller Störungen und die damit verbundenen revolutionär anmutenden Erfolgsquoten können sicherlich nur dann richtig begriffen und wertgeschätzt werden, wenn vorher eine entsprechende wissenschaftstheoretische Veränderung der Denk- und Verstehensweisen vollzogen werden kann. Die neuen Wege beschreiten heißt Abschied nehmen vom „medizinischen Modell", wie es noch immer von den klassischen, tiefenpsychologisch orientierten Psychotherapieformen zur Beschreibung und Erklärung von Krankheit und Anomalität herangezogen wird, und heißt Zugang finden zu einem funktionalen Modell der Erklärung und des Beschreibens von menschlichem Verhalten, wie es von der Verhaltenstherapie genutzt wird. Damit sind die Störungen, die im Vordergrund des Erlebens des Patienten stehen und unter denen er leidet, nicht mehr bloßes „Symptom" für eine in tieferen Schichten der Gesamtperson liegende Störung, sondern sind direkter psychotherapeutischer Zielpunkt. In diesem Sinne werden Störungen nicht mehr als Symptome, sondern als Konsequenzen der durch die individuelle Lerngeschichte des Patienten bedingten falschen oder defizitären Lernprozesse aufgefaßt.

Nirgendwo sonst im weiten Feld der psychotherapeutischen Indikationen wird dies deutlicher als bei der Therapie funktioneller sexueller Störungen. Um die Effizienz dieser neuen Therapiemethoden richtig würdigen zu können, ist es wohl auch notwendig, klarzustellen, wie der Zugang zu ihnen so lange Zeit blockiert wurde. Die hauptsächliche Blockierung liegt wohl in dem in weiten Kreisen immer noch bevorzugten „medizinischen Modell" und dem daraus resultierenden Dogma, daß eine funktionelle sexuelle Störung nur Symptom für eine allgemeine Störung der Gesamtpersönlichkeit ist, die – was die Angelegenheit noch weiter verschlimmert – ihre Wurzeln in der frühen Kindheit haben muß. *Rattner* (1976, S. 2 u. 3) zeigt das in beispielhafter Weise, nachdem er zuvor die Frage stellt: „Wie verhilft man Patienten der Psychotherapie zum sehnlich erwünschten Orgasmus?", so dar: „Wir wissen, daß es keine Sexualneurosen gibt, die nicht in einer allgemeinen neurotischen Fehlhaltung verankert sind: Daher kann man sexuelle Störungen nur heilen, wenn man die Gesamtpersönlichkeit in Richtung auf psychische Genesung zu fördern weiß", oder: „Man kann es auch so ausdrücken: Die Sexualverwirrung hat ihre Wurzeln in einer Charakterproblematik, in einer aus der Kindheit stammenden Beziehungsirritation. Daher muß man in der Psychotherapie von Impotenz und Frigidität sehr sorgfältig die Charakterhaltungen bearbeiten." Dieses Dogma geht eindeutig auf *Freud* (1905) zurück, der erklärte, daß die volle sexuelle Reaktions- und Erlebnisfähigkeit sich nur im Verlauf der allgemeinen Persönlichkeitsreifung einstellen kann. *Freud* ist auch der Mythos von den zwei Arten des weiblichen Orgasmus zu verdanken: dem minderwertigen unreifen klitoralen und dem vollwertigen vaginalen Orgasmus der reifen Frau. Mit dieser historischen Fehleinschätzung wurde nicht nur bis 1966 die Entwicklung effektiver Therapiemethoden bei Orgasmusstörungen blockiert, sondern auch eine Menge an Verwirrung, Frustration und Schamgefühlen bei Frauen und deren Partnern bewirkt.

Im November 1976 wurde von einer Nervenfachärztin eine Patientin an mich verwiesen wegen primärer Anorgasmie. Die Patientin war verwirrt, ratlos und deprimiert darüber, daß sie beim koitalen Geschlechtsverkehr nicht orgastisch reagieren konnte. Nach näherer Befragung stellte sich heraus, daß sie sehr wohl bei manueller klitoraler Reizung orgasmusfähig war, diesen Umstand jedoch aufgrund mangelhafter Aufklärung nicht hatte akzeptieren können und darin auch noch von einer Fachärztin bestärkt worden war. Nach intensiver Information über die Fakten der sexuellen Reaktion über anatomische und physiologische Bedingungen der Sexualität verließ sie erleichtert die Sprechstunde.

Die „echte" Verhaltenstherapie weicht wesentlich vom landläufigen Bild ab, das offensichtlich darin besteht, daß Verhaltenstherapie die mehr oder weniger blinde und automatische Anwendung bestimmter Standardverfahren (wie z. B. Systematische Desensibilisierung oder Selbstsicherheitstraining) bei bestimmten Indikationen (wie z. B. Phobien bzw. sozialen Kontaktstörungen) sei. Diese leichtfertige Praxis hat in den zurückliegenden Jahren der Verhaltenstherapie in einer Weise geschadet, wie sie es von der Theorie und den vielfältigen Ideen her, wie diese in die therapeutische Praxis umzusetzen sind, nie verdient hätte. Wirkliche Verhaltenstherapie besteht in einer sauberen diagnostischen Vorarbeit, die zur Erstellung des funktionalen Bedingungsmodells führt. Daraus, und in Abstimmung mit den Zielvorstellungen des Patienten, ergibt sich ein harmonischer Therapieplan, der das Verlernen unangepaßter und unerwünschter Verhaltensweisen und emotionaler Reaktionen mit dem Erlernen angemessener und erwünschter ausgewogen abstimmt. Die Ver- und Erlernstrategien ergeben sich aus der gezielten Modifikation einzelner Komponenten der Verhaltenskette und ihrer funktionalen Qualitäten. Dann erst kann man auch daran denken, ein erprobtes Standardverfahren als Therapie-Hilfe einzusetzen. In diesem Sinne stelle ich mir auch die Verwendung des integrativen Sexualtherapiekonzepts, das hier als „fünfwöchige Gruppentherapie für anorgastische

Frauen" vorgestellt wird, vor. Es sollte nicht in jedem Fall von Anorgasmie blindlings angewendet werden. Hauptsächlich sind Indikationen dafür gegeben bei der sog. „primären Anorgasmie" und bei der sog. „generellen sexuellen Dysfunktion" (vgl. S. 133), die in vielen Fällen auch gemeinsam auftreten. Eine wesentliche günstige Voraussetzung für die Anwendung 1. eines weitgehend standardisierten Therapievorgehens und 2. in Gruppenform (bei der eben manches „über einen Kamm geschoren" wird) liegt darin, daß die individuellen funktionalen Bedingungsmodelle dieser Störungen sehr eindeutige und immer wiederkehrende Übereinstimmungen aufweisen. Deshalb sollen an dieser Stelle noch einige Ausführungen und Hinweise über die funktionalen Bedingungen sexueller Dysfunktionen und deren Genese und Aufrechterhaltung folgen.

## 3.4 Funktionale Bedingungsmodelle der Sexualität

Ursprünglich ist die sexuelle Reaktion – hauptsächlich und als „krönender Abschluß" erlebbar im Orgasmus – nichts anderes als ein unkonditionales Reflexgeschehen, zu dessen Auslösung lediglich ein genügend intensiver „adäquater Reiz" vorliegen muß. Die notwendige Intensität zur Erreichung des kritischen Schwellenwertes kann durch einmalige oder durch zeitlich und räumlich summierte Reizeinwirkung erreicht werden. In diesem wissenschaftlich nüchternen Sinn ist der Orgasmusreflex durchaus dem Niesreflex vergleichbar.

$$(\text{„adäquater Reiz"}) \quad (\text{Orgasmusreflex})$$
$$\text{UCS} \quad - \quad \text{UCR}$$

Ungleich anderen bekannten Reflexen, wie z. B. dem monosynaptischen Muskeldehnungsreflex oder gar dem polysynaptischen Beugereflex, unterliegen sexuelle Reaktionen und schließlich der Orgasmusreflex vielerlei hinderlichen oder förderlichen Einflüssen der übergeordneten kortikalen Kontrolle durch auf- und absteigende Bahnen, die den Orgasmusreflex (Gott sei Dank und/oder leider!) zu mehr machen als einem bloßen Rückenmarksreflex. Auch darin ähneln sich Orgasmus- und Niesreflex sehr.

In dem oben dargestellten simplen Modellablauf einer UCS-UCR-Verbindung steckt natürlich eine Vielzahl von Subsystemen solcher

UCS-UCR-Verbindungen in Form der für den Ablauf der sexuellen Reaktion bekannten vasokongestiven und myotonischen Vorgänge. Nach dem Paradigma des Klassischen Konditionierens wird im Verlauf einer individuellen sexuellen Lerngeschichte eine Vielzahl ehemals neutraler Stimuli zu spezifischen Reizen, die auch allein, meist jedoch im Zusammenwirken mit anderen konditionierten sexuellen Reizbedingungen, in der Lage sind, die sexuelle Reaktion auszulösen:

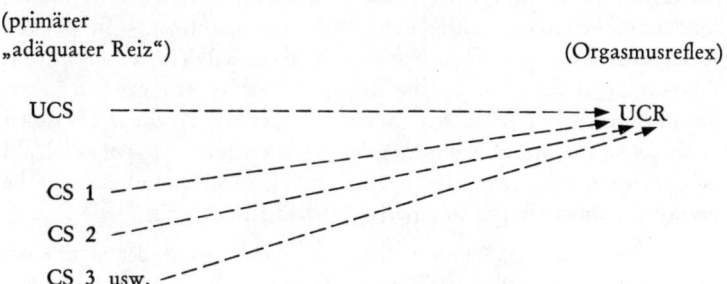

Welche Stimulierung ist nun – neben den möglicherweise unzähligen konditionierten Stimulierungen, auf die der einzelne Mensch *gelernt* hat sexuell zu reagieren – der primäre „adäquate Reiz" zur unkonditionalen reflexhaften Auslösung der sexuellen Reaktion und schließlich des Orgasmusreflexes? Welche Stimulierung ist also sozusagen die Ausgangsbasis aller weiteren sexuellen Lernprozesse? Auch hier helfen Vergleiche mit anderen physiologischen Tatsachen weiter, genauso aber auch die Lektüre von *Freud*. Der Ort ist zweifellos die Schleimhaut der Genitalien und deren nähere Umgebung, die Reizeinwirkung besteht in Reibung, Wärme, Vibration, Druck usw. Die neuere Physiologie hat übrigens bestätigt, daß es Nervenendigungen (Rezeptoren) gibt, die als „adäquaten Reiz" speziell und am intensivsten auf Vibration ansprechen. Dazu gehören offensichtlich auch die Nervenendigungen an Klitoris und Penis-Eichel. Allein schon deshalb sollte man die Verwendung eines Vibrators bei sexualtherapeutisch initiierten sexuellen Neu- und Umlernprozessen via Selbststimulierung nicht zu verächtlich und nebensächlich sehen. Kurzum: Der primäre „adäquate Reiz" ist ganz offensichtlich die entsprechende physikalische Reizung der Klitoris, der Penisspitze. Über die beste Methode sind sich Fachleute von *Freud* über *Kinsey* und *Mead* bis zu *Masters* & *Johnson* und *Lobitz* & *Lo Piccolo* alle einig gewesen: die Selbststimulierung bei der Masturbation.

An diese Basis ketten sich im weiteren Verlauf des Lernens beliebige andere sexuelle Auslöser im Sinne der Klassischen Konditionierung: das sind bestimmte, sexuell erregende Kleidungsstücke. Gegenstände, Körperteile wie Busen und Penis, das sind aber auch bestimmte situative Gegebenheiten wie z. B. Sexualität in Situationen, in denen die Gefahr besteht, überrascht zu werden. Oder auch bestimmte sexuelle Handlungsweisen. Solche konditionierten sexuellen Auslöser sind aber nicht nur in äußeren Reizeinwirkungen zu finden, sondern – genauso mächtig oder noch viel mächtiger – in inneren Reizbedingungen wie z. B. bestimmten sexuellen Vorstellungen und Phantasien. Über solche Klassischen Konditionierungen entstehen Fetischismen. Und in diesem Sinne wird es kaum einen Menschen ohne fetischistische Neigungen geben. Unterschiede in der Vielzahl möglicher sexueller Fetische werden lediglich durch unterschiedliche moralische Bewertungen in unserer Gesellschaft gemacht.

Eines Tages kam ein Ehepaar, seit vier Jahren miteinander verheiratet, zu mir und klagte über schlechten sexuellen Kontakt zueinander. Auf näheres Befragen hin stellte sich heraus, daß hauptsächlich ihm der sexuelle Appetit an seiner Frau fehlte. Was dann bei ihr zu Verdruß und schließlich ebenfalls zu sexuellem Rückzug geführt hatte. Wer keinen Appetit hat, ist entweder noch nicht auf seinen Geschmack gekommen oder bekommt seinen Geschmack nicht erfüllt, war meine Überlegung. So befragte ich beide – auch einmal getrennt voneinander – nach ihren sexuellen Vorlieben und Bedürfnissen. Im Gespräch mit dem Mann stellte sich heraus, daß er als das Nonplusultra sexueller Anregung empfinden würde, wenn seine Frau im Bett Halbschuhe anhätte. Diesen Wunsch anzusprechen hatte er sich so geschämt. Er fürchtete, seine Frau würde ihn für pervers halten. Annähernd diese Reaktion löste dann auch die nächste Sitzung bei der Frau aus, als sie darüber ins Vertrauen gezogen wurde. Ihre Einwände wurden dann immer zaghafter („die Straßenschuhe sind doch aber dreckig!") und lösten sich schließlich mit dem Vorschlag, ein Paar Extra-Schuhe nur für diesen Zweck zu benutzen, völlig auf. Die sexuelle Problematik war damit sehr schnell gelöst. Vor allem, als die Frau – im Gegenzug für die Schuhe – sich nun auch traute, einen eigenen Wunsch (Verkehr a tergo) anzumelden.

An diesem Fall wird deutlich, wie sich sexuelles Lernen vollzieht, wie ehemals neutrale Stimuli zu zentralen Reizbedingungen für die Auslösung sexueller Erregung werden können. Als *Freud* sich über die weibliche Sexualität ausließ (vorwiegend in den „3 Abhandlungen", 1905) und auf den Unterschied zwischen klitoridalem und vaginalem Orgasmus hinwies, wurde allgemein in der Folgezeit die tatsächlich unglückliche moralische Bewertung von „reifem vaginalen" und

„unreifem klitoridalen" Orgasmus zum Gegenstand der Beachtung – und der Mißverständnisse! Was er tatsächlich damit meinte, widerspricht in keiner Weise der modernen lerntheoretischen Sichtweise davon, wie sich sexuelles Lernen vollzieht: „Will man das Weibwerden des kleinen Mädchens verstehen, so muß man die weiteren Schicksale dieser Klitoriserregbarkeit verfolgen." Und weiter: „Die Klitoris behält dann die Rolle, wenn sie beim Sexualakt selbst erregt wird, diese Erregung an die benachbarten weiblichen Teile weiterzuleiten, etwa wie ein Span Kienholz dazu benützt werden kann, das härteste Brennholz in Brand zu setzen. Es nimmt oft eine gewisse Zeit in Anspruch, bis sich diese Übertragung vollzogen hat." *Freud* erkannte das auch weiterhin ganz richtig, fährt dann allerdings mit einer wirklich ganz falschen Schlußfolgerung weiter fort: „... während (welcher) dann das junge Weib anästhetisch ist. Diese Anästhesie kann eine dauernde werden, wenn die Klitoriszone ihre Erregbarkeit abzugeben sich weigert, was gerade durch ausgiebige Betätigung im Kindesleben vorbereitet wird." *Kinsey* und viele andere (z. B. *M. Mead*), vor allem die großen Sexualtherapeuten der letzten Jahre (*Masters & Johnson, Kaplan, Lobitz & Lo Piccolo*) wiesen nach, daß gerade die „ausgiebige Betätigung im Kindesleben" – über die Praxis der Selbstbefriedigung – zu einem reichen und flexiblen sexuellen Verhalten und Erleben im Erwachsenenalter führt. Die durch fehlende sexuelle Erfahrungs- und Lernmöglichkeiten bedingte Reizungsempfindlichkeit der Vagina als klassisch konditioniertem Auslöser sexueller Erregung stellt dann ein Problem dar, das moderne Sexualtherapeuten in der Therapie nachlernen lassen – zum Beispiel über die Methode des „Brückenmanövers" (vgl. S. 171, vgl. dazu auch Stufe 9 des Selbststimulierungsprogramms von *Lobitz & Lo Piccolo*, S. 86).

Über die Klassische Konditionierung kann die sexuelle Reaktion jedoch genauso auch unter die Kontrolle *aversiver* funktionaler Qualitäten geraten, dann nämlich, wenn Sexualität in (zeitgleicher) Verbindung mit Stimuli auftritt, die auf unkonditionalem Weg Angst-, Ekel- und Schamreaktionen auslösen können. Eine einmalige Vergewaltigung mit den entsprechenden Angsterlebnissen kann Sexualität in der gleichen Weise „traumatisch" werden lassen wie die häufiger gemachte Erfahrung von Ekel und Übelkeit mit einem Sexualpartner, z. B. wenn er Mundgeruch oder Schweißfüße hat. Auch die klitschige taktile Qualität von Sperma hat mancher Frau (generalisierendes Lernen) insgesamt die Lust an Sexualität verdorben. Bei solchen Lernprozessen müssen aber keineswegs immer *tatsächliche* Erfahrungen im Spiel sein, genauso häufig können bloße kognitiv vermittelte Erfahrungen (Androhung von Strafe und Schmerz) die Sexualität zu einer aversiven Angelegenheit werden lassen (z. B. über Modell- und stellvertretendes Lernen).

Vielfach schleichen sich sexuelle Dysfunktionen auch auf dem Weg des „operanten Konditionierens" ein. Wichtig ist dabei nicht die Qualität der *vorausgehenden* Reizbedingungen, sondern die Qualität der auf die sexuelle Reaktion *folgenden* Reizbedingungen: Entweder stellt es sich dann so dar, daß positive Verstärkung (C +) fehlt (z. B. dadurch, daß chronisch der Orgasmus ausbleibt) oder daß sog. negative Verstärker (C −) auf das sexuelle Verhalten und Erleben erfolgen, so daß dieses schließlich gelöscht oder in anderer Weise gestört wird. Solche „negativen Verstärker" können äußerlich z. B. in Verärgerung des Partners bestehen oder innerlich z. B. in Schuldgefühlen.

Funktionale Bedingungsmodelle mit Hilfe der Verhaltensformel können natürlich kaum auch nur annähernd die Komplexität der Abläufe menschlichen Verhaltens und Erlebens und deren Interaktion mit der Umwelt adäquat beschreiben. Auf den heuristischen Wert solcher Bedingungsmodelle sollte jedoch nicht zu eilig verzichtet werden. In diesem Sinn könnten die folgenden Entwürfe – auch für den ideologisch anders Orientierten, wie den Gestalttherapeuten – eine Hilfe zum Verständnis gestörten und ungestörten sexuellen Verhaltens und Erlebens sein. Vorweg nochmals eine kurze Zusammenfassung: Wenn ein eigentlich erwünschtes sexuelles Verhalten und Erleben (= „inneres" Verhalten) nicht ausgeführt wird oder nicht ausgeführt werden kann, dann steht dieses sexuelle Verhalten und Erleben

a) entweder unter aversiver funktionaler Kontrolle der Hinweisreize,
b) oder es wird nicht genügend durch angenehme und lustbetonte Konsequenzen verstärkt,
c) oder beides: a) und b) wirken gemeinsam ein.

Zu a 1. „Aversive funktionale Kontrolle der Hinweisreize" durch Klassische Konditionierung bedeutet, daß Sexualität unglücklich und falsch gelernt worden ist in Verbindung mit unkonditional, reflexhaft ausgelösten Konsequenzen, meist Angst, Ekel, Schmerz und Scham:

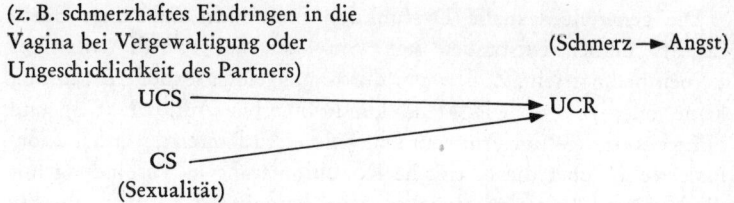

(z. B. schmerzhaftes Eindringen in die
Vagina bei Vergewaltigung oder    (Schmerz → Angst)
Ungeschicklichkeit des Partners)
     UCS ─────────────────→ UCR

     CS ─────────────────↗
   (Sexualität)

Die Problematik solch falschen Lernens von Angst, Ekel, Schmerz und Scham in Verbindung mit Sexualität verschlimmert sich rapide, wenn nach ein- oder mehrmaliger einschlägiger Erfahrung die bloße Vorstellung und Erwartung allein schon die negativen Affekte auszulösen vermögen (Erwartungsangst).

Zu a) 2. „Aversive funktionale Kontrolle der Hinweisreize" durch operantes Konditionieren kann ebenfalls in gewisser Weise erfolgen, wenn als Endkonsequenz des sexuellen Verhaltens und Erlebens stets Bestrafung oder irgendeine andere unangenehme Konsequenz (z. B. die bloße Erwartung der Bestrafung in Form von Schuldgefühlen und schlechtem Gewissen) erfahren wird. Dann lernt der Betroffene die der sexuellen Situation vorausgehenden Hinweisreize ($S^D$) auch als aversiv zu diskriminieren. Dies führt – was wohl leicht zu verstehen ist – nicht nur zur Vermeidung der bestraften Reaktionen, sondern auch zur Vermeidung der dazu führenden Situation (z. B. körperliche Berührung oder gemeinsam abends ins Bett gehen). Resultat solcher radikaler Vermeidung sexueller Stimulierung und einleitender Situationen ist die „Frigidität", besser ausgedrückt: sexuelle Appetitlosigkeit, vornehmer ausgedrückt: „generelle sexuelle Dysfunktion" (nach *Kaplan*).

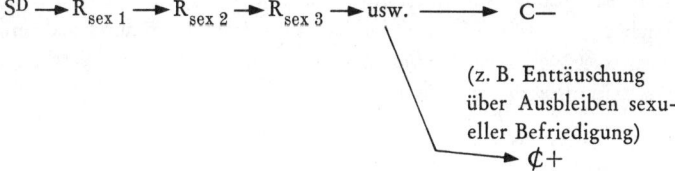

(Immer wenn      (und sie geht    (und er führt sei-    (äußerlich: Partner
Samstag abends   mit ihm ins      nen Penis in die      schimpft oder ist un-
das Fernsehpro-  Bett)            Vagina) . . .          geduldig)
gramm zu Ende                                           (innerlich: schlechtes
ist)                                                    Gewissen)

$S^D \rightarrow R_{sex\,1} \rightarrow R_{sex\,2} \rightarrow R_{sex\,3} \rightarrow$ usw. ────→ C−

                                                        (z. B. Enttäuschung
                                                        über Ausbleiben sexu-
                                                        eller Befriedigung)
                                                        → ¢+

Die generelle sexuelle Dysfunktion muß nicht unbedingt durch falsches Lernen entstanden sein. Sie kann auch durch defizitäres Lernen bedingt sein. Z. B. wenn durch mangelnde sexuelle Erfahrung keine oder so gut wie keine konditionierten Auslöser (CS) und Hinweisreize ($S^D$) gelernt wurden. Solche Auslösereize werden „normalerweise" über die Klassische Konditionierung in Verbindung mit direkter und primärer sexueller Stimulierung (UCS: meist direkte Stimulierung der Klitoris oder Eichel bei der Masturbation) erlernt:

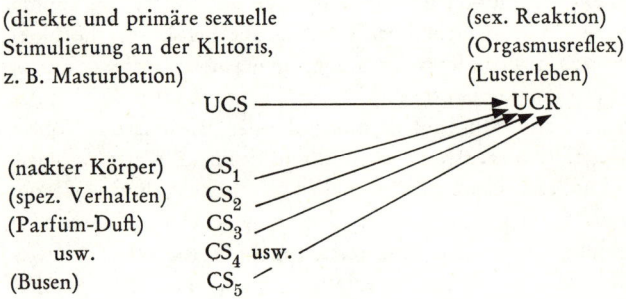

und weiterhin durch operante Konditionierung verstärkt:

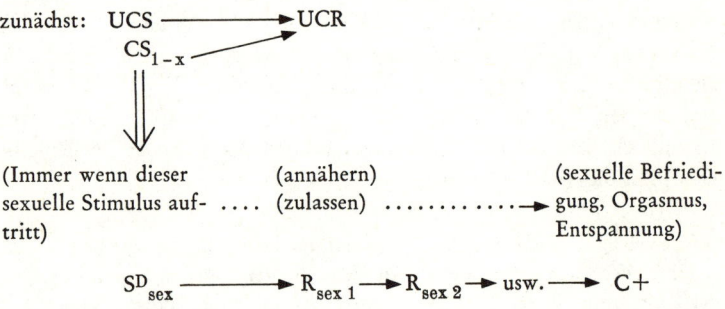

Der Charakter sexueller Dysfunktionen besteht fast immer darin, daß in Verbindung mit Sexualität erlernte Reaktionen von Angst, Schmerz, Scham und Ekel mit lustvollem sexuellen Verhalten und Erleben grundsätzlich unvereinbar sind (mit Ausnahme sado-masochistischer Neigungen). Diese Unvereinbarkeit führt zu verschiedenen Vermeidungsstrategien (R'):

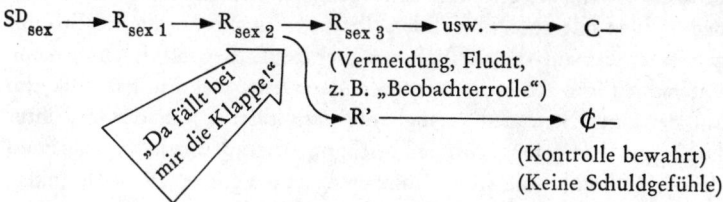

Die zur Vermeidung alternativ gewählten Verhaltensweisen (R') werden ihrerseits im Sinne operanten Konditionierens durch „negative Verstärkung" ( ₵–) erlernt und aufrechterhalten, nämlich dadurch, daß die tatsächlichen oder nur erwarteten unangenehmen Konsequenzen ausbleiben.

Die verhaltenstherapeutischen Strategien bestehen 1. in der Beseitigung klassisch konditionierter und mit dem sexuellen Lusterleben inkompatibler Schmerz-, Angst-, Ekel- und Schamreaktionen (z. B. durch Reizüberflutungsmethoden oder durch Systematische Desensibilisierung, evtl. ergänzt durch Emotional-Training, vgl. S. 88); 2. im Blockieren operanten Vermeidungs- und Fluchtverhaltens (z. B. durch Methoden der Selbstkontrolle und der Selbst-Regulation, vgl. *Kanfer);* und 3. im Aufbau und Neuerlernen anderer und befriedigender sexueller Verhaltensweisen (durch Methoden der positiven Verstärkung durch operantes Konditionieren, z. B. durch spezifische Verhaltensanweisungen und „Hausaufgaben" wie z. B. Masturbationsanleitungen, spezielle Partnerübungen wie das Sensate Focus).

## 3.5 Das PLISSIT-Modell und verschiedene verhaltenstherapeutische Methoden in der Sexualtherapie

> „Arbeite nicht mit denjenigen, denen Du nicht helfen kannst, arbeite mit denjenigen, denen Du helfen kannst" (*Kanfer*, 1977, zitiert aus einem persönlichen Gespräch).

Das PLISSIT-Modell (*Annon*, 1975) stellt die Verknüpfung lerntheoretisch orientierter, verhaltenstherapeutischer Sexualtherapiemethoden mit einem Modell gleichzeitig möglichst effizienter und ökonomischer sexualtherapeutischer Versorgung dar. Die Grundidee dieses Modells ist die Möglichkeit einer gezielten Abstimmung der Hilfebedürftigen mit unterschiedlichen Intensitäten ihrer sexuellen Störungen einerseits auf die verfügbaren therapeutischen Kräfte und deren unterschiedliche Kompetenzgrade andererseits. Das Modell hilft also auf der einen Seite den verfügbaren Fachkräften, je nach Grad ihrer fachlichen Kompetenz, sich auf bestimmte therapeutische Niveaus und deren Methoden, die ihrer Kompetenz entsprechen, zu beschränken, auf der anderen Seite soll diese Konzeption dazu verhelfen, das Gesamt der Therapiebedürftigen je nach der Dringlichkeit und Schwere des Problems zu sieben und auf verschiedene Therapie- und Kompetenz-Niveaus zu verteilen. So daß schließlich nur der kleine Prozentsatz der Leute mit tiefliegenden Störungen bei den Fachkräften mit der größeren Kompetenz landen, und die anderen schon auf den vorgeschalteten Stufen aufgefangen und versorgt werden können. Das PLISSIT-Modell sieht vier Niveaus der therapeutischen Versorgung vor: P-LI-SS-IT.

Das Konzept geht von der Annahme aus, daß von dem Gesamt der Therapiebedürftigen schätzungsweise nur 25% intensive Therapie (IT) mit relativ großem Zeitaufwand bei höchster Kompetenz des Fachmanns brauchen. In der zuvorderst vorgeschalteten Stufe wird schon etwa 25% der Klienten mit der therapeutischen Intervention der „Permission" (P) in ausreichendem Maß zu helfen sein. Weiteren 25% wird therapeutisch mit der Kombination von „Permission" und „Limited Information" (LI), begrenzte Information, gedient sein. Und weiteren ca. 25% kann mit der therapeutischen Kombination von P, LI und „Specific Suggestions" (SS), besonderen Verhaltensmaßnahmen, geholfen werden. Graphisch sieht dieses Filtersystem folgendermaßen aus:

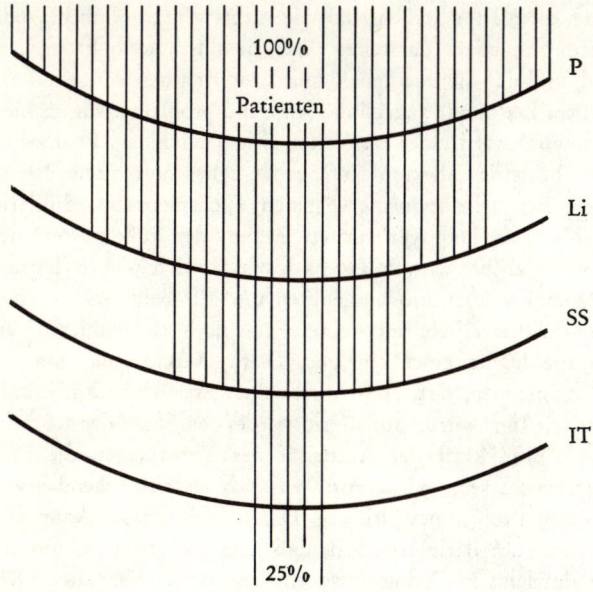

Das Therapiekonzept kann in zwei Weisen zur Wirkung gelangen:
1. nach der diagnostischen Einschätzung des ersten Kontaktgesprächs in der Klinik, in der Beratungsstelle oder Praxis wird der Klient, wie von einer zentralen Weitervermittlungsstelle, an den entsprechenden Kollegen weitergeleitet; oder 2. wenn nur eine therapeutische Fachkraft zur Verfügung steht, so durchläuft dieser mit seinem Klienten die einzelnen voreinander geschalteten Therapieniveaus, bis ausreichende Hilfe erzielt worden ist. So kann jedem Klienten so schnell und effektiv geholfen werden, wie es seiner individuellen Lage und Bedürftigkeit entspricht. Heutzutage, da die neuen verhaltensorientierten Sexual-Therapien so überwältigende Erfolge in relativ kurzer Zeit erzielen, „ist es gerade unethisch, den Klienten in eine langwierige und teure Therapie zu verwickeln, ohne vorher eine Problemlösung über die im PLISSIT-Modell aufgezeigten Möglichkeiten zu versuchen" (*Annon*, 1974, S. 161).

1. P als Abkürzung des Wortes „Permission" steht für das vorderste Therapieniveau. Bei einem großen Prozentsatz der Hilfebedürftigen wird es ausreichen, daß sie von einer als Autorität anerkannten, kompetenten Person vermittelt bekommen, daß sie mit ihren Sorgen und

Nöten nicht alleine stehen, daß sie nichts Ungewöhnliches oder gar Perverses, Abartiges darstellen, daß sie durchaus o. k. sind, so wie sie sind, und daß sie durchaus damit weitermachen können, was ihnen bis zu dem Zeitpunkt angsteinflößend und problematisch erschien. Das kann sowohl verdecktes Verhalten wie Gedanken, Phantasien und Träume betreffen als auch offenes sexuelles Verhalten. Ich möchte dazu ein Beispiel aus meiner eigenen Therapiepraxis schildern: Der seit 6 Monaten jung verheiratete Mann, der äußerst verwirrt und deprimiert darüber war, daß er nach wie vor den Wunsch hatte, neben dem 2–3mal wöchentlich ausgeübten und für beide sehr befriedigenden Geschlechtsverkehr mit seiner Frau noch zu onanieren. Bei ihm reichte die Dauer einer einzigen Therapiestunde aus, um ihm die Angst zu nehmen, daß er in irgendeiner Weise abnorm krank oder pervers sei. Ihm wurde auf dieser vordersten Stufe der Kurztherapie eigentlich bloß kraft der Autorität des Therapeuten die Erlaubnis gegeben, so zu sein, wie er ist. Was sich als ausreichend erwies zur Angst- und Problembewältigung. Das Erlaubnisgeben kann natürlich umgekehrt auch darin bestehen, daß dem Patienten vermittelt wird, daß es durchaus in Ordnung ist, ein bestimmtes Verhalten *nicht* auszuüben, so lange es ihm unerwünscht ist. Z. B., wenn dem einzelnen mit Angst und unter Druck einer spezifischen Umwelt vermittelt wird, Homosexualität sei „in" und er müsse sich irgendwann auch einmal dazu bekennen.

Eine lerntheoretische Erklärung der Wirksamkeit dieser therapeutischen Intervention des Erlaubnisgebens ist leicht: Auf dem Wege direkten oder stellvertretenden Konditionierens kettet der Betroffene an ein bestimmtes Verhalten ein bestimmtes Etikett (wie z. B. krank, pervers u. a.), was, wiederum durch Konditionierung, zur Auslösung von Angst- und Ekelgefühlen bei dem speziellen sexuellen Verhalten führt. Der als Autorität erlebte Fachmann bietet nun ein anderes Etikett für das kritische Verhalten an, das angstreduzierend wirkt oder auch neutrale oder gar positive Gefühle auslöst. Oder auch: Der Therapeut bestraft das Verhalten nicht, wie der Patient es erwartet, sondern akzeptiert es. Diese therapeutische Intervention sollte selbstverständlich ihre Grenzen haben in dem, was der Therapeut von seinen aufgeklärten Fachkenntnissen (nicht von seinem moralischen Horizont!) her vertreten kann. So wäre es z. B. falsch, grundsätzlich und unter allen Bedingungen das Onanieren als „in Ordnung" zu vermitteln, ohne dabei zu bedenken, daß dabei auch die Gefahr besteht, daß ein zu rigides und eingeengtes Auslösemuster der sexuellen

Erregung konditioniert werden kann. Ebenfalls können gesetzliche Vorschriften eine Limitierung dessen bedingen, was in bezug auf Sexualität „erlaubt" werden kann.

2. LI steht als Abkürzung für „Limited Information", begrenzte Information. Der wesentliche Bestandteil der therapeutischen Hilfe auf diesem nächsten Niveau besteht in einer Kombination von „Erlaubnisgeben", wie auf der vorherigen Stufe, mit weitergehender Information über sexuelle Fakten, die direkten Bezug haben zu den Problemen des Patienten. Hierzu gehört neben der Darstellung der Fakten über die männliche und weibliche sexuelle Reaktion vor allem die Aufklärung und Richtigstellung von besonderen Mythen und Märchen aus dem sexuellen Bereich: daß es nicht unbedingt auf die Länge des Penis ankommt, daß nicht die vaginale, sondern die klitorale Reizung die wichtigere ist, daß nicht der gleichzeitige Orgasmus zur Pflichtübung werden muß, sondern vielmehr der „Tandem-Orgasmus" die Regel ist, daß Masturbieren nicht das Körperwachstum behindert oder zu Geisteskrankheiten führt usw.

Auch dazu Beispiele aus meiner Therapiepraxis: Die oben bereits erwähnte Patientin, die erheblich verstört und in ihrer Beziehung zu ihrem Mann gestört war, weil sie zwar durch klitorale manuelle Reizung zum Orgasmus kommen konnte, durch die vaginale Reizung beim Kotius aber nicht. Oder der 34jährige Patient, der unter enormen Leistungsdruck mit entsprechenden Leistungsängsten geriet, weil er erst „viel später" nach dem Orgasmus seiner Partnerin zur Ejakulation kam; auf Befragen stellte sich bei ihm heraus, daß er nach Einführen des Penis in die Scheide etwa 15 Minuten zur Ejakulation brauchte (was durchaus „normal" ist), daß er dem Mythos des idealen gleichzeitigen Orgasmus versklavt war, daß seine vorherige langjährige Partnerin ziemlich lange zum Orgasmus gebraucht hatte und er sich entsprechend darauf trainiert hatte, die eigene Ejakulation so lange wie möglich zurückzuhalten. Auch in diesen beiden Fällen war mit einer bzw. drei Therapiestunden leicht Abhilfe zu schaffen.

Ebenfalls gehört in diese Kategorie der begrenzten Information die Aufklärung des Patienten über die lerntheoretischen Bedingungen des Problems, was vor allem den Vorzug hat, daß den Patienten damit klargemacht werden kann, wie das irgendwie jedem passieren kann und eine sexuelle Störung nichts mit einem schicksalhaften Fluch oder angeborenen Makel zu tun hat. Die therapeutischen Interventionen auf diesem Therapieniveau laufen hauptsächlich auf eine kognitive Umstrukturierung hinaus (Kognition steuert Emotion!).

3. SS steht als Abkürzung für „Specific Suggestions", gezielte Verhaltensmaßnahmen. Im Unterschied zu beiden vorgeschalteten Therapieniveaus, die im allgemeinen nicht verlangen, daß der Klient aktiv wird zur Verhaltensänderung, stellt dieses Therapieniveau die gezielte Anleitung zu bestimmtem Problemlöse-Verhalten in den Vordergrund des Therapieprozesses. Ab diesem Therapieniveau kommen in intensiver Verdichtung die beiden verhaltenstherapeutischen Grundgedanken zur Geltung: *„Think Behavior! Think Solutions!"* (*Kanfer*, 1977). Solche spezifischen Anleitungen auf der Verhaltensebene können sowohl therapeutische als auch prophylaktische Wirkung haben: Frühzeitig einer Klientin Verhaltensvorschläge zu machen, in welchen Stellungen sie schmerzfrei mit ihrem Partner verkehren kann, verhütet möglicherweise die Entstehung eines Vaginismus oder einer Anorgasmie.

Die therapeutische Intervention der spezifischen Verhaltensanleitung wurzelt im übrigen sehr stark in der fehlenden Überzeugung, die es dem Klienten zu vermitteln gilt: Was zählt, ist nicht so sehr, was du hast, als vielmehr, was du mit dem machst, was du hast. Eine solche überzeugend vermittelte Einstellungsänderung in Verbindung mit spezifischen Verhaltensvorschlägen hat schon etlichen meiner Klienten geholfen, sich aus ihren Ängsten und Sorgen, z. B. um ihren angeblich zu kleinen Penis, zu befreien. Außerdem hat es sich, wie schon *Masters & Johnson* berichten, als sehr effektiv erwiesen, den auf seiten des Klienten so häufig anzutreffenden selbstzerstörerischen Mythos vom „letzten Test" zu brechen. Spezifische Verhaltensmaßregeln in Verbindung mit der Selbstinstruktion: „es gibt immer noch ein nächstes Mal!" kann Abhilfe schaffen. So wie überhaupt in jüngster Zeit die Entwicklung der Verhaltenstherapie von zwei Neuerungen geprägt wird, nämlich der Bevorzugung der Therapiemethoden zur Erlangung der Selbstkontrolle gegenüber der Fremdkontrolle und der Einbeziehung mediativer und kognitiver Prozesse, lege ich seit einiger Zeit in meiner Arbeit der Konditionierung von „coverants", genauer gesagt: positiver Selbstinstruktionen, große Bedeutung bei. Das ist nicht unbedingt neu: Schon *Ellis* ging es mit seiner „Rationalemotiven Therapie" um die Brechung negativer Selbstinstruktionen zugunsten positiver; in der Überzeugung, daß Kognitionen Emotionen steuern und damit Verhaltensänderungen ermöglichen.

Die Behandlung vom lerntheoretischen Standpunkt aus zielt hauptsächlich darauf ab, die Angst, die mit sexuellen Inhalten gekoppelt ist, zu reduzieren und möglichst zu eliminieren. Die spezifischen Verhaltensanweisungen, die auf diesem Therapieniveau gegeben werden, basieren überwiegend auf den Prinzipien der „Paradoxen Intention", der „sukzessiven Approximation" und der „systematischen/unsystematischen Desensibilisierung". Die Verhaltensanweisungen können entweder den Klienten, dessen Partner oder beide zusammen betreffen.

Veranschaulichen möchte ich einige therapeutische Möglichkeiten dieses Therapieniveaus am Beispiel eines Klienten, der zu Behandlungsbeginn keinerlei Erektion mehr zustande brachte. Die nur auf dieses spezielle Problem zugeschnittene Verhaltensanalyse in Kurzform erbrachte, daß diesem Zustand eine Phase von etwa einem Jahr vorausgegangen war, in der er mit ständig wachsender Besorgnis und Angst seine zunehmenden Schwierigkeiten verfolgte, die einmal zustande gekommene Erektion zu halten. Zuvor hatte er damit keinerlei Schwierigkeiten gehabt. Die kritische Phase war gekennzeichnet von beruflicher, physischer und psychischer Überbeanspruchung mit verstärktem Alkoholkonsum. Diese Phase war jedoch inzwischen überwunden. Es konnten alle organischen Gründe für die Erektionsstörung ausgeschlossen werden. Da spezifische Verhaltensanweisungen bei der Therapie einer funktionellen sexuellen Störung zweifellos am effektivsten sind, wenn sie beide Partner aktiv miteinbeziehen, wurde auch die Frau hinzugezogen. In der ersten Phase wandte ich eine Variante des „sensate focus" von *Masters* & *Johnson* an, die zunächst einmal in der Basis wie eine paradoxe Intervention wirkt: Das Paar wird in Form von zu Hause zu erledigenden therapeutischen Stunden in eigener Regie (Hausaufgaben) angehalten, sich in allen möglichen sexuellen „Vorspiel"-Aktivitäten zu engagieren, neue Stimulierungsmöglichkeiten auszuprobieren und sich dabei nur auf das Sinnliche und Angenehme zu konzentrieren; dabei sollen sie sich jedoch alles aus dem Kopf schlagen, was mit sexueller Erregung, Erektion und Orgasmus zu tun hat. Vor allen Dingen wird ein Koitus-Verbot für die Dauer der Therapie verhängt. In vielen Fällen leichterer Erektionsstörungen habe ich es erlebt, daß die beiden Klienten schon nach ein oder zwei solcher Hausaufgaben in die Therapiestunde mit verlegenem Grinsen kommen: sie hätten die Instruktionen nicht ganz einhalten können; nachdem sich sehr bald die ersten Erektionen eingestellt hatten, hätten sie sich nur mit Schwierigkeiten davon abhalten können, miteinander zu schlafen. Für die nächste Woche wird dann beiden auferlegt, sich wie gehabt an die Instruktionen zu halten. Nur wenn der Drang danach, miteinander zu schlafen, zu übermächtig würde, ... dann sollten sie eben tun, was sie nicht lassen könnten. Im

Anschluß daran, wenn die volle Erektion sich wieder eingestellt hat, kann die „Teasing Technique" angewendet werden. Der Mann wird angewiesen (dieses Mal mit Absicht!), die Erektion ruhig wieder zu verlieren, so daß daraufhin die Partnerin ihn wiederum zur vollen Erektion manuell stimulieren kann. Nach einigen Wiederholungen verliert der Mann dann seine Furcht, die einmal erlangte Erektion so kostbar hüten zu müssen, und lernt das Kommen und Gehen der Erektion gelassen zu ertragen. Beendet werden kann diese therapeutische Sequenz mit der „Quiet Vagina Technique". Bei der „Frauoben"-Position, und indem die Partnerin sich bewegungslos verhält, kann der Mann sich in aller Ruhe an den Zustand des eingeführten erigierten Penis gewöhnen und dies genießen. Dieses Vorgehen entspricht sowohl dem Prinzip der sukzessiven Annäherung als auch der unsystematischen Desensibilisierung.

Das hier geschilderte Beispiel verdeutlicht die wirksame Kombination von paradoxer Intention, sukzessiver Approximation und (un-)systematischer Desensibilisierung mittels spezifischer Verhaltensanweisungen.

Insgesamt handelt es sich bei den spezifischen Handlungsanweisungen um Standardverfahren, wie sie hauptsächlich von *Masters* & *Johnson, Singer Kaplan, Lobitz* & *Lo Piccolo, Annon, Barbach* u. a. wiederaufgegriffen oder neu entwickelt wurden. Inzwischen liegt eine eindrucksvolle Liste von Dutzenden solcher Standardverfahren vor, die mehr oder weniger bereits experimentell in ihrer Wirksamkeit überprüft werden konnten und den unschätzbaren Vorteil einer eindeutigen Zuordnung zu speziellen Indikationen aufweisen.

Zur Illustration sollen noch einige weitere der wichtigsten dieser Standardverfahren angeführt werden. Um vorher jedoch die Darstellung des PLISSIT-Modells abzuschließen, möchte ich noch folgendes ausführen: Das nun noch folgende Therapie-Niveau der Intensiv-Therapie (IT) ist eigentlich am besten operational so zu definieren in dem Sinne, daß dieses Therapie-Niveau erklommen werden muß, wenn die drei vorgestellten Therapie-Niveaus mit den ihnen eigenen therapeutischen Methoden keinen ausreichenden Erfolg zeigten. Grundsätzlich ist die Intensiv-Therapie eine in hohem Maß individuell auf den Patienten zugeschnittene Maßnahme mit größerem Aufwand an Zeit und Personal (möglicherweise sollte jetzt ein gemischtes Therapeutenpaar mit dem Klientenpaar arbeiten) und unter weiträumiger Berücksichtigung von Nebenaspekten, die mit dem sexuellen Funktionieren des Klienten wie in einem Räderwerk in

Verbindung stehen: Verbesserung einer gestörten Kommunikation durch Kommunikationstherapie, Behebung allgemeiner familiärer Spannungen durch Familientherapie, Hebung eines gestörten Selbstbewußtseins und Stärkung und Durchsetzungsfähigkeit durch Assertive-Training u. a. Wenn zu starke Angst im Spiel ist, müßte auf eine gezieltere Angstbewältigung durch besondere Verhaltenstherapie-Verfahren zurückgegriffen werden, wie z. B. Flooding, Systematische Desensibilisierung, Angst-Management usw., wodurch die individuelle Situation des Patienten intensiver berücksichtigt werden kann. Grundsätzlich können jedoch die Standardverfahren der sog. „Neuen Sex-Therapie" (*Kaplan*, 1974) sowohl auf dem SS-Niveau als auch auf dem IT-Niveau ihren Platz finden.

Zumindest was die Verhaltenstherapie bei funktionellen sexuellen Störungen angeht, ist die alte psychotherapeutische Tradition der Schrotflinte, die in das Gebüsch gefeuert wird, in der Hoffnung, daß irgend etwas schon damit getroffen wird, überholt! Techniken, wie die „Squeeze Technique" oder die „stop-start-Technique" bei vorzeitigem Samenerguß, gelten unter Insidern längst als Klassiker, auch wenn sie zweifellos noch immer Heerscharen von Betroffenen, wohl noch immer unter dem Einfluß des legendären *Oswald Kolle,* damit abquälen, ihre sexuelle Übererregung mit eingeschobenen Gedanken an Unerfreulichkeiten, wie z. B. die anstehende Steuererklärung, zu kontrollieren. Oder daß man sich mal ordentlich kneifen soll, um mit physischem Schmerz Ablenkung von der sexuellen Erregung zu finden. Oder man soll sich dreifach Präservative überziehen gegen die überstarke Reizempfindlichkeit. Oder es wird der Penis mit anästhesierenden Cremes bestrichen (wobei allerdings auch die Reizempfänglichkeit der Partnerin ungewollt weggecremt werden kann). Alles Hausmittel, mit denen völlig falsche Konditionierungen eingeleitet werden. Sowohl die Squeeze-Technik als auch die Stop-Start-Technik basieren auf dem Prinzip der sukzessiven Annäherung, nämlich an das Ziel der zunehmenden zeitlichen Kontrolle der Ejakulation. Ein respondentes Verhalten gerät unter operante Kontrolle, heißt es in der lerntheoretischen Fachsprache, wenn ein fast ausschließlich reflexhaft ausgelöstes Verhalten unter die Kontrolle vorausgehender und nachfolgender Reizbedingungen gerät. Als vorausgehende Reizbedingung gilt es, den „point of no return" rechtzeitig auszumachen. Der Partnerin wird dies bei der Squeeze-Technik signalisiert, so daß sie durch kräftiges Drücken des Penis in Höhe des Frenulums den sich aufbauenden sexuellen Erregungsprozeß rückgängig machen kann.

Die Stop-Start-Technik besteht ganz einfach aus einem Diskriminationslernen, wie durch abwechselnde Stimulierungs- und Ruhephasen die sexuelle Erregung auf- und abgebaut werden kann. Bei der „allgemeinen sexuellen Dysfunktion" (*Kaplan*, 1974), die dadurch gekennzeichnet ist, daß kaum eine oder gar keine sexuelle Erregung einsetzt, sowie bei Anorgasmie können die sogenannten *Kegel*-Übungen angewendet werden. Ursprünglich und hauptsächlich bei Frauen erfolgreich eingesetzt, wird die Methode mittlerweile auch auf ihre Anwendbarkeit bei Männern überprüft. *Arnold Kegel* (1952) dachte sich Anfang der 50iger Jahre diese Übung als Therapiemöglichkeit bei Harnhalteschwierigkeiten aus und hörte bei den von ihm so behandelten Frauen von stärkerer sexueller Erregung und gesteigerter Orgasmusfähigkeit. Trainiert wird der sogenannte PC-Muskel (pubococcygeus), der das Becken nach unten hin abschließt und Vagina und After umschließt. Die Muskelbetätigung und die damit verbundene stärkere Durchblutung sensibilisiert die Wahrnehmung des eigenen Genitalbereichs und steigert sexuelle Erregung und Orgasmusfähigkeit (*Bardwick*, 1971). Dieses vaginale Muskeltraining erweist sich im übrigen auch bei eingeführtem Penis als ausgesprochen reizvoll für beide Partner. Zur Steigerung des Effekts kann die Klientin auch angehalten werden, diese Muskelkontraktionen mit sexuellen Phantasien zu verbinden (*Annon*, 1974, S. 151).

Schließlich ist auch das Masturbieren in seiner Bedeutung zur Entfaltung einer reifen sexuellen Funktion erkannt und zum Standardverfahren entwickelt worden. Um die Konfrontation mit moralischen Wertvorstellungen des Klienten zu verhindern, sollte vorzugsweise von Selbststimulierung oder Selbsterforschung gesprochen werden. Das erprobteste Standardverfahren ist das „Neun-Stufen-Programm" des Masturbierens von *Lobitz* & *Lo Piccolo* (1972). Ähnlich wie z. B. beim „Sensate Focus" oder bei der „Squeeze-Technik" ist das „Neun-Stufen-Programm des Masturbierens" auf der Basis hauptsächlich zweier lerntheoretischer Prinzipien angelegt: 1. der Sukzessiven Approximation, d. h. in langsamer Abfolge wird Stück für Stück ein neues adäquates Verhaltensrepertoire mit Hilfe positiver Verstärkung aufgebaut, und 2. der Systematischen Desensibilisierung in-vivo, d. h., in systematisch abgestufter Konfrontation mit den angstbesetzten sexuellen Inhalten wird die Angst reduziert und abgebaut. Diese Prinzipien resultieren aus dem generellen verhaltenstheoretischen Modell, wie es hauptsächlich von *Wolpe* (1969) entwickelt und für den spezifischen Bereich sexueller Störungen von *Masters* & *John-*

*son* (1970) weiterentwickelt wurde: In der Abwesenheit physiologischer Pathologie werden sexuelle Dysfunktionen als gelernte Phänomene betrachtet, die innerlich von Angst und Scham kontrolliert und äußerlich von einer nichtverstärkenden Umwelt, hauptsächlich dem sexuellen Partner, aufrechterhalten werden.

## 3.6 Das Neun-Stufen-Programm der Selbststimulierung

In den *neun Stufen des Lobitz-&-Lo-Piccolo-Programms zur Behandlung anorgastischer Frauen* (1972) lernt die Klientin in systematischer Weise ihre Angst- und Schuldgefühle gegenüber dem eigenen Körper, im besonderen den Genitalien, und gegenüber dem Ausdruck der eigenen sexuellen Erregung abzubauen und neue positive Gefühle mit diesen Inhalten zu verbinden. Das Programm ist eine Sequenz von Instruktionen, zu Hause durchzuführenden Aufgaben und anschließenden Besprechungen der Erlebnisse und Erfahrungen mit dem Therapeuten (und in der Gruppentherapie mit den anderen Teilnehmern).

Stufe 1: Hier geht es zunächst um das bewußte Erleben und Erfassen des eigenen nackten Körpers, besonders der Genitalien. Dies erfolgt zunächst nur visuell und mit Hilfe eines Handspiegels. Zusätzlich läuft ab dieser Stufe das Programm der *Kegel*-Übungen (s. u.). Die notwendigen Informationen über verschiedene Körperteile und die Genitalien werden dazu vermittelt.

Stufe 2: Der Genitalbereich soll nun sowohl visuell als auch taktil erforscht und kennengelernt werden. Um Leistungsängste zu vermeiden, wird der Klientin gesagt, daß sie noch keinerlei sexuelle Erregung erwarten soll.

Stufe 3: Die taktile und visuelle Erforschung wird nun darauf fokussiert, sensible Stellen zu lokalisieren – besonders im Genitalbereich –, die, wenn stimuliert, angenehme Gefühle auslösen.

Stufe 4: Jetzt erfolgt die Konzentration auf die manuelle Stimulierung der identifizierten, Lust auslösenden Stellen. Der Therapeut bespricht verschiedene Masturbationstechniken mit der Klientin.

Stufe 5: Wenn bislang noch kein Orgasmus erreicht werden konnte, wird die Klientin instruiert, Intensität und Dauer des Masturbierens zu steigern, „bis etwas passiert" (oder sie müde oder wund wird).

Stufe 6: Wenn bislang noch immer kein Orgasmus erreicht werden konnte, wird das Einbeziehen weiterer Hilfsmittel besprochen. Dies können äußere Zusatzreize sein, wie z. B. angenehme Körperlotions oder ein Vibrator, oder innere Zusatzreize, wie bestimmte sexuelle Phantasien. *Lobitz* & *Lo Piccolo* schildern, wie in ihrem schwierigsten Fall drei Wochen mit täglich 45 Minuten Vibrator-Reizung notwendig waren, um den ersten Orgasmus zu erreichen. Bei all den bisherigen Stufen ist nicht zu vergessen, daß auch die *Kegel*-Übungen, die sich als sehr effektiv erwiesen haben, die Orgasmusfähigkeit zu steigern, synchron dazu laufen.

Stufe 7: Hat die Klientin erst einmal einigermaßen stabil die Fähigkeit erlangt, durch Selbststimulierung zum Orgasmus zu kommen, wird der Partner in die Hausaufgaben einbezogen. Und zwar zunächst erst als Beobachter. Sie verliert dadurch ihre Angst, vor ihm ihre sexuelle Erregung auszudrücken, und er kann von ihr lernen, wie sie zu stimulieren ist.

Stufe 8: Der Partner reizt seine Partnerin in der gleichen Weise manuell, wie er es von ihr gelernt hat, bis auch durch ihn der Orgasmus auszulösen ist.

Stufe 9: Sie stellt eine Kombination des partnerschaftlichen Geschlechtsverkehrs dar mit Koitus und gleichzeitiger manueller Stimulierung der Genitalien, besonders der Klitoris, durch den Partner. Um dies zu ermöglichen, bedarf es oft besonderer Instruktionen über andere Stellungen als die landläufig verbreiteteste „Missionarstellung", bei der der Mann sich über der Frau abstützen muß und dabei natürlich keine Hand frei hat. Bei *Masters* & *Johnson* (1970) und *Kaplan* (1974) sind solche Vorschläge nachzulesen.

## 3.7 Selbstkontrolle

Aus verhaltenstherapeutischen Ansätzen sind inzwischen fruchtbare Anregungen hervorgegangen, wie die Effizienz der Therapie gesteigert und dauerhaft gefestigt werden kann, wie die Lernbedingungen während der Therapie verbessert werden können und wie die Motivation zur Therapie, zur Selbstveränderung, erhöht werden kann. Bei dem Versuch, die Motivation des Klienten stärker in Betracht zu ziehen, handelt es sich um den relativ neuen Ansatz in der Verhaltenstherapie, sich stärker von den veralteten Methoden der Fremdkontrolle zu distanzieren und die Selbstkontrolle statt dessen zu fördern. Das bedeutet, daß zu Beginn der jeweiligen Therapie explizite Regeln über die Durchführung der Therapie und Kontrollmöglichkeiten während der Therapie vom Therapeuten und Klienten erstellt werden. Ein präziser, von beiden Seiten erstellter Vertrag ist bei der Selbstveränderung von Verhalten sehr wichtig, „denn dadurch, daß man eine Regel zu seiner eigenen macht und sie ausdrücklich formuliert, wird die Wahrscheinlichkeit erhöht, daß das Verhalten tatsächlich durchgeführt wird" (*Watson* & *Tharp*, 1972, S. 163). *Kanfer* (1970) nennt das „Contract Management". Im Prinzip wurde eine solche Erkenntnis bereits von *K. Lewin* in seiner Feldtheorie formuliert. *Skinner* (1963) hat dargelegt, daß Regeln und Pläne als diskriminative Reize dienen, die entsprechendes Verhalten steuern, wenn positive Konsequenzen zusätzlich kontingent damit verbunden werden. Neben dem Aufstellen von Regeln ist die Kenntnis der Ergebnisse (feed-back) für den Klienten und dessen Bereitschaft und Motivation wichtig: unter sonst gleichen Bedingungen lernt der Mensch um so besser, je mehr Rückmeldungen über seine Leistungen er erhält (*Estes*, 1970). Wie schon einmal erwähnt, hat die Datenerhebung allein sich schon als eine wirksame Form der Selbstveränderung erwiesen. *Tharp* & *Wetzel* (1969) berichten, wie bei 7% der Fälle allein die Erhebung der Grunddaten des problematischen Verhaltens eine signifikante positive Veränderung bewirkt. Zusammengefaßt soll das heißen, daß bei gestörten sexuellen Verhaltensweisen, wie bei allen sonstigen Verhaltensweisen, der stärkste Wille zur Veränderung nicht ausreicht, wenn die Verbindung von Verhalten und Konsequenzen (die Kontingenz) falsch ist, wenn der Klient nicht gelernt hat, sich selbst zu verstärken, wenn keine ausdrücklichen Regeln aufgestellt sind und wenn keine Rückmeldungen über das Verhalten vorhanden sind. Diesen Erkenntnissen wird Rechnung getragen, indem in der Sexualtherapie zunächst einmal zwischen Klient und Therapeut ein präziser Vertrag über die gegenseitig zu erbringende Leistung und das anvisierte Ziel verfaßt wird. (Siehe Vertrag im Anhang.)

Bei dem Bemühen, einen Therapieerfolg auch langfristig zu halten, steht im Mittelpunkt die Strategie, den Klienten rechtzeitig zu seinem eigenen Therapeuten heranzubilden: von Fremdkontrolle zur

Selbstkontrolle. Dazu gehört der Erwerb lerntheoretischer Basiskenntnisse, wie das eigene Verhalten von gewissen vorausgehenden und nachfolgenden Reizbedingungen abhängig ist und wie diese Reizbedingungen verändert werden können. Man kann davon ausgehen, daß die Klienten nach etwa zehn Sitzungen eine ganz gute Vorstellung von der Strategie der Behandlung haben. In den letzten Sitzungen arbeiten die Klienten selber die notwendigen Hausaufgaben aus und bereiten unter der Anleitung des Therapeuten ein Programm von Maßnahmen vor, für den Fall, daß Rückfälle eintreten sollten.

### 3.8 Systematische Desensibilisierung und Emotional-Training bei der Behandlung sexueller Dysfunktionen

Die folgenden Ausführungen resümieren die Ergebnisse und Schlußfolgerungen von *Barendregt* (1969), *Barendregt* & *Van Dam* (1969), *Van Dam* et al. (1973), *Izard* (1972) und *Ramsay* (1974) in ihren Arbeiten über die Systematische Desensibilisierung und die lerntheoretisch orientierte Veränderung von emotionalen Reaktionen. Die darin enthaltenen Schlußfolgerungen und Erkenntnisse haben wesentlich mit dazu beigetragen, die „fünfwöchige Gruppentherapie für Frauen mit Orgasmusstörungen" in ein logischeres und systematischeres verhaltenstherapeutisches Gesamtkonzept zu fassen.

Verhaltenstherapie bei sexuellen Dysfunktionen lief meist auf die Anwendung von Angstbewältigungsmethoden hinaus, meist der Systematischen Desensibilisierung, manchmal auch in Kombination mit einem Selbstsicherheitstraining. Zugrunde liegt dabei die richtige – aber nicht ausreichende – Annahme, daß der Kern einer sexuellen Dysfunktion in der Angst besteht, und zwar in mehr oder weniger irrationalen Ängsten vor Bestrafung, Kontrollverlust und anderen Katastrophen; in Ängsten, nicht genügend leisten zu können, versagen zu müssen, den Partner zu verlieren. Dabei spielt die aktuelle Angst genauso eine Rolle wie, bei chronischen Fällen, die Angst vor der Angst, auch die Erwartungsangst genannt. Solche Ängste sind lerntheoretisch bedingt durch falsches Lernen, d. h., sexuelles Verhalten und Erleben sind unter die Kontrolle funktional aversiver Stimuli geraten; entweder auf dem Weg des Klassischen Konditionierens oder des Operanten Konditionierens. In der Annahme der in bezug auf Sexualität (CS oder $S^D$) falsch erlernten Angstreaktionen (CR bzw. R) begnügen sich Verhaltenstherapeuten also meist mit

Angstbewältigungsmethoden. Mit Recht verweist *Ramsay* darauf, daß dieses nur die halbe Arbeit sein kann. Systematische Desensibilisierung neutralisiert zwar erfolgreich heftige negative Emotionen wie z. B. Angst, Ekel, Abscheu, leistet aber als Methode nichts zum Aufbau positiver Emotionen über die Gefühlsneutralisierung hinaus. Die Annahme der prominenten Vertreter der Systematischen Desensibilisierung (*Wolpe,* 1966), daß sich nach Neutralisierung der Angst automatisch positive Gefühle zum vormals angstbesetzten Stimulus einstellen würden, hat sich als wenig begründet herausgestellt (*Barendregt,* 1973). Im Gegenteil, die Natur der Systematischen Desensibilisierung und anderer Angstbewältigungsmethoden läuft ja auf Entspannung und Gleichgültigkeit und Neutralisierung hinaus. Und damit wird auch der Aufbau von Emotionen positiver Erregungsqualität ebenfalls gehemmt. Und gerade dieser Umstand ist von großer Bedeutung bei der Therapie sexueller Dysfunktionen. Ein oft zu beobachtender Anfänger-Fehler besteht in der Aufforderung an den Klienten, der mit einer sexuellen Dysfunktion in die Therapie gekommen ist: „Sie müssen sich nur entspannen!" Entspannung ist sicherlich eine gute Voraussetzung für die einsetzende Sexualität. Entspannung und sexuelle Erregung sind jedoch gleichzeitig inkompatibel. Einem Klienten, der als Handelsvertreter durch eine Brücken- und Autobahnphobie eine wesentliche Beeinträchtigung seines Verhaltensspielraums erlebt, ist sicherlich gut damit gedient, wenn seine Brücken- und Autobahnangst neutralisiert wird. Auch wenn er anschließend noch lange keinen Spaß daran gewonnen hat, über Brücken und Autobahnen zu fahren. Einem anderen Klienten, der unter sozialen Kontaktstörungen mit Ängsten vor Geselligkeiten und intimen Begegnungen mit anderen Menschen leidet, ist nur halbwegs gedient, wenn er nach der Systematischen Desensibilisierung keine Angst vor anderen Menschen hat und sich nach einem anschließenden Selbstsicherheitstraining bei geselligen Anlässen auch freier und sicherer verhalten kann. Er hat nämlich trotz allen therapeutischen Aufwandes noch lange nicht unbedingt Spaß und Freude an solchen Situationen! Vollends bei der Therapie sexueller Dysfunktionen wäre es unzulängliche Arbeit, nur bis zur Neutralisierung sexueller Ängste vorzugehen. Bei dieser speziellen Indikation schlägt *Ramsay* (1974) vor, dort mit dem Emotional-Training fortzufahren, wo die Systematische Desensibilisierung ihre Grenze erreicht. Daß man sich den ersten Schritt der Systematischen Desensibilisierung nicht ersparen kann, zeigen die Arbeiten von *Barendregt* (1973) und *Van Dam*

(1973): Es ist nicht möglich, eine negative Emotion zu überrumpeln, indem gleichzeitig eine positive ausgelöst wird. Und dies ist ein weiterer, oft zu beobachtender Fehler von Anfängern in der Sexualtherapie, die glauben, ihren Klienten einfach so aufmuntern zu können: „Sie müssen nur fest daran denken, wieviel Spaß Sex macht, dann haben Sie auch keine Angst mehr!" Möglicherweise durch eine entsprechende Selbsteinbringung des Therapeuten forciert („Mir macht das unheimlich viel Spaß!"), führt die simultane Auslösung zweier inkompatibler Emotionen (Angst vs. Spaß) zunächst zu Konfusion und schließlich zu einer Steigerung des alteingesessenen Gefühls der Angst.

Nach *Izard* (1972) und *Ramsay* (1974) können menschliche Emotionen grundsätzlich im folgenden Schema *(Abbildung)* modellhaft dargestellt werden. Zehn Basis-Emotionen, die schließlich aber beliebig erweitert und variiert werden können, sind darin eingeordnet. Die beiden Achsen des Diagramms entsprechen a) dem physiologischen Faktor der Intensität der Erregung und b) dem kognitiven Faktor der Qualität angenehm-unangenehm. Die Systematische Desensibilisierung ist indiziert nur bei Inhalten, die mit Gefühlen verbunden sind, die sehr unangenehm und sehr intensiv sind, sich also im rechten oberen Quadranten des Modells befinden. Die Systematische Desensibilisierung versagt als Methode bei der Veränderung von Emotionen, die zwar auch unangenehm sind, aber wenig intensiv in der Erregung. Dabei liegt eher eine Indikation zu kognitiver Umstrukturierung vor; beispielsweise bei destruktiven sexuellen Klischeevorstellungen, die auch immer wieder im Zusammenhang mit sexuellen Dysfunktionen auftauchen. Die Prozesse der Systematischen Desensibilisierung und des Emotional-Training sind wie folgt dem Diagramm auf Seite 91 zu entnehmen.

Das Emotional-Training basiert als Methode auf dem Klassischen Konditionieren. Unkonditionale Stimuli (UCS), die reflexhaft und mit annähernd 100%iger Wahrscheinlichkeit eine bestimmte Reaktion (UCR) auslösen, bilden in dieser UCS-UCR-Verknüpfung stets die Basis klassisch konditionierter Lernvorgänge. Die Zahl solcher unkonditionaler Stimuli ist jedoch begrenzt. Daneben gibt es jedoch andere, wiederum bereits durch Lernerfahrung gewonnene Stimuli, die so fest eingeprägt sind und so wahrscheinlich, spezifisch und reflexhaft eine bestimmte Gefühlsreaktion auslösen, daß sie wie eine „echte" UCS-UCR-Verknüpfung wirken (eine „Konditionierung höherer Ordnung"). Zum Beispiel löst so die Vorstellung, beim leisen

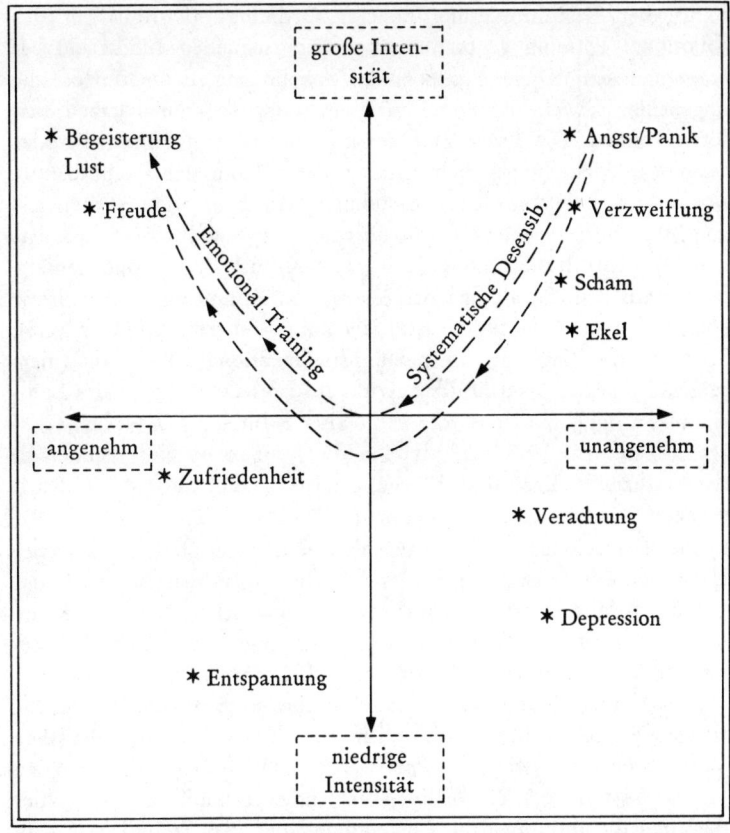

Rauschen der Meereswogen im Schatten einer Palme langausgestreckt am Strand zu liegen, bei den meisten Menschen angenehme Urlaubsgefühle von Ruhe und Entspannung aus. Wer hätte nicht schon so eine Erfahrung gemacht? Oder es ist der Schlager von damals, der in der eigenen Jugendzeit auf Kellerparties die ersten erotisch-sexuellen Begegnungen und Gefühle begleitete und der heute noch immer reflexhaft und traumsicher das Gefühl von damals wieder auszulösen vermag. Ähnlich nämlich, wie es später gar nicht mehr des wirklichen Bisses in die Zitrone bedarf, sondern die Vorstellung und Erinnerung allein schon genügt, um den Speichelfluß auszulösen.

Je nachdem, welche emotionale Reaktion konditioniert werden soll (Ärger, Wut, Trauer, Entspannung, Lust, Freude), wird eine entsprechende, bereits vorliegende UCS-UCR-Verknüpfung (als Folge

Klassischer Konditionierung höherer Ordnung) als Basis für das Emotional-Training genommen. Bei einer sexuellen Indikation befragt man den Klienten also nach Vorstellungen, Erinnerungen, die angenehme sexuelle Erregung auslösen können oder mal haben auslösen können. Die Frage nach sexuellen Phantasien allgemein oder sexuellen Vorstellungen beim Masturbieren kann dabei sehr behilflich sein. So wie die bloße Vorstellung oder Erinnerung sexuell angenehme und erregende Gefühle auszulösen vermag, wird ein passender (!) neutraler Stimulus (z. B. rotes Licht) dazu konditioniert, bis – nach dem Paradigma des Klassischen Konditionierens – dieser ehemals neutrale Stimulus, jetzt als konditionierter Stimulus (CS), allein in der Lage ist, die gewünschte emotionale Reaktion (hier: sexuelle Erregung) verläßlich auszulösen. Im letzten Schritt des Emotional-Training wird das rote Licht als CS für die CR (sexuelle Erregung) ‚in sensu' und ‚in vivo' in die Situationen eingeblendet, in denen sexuelle Lust und Erregung bislang fehlten und in denen sexuelle Erregung und Lust therapeutisches Ziel sind.

Die Beschreibung solcher manipulierter und gestaffelter klassischer Konditionierungsvorgänge mag sich recht unglaubwürdig lesen und vor allem laborhaft und menschenunwürdig wirken. Sie beruhen jedoch auf der logischen und konsequenten Anwendung vielfach überprüfter und erprobter lerntheoretischer Erkenntnisse und wirken mit entsprechendem Erfolg. Das Unbehagen bei solchem psychotherapeutischen Vorgehen beruht sicherlich auf der wenig humanistischen Vorstellung, sich wie ein *Pawlow*scher Hund konditionieren zu lassen. Anstelle der Anwendung externaler Stimuli, wie z. B. hier der roten Leuchte, mag die Anwendung internaler Stimuli (wie z. B. sexuelle Phantasien) vom humanistischen Standpunkt akzeptabler erscheinen und möglicherweise auch wirksamer sein, wenn statt „äußerer Kontingenzen" „innere Kontingenzen" (*Premack*, 1973) die Kontrolle ausüben.

Die Konsequenzen dieser neueren Arbeiten über die Möglichkeiten der Veränderung emotionaler Reaktionen durch Systematische Desensibilisierung und Emotional-Training für die Planung und Durchführung der „fünfwöchigen Gruppentherapie für Frauen mit Orgasmusstörungen" bestehen hauptsächlich in folgenden beiden Punkten:
(1) Grundorientierung aller psychotherapeutischen Interventionen an einem Zwei-Phasen-Ablauf: zunächst Neutralisierung der bestehenden negativen Emotionen durch „Systematische Desensibili-

sierung", „Flooding" und „Kognitiver Umstrukturierung", danach erst gezielte Anregung zum Erleben von Spaß, Lust und Freude in Verbindung mit sexuellen Stimuli.
(2) Akzentuierung des Themas „Sexuelle Phantasien", die sozusagen als UCS im Sinne des Emotional-Training genutzt werden, um in den gewünschten Situationen positive emotionale Reaktionen in Verbindung mit sexuellen Stimuli erlernen zu lassen.

# 4. Gestalttherapie und Sexualtherapie

## 4.1 Sexuelle Dysfunktionen aus der Sicht der Gestalttherapie

> „Sexualtherapie kann mehr sein als die Anwendung von Techniken, die aus den Fortschritten der naturwissenschaftlichen Erkenntnisse über die sexuelle Reaktion des Menschen resultieren" (*Mosher*, 1977, S. 229).

Die Gestalttherapie leistet einen ihrer besonderen Beiträge für die Psychotherapie in der Übertragung der rein auf die Wahrnehmung begrenzten Erkenntnisse der Gestaltpsychologie (*Wertheimer, Köhler, Goldstein*) auf das Gesamt des seelisch-körperlich-umweltbezogenen Geschehens des Organismus. Die gleichen Prinzipien von Gestaltbildung und Gestaltzerfall sind nicht nur für die Wahrnehmung von Bedeutung, sondern für die umfassende Existenz des Individuums, seiner Bedürfnisbefriedigung und seines Überlebens. Der Lebenszyklus von Gestaltbildung (Geburt) und Gestaltzerfall (Tod) ist sozusagen ein sensorisch-motorischer Zyklus von bewußtem Wahrnehmen und Handeln („Metabolismus der Erregung", *Perls*, 1969). Der Beitrag der Existenzphilosophie zur Gestalttherapie besteht in der Erkenntnis, daß zwischen bewußtem Wahrnehmen und Handeln komplizierte Bewertungs- und Entscheidungsprozesse ablaufen, die den Kern unserer spezifisch menschlichen Existenz ausmachen. Kurz ausgedrückt: die Selbstverantwortlichkeit und die Wahlfreiheit. Der angelsächsische Terminus dafür veranschaulicht, worum es dabei geht: response-ability = responsability, die Entscheidungs- und Handlungsfreiheit. In diesem Sinne ist es unverantwortlich, etwas zu tun, wofür kein echtes eigenes Bedürfnis besteht, oder etwas zu lassen, wofür eigentlich ein echtes eigenes Bedürfnis besteht. Verantwortlich ist es dagegen, etwas zu tun, was den eigenen Bedürfnissen entspricht und mit den Bedürfnissen und Möglichkeiten der Umwelt vereinbar ist. Auch wenn *Masters* & *Johnson* mit nüchtern ironischer Resignation feststellen, daß die Sexualität offensichtlich die einzige physiologische Funktion ist, die der Mensch abzuwürgen vermag, so bleibt doch die Tatsache bestehen, daß Sexualität ein Teil unserer Existenz ist, von dem Bedürfnisse ausgehen. Und daß die Sexualität nach den gleichen Gesetzmäßigkeiten von Gestaltbildung–Gestaltzerfall und Homöostase abläuft.

Im „Zyklus des bewußten Erlebens und Umsetzens" („awareness expression cycle") stellt die Gestalttherapie ihr Modell von Gesundheit und Krankheit vor. Die Selbst-Regulation (Homöostase) ist darin der zentrale Begriff, gleichzeitig der Motor aller Abläufe. Energie, Wahrnehmung und Aktivität des Menschen werden von dessen augenblicklich dominantem Bedürfnis organisiert. Der Zyklus beginnt mit (1) dem *bewußten Erleben* der eigenen Bedürfnisse und des Angebots der Umwelt, setzt sich (2) mit der sich aufbauenden *Erregung* fort, drängt zum Abschluß mit (3) der Umsetzung der Erregung in die adäquate *Aktion* und vollendet sich (4) im guten *Kontakt* mit der Umwelt. Bei der sexuellen Dysfunktion kann dieser Zyklus des bewußten Erlebens sexueller Stimuli, der sexuellen Erregung, des sexuellen Akts und schließlich des guten Kontakts mit dem sexuellen Partner an jeder beliebigen Stelle unterbrochen und gestört sein. Grundsätzlich geht es dem Gestalt-Sexualtherapeuten darum, die Unterbrechungen des bewußten sexuellen Erlebens und Wahrnehmens aufzuheben und mit „Experimenten" und „Übungen" das Risiko zur freien Entfaltung des sexuellen Ausdrucks zu ermöglichen.

Das von *Perls* entworfene Fünf-Schichten-oder-Phasen-Modell des Durcharbeitens von psychischen Störungen eignet sich sehr gut auch zur Darstellung kritischer Durchgangsstationen sexualtherapeutischer Arbeit auf dem Weg zum direkten, freien und spontanen sexuellen Verhalten und Erleben. Das Ziel ist genauso einmalig wie grundsätzlich mit der fünften Schicht bzw. Phase erreicht: der „Explosion". Wenn *Perls* vier Arten der „Explosion" unterscheidet, ist sicherlich neben (1) Trauer und Weinen, (2) Feude und Lachen und (3) Wut, (4) der Orgasmus nicht zufällig eingereiht. Es ist jedoch zu bedauern, daß *Perls* den Orgasmus nur als eine Explosion neben anderen anerkennt. Er verfehlt m. E. damit seinen ureigensten Anspruch auf psycho-physische Ganzheit, wenn er den Orgasmus nicht stellvertretend für alle anderen Explosionen als die primäre Explosion überhaupt begreift. Welches andere Ereignis ergreift gleichzeitig so sehr *Körper* und *Seele* und, im *Kontakt* mit dem Sexualpartner, auch die *Umwelt*? Welches andere Ereignis vermischt sich ähnlich beliebig und komplex mit Trauer, Weinen, Freude, Lachen und Wut wie der Orgasmus? Wenn *Perls* schon unterscheidet zwischen aufgesetzten Bedürfnissen unserer „sozialen Existenz" und echten Bedürfnissen unserer „biologischen Existenz", was ist denn biologischer (ausgenommen Hunger und Durst und die damit verbundenen Körperregulationen) als Sexualität und Orgasmus? Wenn *Perls* sein Konzept von der „organismischen Selbstregulation", der „Tendenz zur Erledigung unerledigter Geschäfte", der Homöostase so zentral in seiner Theorie ansiedelt, welches Ereignis spiegelt dies eindeutiger wider als die Aufladung sexueller Erregung und die Entladung im Orgasmus? Wo ist die für die Gestalttherapie ebenfalls so zentrale „Isomorphie-Annahme" (*Köhler*, 1938), wonach sich dynamische Prozesse im Physikalischen/Physiologischen grundsätzlich gleichartig auch im Psychischen vollziehen, deutlicher erlebbar als bei sexueller Erregung und Orgasmus? Bei welchem Ereignis ist das „Prägnanzerlebnis" wohl so deutlich wie beim Orgasmus? Die Antworten auf alle diese Fragen brauchen nun keineswegs dazu zu führen, Sexualität und Orgasmus zu überwertigen Ideen werden zu lassen. Komisch – wenn auch nicht ganz falsch – wird es allerdings, wenn Generationen nach *Freud*, *Reich* und *Perls* sexuelle Erregung und Orgasmus mit Vergleichen zur Wahrnehmungspsychologie verniedlichen, wenn sie das Prägnanzerlebnis des Orgasmus mit dem Prägnanzerlebnis der „Einsicht", des „aha-Erlebnisses", gleichsetzen (vgl. *Walter, H. J.*, 1977, S. 19), um damit Sexualität wieder im Nebel von Theorie und Abstraktion verlorengehen zu lassen.

Jedoch zurück zum Fünf-Phasen-oder-Schichten-Modell:
1. Klischee
2. Rolle
3. Sackgasse
4. Implosion
5. Explosion

Es eignet sich hervorragend, auch die wichtigsten Schichten sexueller Funktionsstörungen wiederzuerkennen. Gleichzeitig verdeutlicht es die wichtigsten Stationen sexualtherapeutischer Arbeit. Das spontane sexuelle Verhalten und Erleben bleibt zuerst in der Phase bzw. Schicht der Klischees, der bedeutungsentleerten Symbole, stecken. Sexualität wird ohne irgendeine persönliche Bedeutung erlebt, dafür jedoch mit vielerlei fremden und, in bezug auf die Sexualität selber, sinnlosen Bedeutungen wie z. B. Leistung, Besitz, Konsum usw. Man tut, was alle anderen tun. Solche Steuerungen des eigenen sexuellen Verhaltens und Erlebens sind ähnlich, wenn auch ein wenig individueller, in der nächsten Phase bzw. Schicht der Spielchen und Rollen wiederzufinden. In dieser „Als-ob-Schicht" des Verhaltens und Erlebens findet man Mutter, Vater, Kleinkind, Tarzan und Supermann, Marilyn Monroe und Alice Schwarzer wieder, nur nicht die echte Person. Die Phase bzw. Schicht der Sackgasse, der Blockierung, tritt ein, wenn Klischees, Rollen, Versteckspiele und andere Manipulationen aufgegeben werden und die Konfrontation mit der augenblicklichen sexuellen Wirklichkeit erlebt wird. Phobische Vermeidung und Flucht treten auf. Für diese Phase bzw. Schicht ist das Gefühl „Da fällt bei mir die Klappe – dann ist alles aus!" der anorgastischen Frau genauso typisch wie der vorzeitige Samenerguß beim Mann. Die im selben Zusammenhang paradox nebeneinander erscheinenden sexuellen Störungsphänomene bei Frau und Mann ereignen sich jedoch aus dem gleichen Grund: Angst vor dem Überschießen der sexuellen Erregung, Angst vor Kontrollverlust. Die Anorgasmie der Frau und der vorzeitige Samenerguß beim Mann sind die am häufigsten vertretenen sexuellen Dysfunktionen. Dies ist kein Zufall, beide Phänomene sind sich letztlich in dem Punkt gleich, wo typisch für die Störung ein vorzeitiges Ausklinken aus dem sexuellen Erregungsprozeß erlebt wird. In diesem Sinn sind m. E. die meisten Männer anorgastisch, sie wissen es nur nicht, weil die allgemeine Auffassung darauf hinausläuft, den Samenerguß mit dem Orgasmus gleichzusetzen. In Wirklichkeit handelt es sich nur um einen Eichelspitzen-Orgasmus! Ein Frauenarzt äußerte einmal mir gegenüber im Gespräch großspurig sein Bedauern darüber, daß die armen, primär anorgastischen Frauen doch gar nicht wissen könnten, was ein Orgasmus sei. Meine trockene Frage als Antwort, ob er denn sicher behaupten könne zu wissen, was ein Orgasmus sei, nur weil er ejakulieren könne, ließ ihn erstarren.

Als letzte Schicht bzw. Phase vor der Lösung in der „Explosion" gilt es die „Implosion", die „Schicht des Todes", durchzuarbeiten: Der Status quo des bisherigen sicheren, wenn auch unglücklichen und leidvollen Verhaltens und Erlebens ist aufgegeben worden. Kraft, Energie und Potential des Neuen kündigen sich an, sind jedoch noch nicht greifbar. Altes und Neues blockieren sich gegenseitig, es tritt eine „Krampflähmung" ein. In dieser Phase treten wohl die schärfsten phobischen Vermeidungs- und Fluchttendenzen bis hin zum Therapie-Abbruch auf. Eine 37jährige Frau, Teilnehmerin an unserer Gruppentherapie für anorgastische Frauen, langjährig verheiratet, mit zwei kleinen Kindern, sehr strenge katholische Erziehung in ihrer Kindheit und Jugend, erlebte in dramatischer Weise ihre „Implosion", als sie im Rahmen ihrer „Hausaufgaben" nackt etwa 30 Minuten vor einem großen Spiegel verbringen sollte (vgl. „Spiegelübungen" S. 91 und S. 181). Die alte, längst vergessen gewähnte Erinnerung „Hinter jedem Spiegel steckt der Teufel" tauchte wieder auf und überwältigte sie derart mit Angst und Schrecken, daß die weitere Gruppentherapie unmöglich wurde. Erst mit einem katholischen Pfarrer kombinierte, individuelle Therapiebemühungen konnten sie so weit wieder stabilisieren, daß die Sexualtherapie ihren Fortgang nehmen konnte. An der existentialphilosophischen Sichtweise von Verantwortlichkeit und Unverantwortlichkeit in der Gestalttherapie lassen sich vielfache Störungsbedingungen im Kontakt mit der eigenen Sexualität erkennen. So ist zum Beispiel bei der Arbeit mit anorgastischen Frauen immer wieder von dem Phänomen zu erfahren, daß sie sich nur dem Mann zuliebe, des „lieben Friedens" willen oder um dem Klischee von der guten Ehefrau zu entsprechen, auf den Sexualverkehr einlassen und sich im Grunde genommen prostituieren, wenn sie selber gar nicht das Bedürfnis nach Sexualität haben. Ein offensichtlich nach wie vor sehr populärer und gleichzeitig äußerst „unverantwortlicher" Umgang mit der Sexualität besteht darin, wenn die Partnerin das Gewähren oder Versagen von Sexualität nicht entsprechend ihrer eigenen Lust bzw. Unlust einrichtet, sondern als Belohnung bzw. Bestrafung, also als Machtmittel, einsetzt. Ob dabei in der passiven oder aktiven Rolle, ist über solchem unverantwortlichen Kontakt mit der eigenen Sexualität mancher Frau gänzlich die Lust vergangen. In ganz paradoxen Fällen kann sich auch im Verlauf einer Therapie herausstellen, daß sogar beide eigentlich keine Lust hatten und sie nur ständig auf ihre Phantasien über die Wünsche und Erwartungen des anderen hereingefallen waren. Derart wird die Sexualität schnell zu einer so aversiven Angelegenheit, daß die freie und lustvolle Entfaltung der Sexualität zunächst nur blockiert wird und dann schließlich erlöscht. „Verantwortlicher" Umgang mit sich und seinen eigenen Bedürfnissen und schließlich auch mit dem Partner hat sehr viel mit Selbstbewußtsein zu tun. „Selbstbewußtsein" bedeutet dabei die Weise, in der ich meiner selbst auch tatsächlich bewußt bin. Dies fehlt leider den meisten Menschen. Sie halten sich lieber mit „Fremdbewußtsein" statt Selbstbewußtsein auf, d. h., sie spekulieren ständig über die Bedürfnisse und Wünsche des Partners und erwarten umgekehrt natürlich, daß dieser sich ebenso verhält. Solch „unverantwortliches" Verhalten entspricht dem beliebten Klischee: „Wenn du mich liebst, liest du mir meine Wünsche von den Augen ab!" Da dieses partnerschaftliche Zauberstück nur in den seltensten „Augenblicken" glückt, ist wohl einsichtig, wie viele sich liebende Menschen sich bereits im Zeichen dieses Klischees von Fremdbewußtsein und Unverantwortlichkeit unglücklich gemacht haben. In diesem Zusammenhang sei an das sogenannte „Gestalt-Gebet" von *Fritz Perls* erinnert, das als psychotherapeutische Intervention bei einem Paar in ganz hervorragender Weise dazu dient, Fremdbewußtsein und Unverantwortlichkeit aufzulösen und in Selbstbewußtsein und Selbstverantwortlichkeit umzumünzen: „Ich bin ich, und du bist du. Ich bin nicht auf dieser Welt, um deinen Erwartungen zu entsprechen, und du bist nicht dazu da, um meinen zu entsprechen. Wenn wir jedoch in unseren Bedürfnissen und Erwartungen übereinstimmen, so ist das wunderschön. Wenn nicht, so können wir es eben nicht ändern!" Mit diesem Geist wird der Kränkung und dem Beleidigtsein und vielerlei anderen Mißverständnissen der Boden entzogen. Mit diesem Geist wird auch einem weiteren, sehr verbreiteten irrationalen Klischee der Garaus gemacht, das so häufig im Umfeld sexueller Dysfunktionen anzutreffen ist: „Ich bin verantwortlich für deine sexuelle Zufriedenheit, und du für die meine!" Wenn sich dieses Klischee mit dem bereits erwähnten „Wer sich liebt, liest sich die Wünsche von den Augen ab" vermischt, potenziert sich die destruktive Wirkung. Solche Klischees und Vorurteile sind Introjekte, die sich meist psychohygienisch ungesund auswirken. Sie sind dann psychische Ereignisse, die – in Analogie zum biologischen Prozeß der Nahrungsaufnahme und -verwertung – im Halse stecken bleiben, schwer im Magen liegen usw., kurzum organismische Fremdkörper bleiben. Wenn versucht wird, solchen destruktiven Introjekten in Form von Klischees, Vorurteilen und Aberglauben über Sexualität eher zu entsprechen als den tatsächlichen eigenen Wünschen, Vorstellungen und Bedürfnissen, kommt es fast zwangsläufig zu einer folgenschweren Kollision von Klischee und Selbst. Viele dieser Kollisionen enden mit Resignation und Selbstaufgabe, und dann möglicherweise auch mit sexuellen Dysfunktionen. Ein weiteres, sehr destruktives Klischee besagt: „Wer sich liebt, tut immer alles gemeinsam und gleichzeitig mit dem Partner!" Dieses Klischee wird immer wieder zum Mörder partnerschaftlicher Intimität und Sexualität. In der Therapie stellt sich dann meist sehr deutlich heraus, wie die wirklichen Bedürfnisse nach harmonischem Wechsel von Distanz und Kontakt von diesem Klischee des gemeinsamen

Glücks vergewaltigt werden. Der fragwürdige Ausweg aus solchen Konflikten zwischen Klischee und Selbst kann dann oft nur noch in einer destruktiven „Konfluenz" gefunden werden. D. h., beide fangen an, sich aneinander zu klammern, bis alle spontanen und guten Gefühle erdrückt sind und beide sich nur noch zur Last fallen. Das „Gestalt-Gebet" kann helfen, solche Konfluenz zwischen beiden Partnern wieder aufzulösen. Andere Konflikte zwischen Klischee und Selbst können mit den für die Idee der Gestalttherapie so charakteristischen Topdog-Underdog-Dialogen angegangen werden. Dabei handelt es sich um den psychodrama-ähnlich inszenierten Dialog zwischen den beiden intrapsychischen Konfliktanteilen, die meistens Überich-Es-Instanzen (vgl. *Freud*) repräsentieren.

Im Verlauf der „fünfwöchigen Gruppentherapie für anorgastische Frauen" konnte sich Isa (31, groß, schlank und attraktiv) von so einem Fremdkörper in Gestalt eines unverdauten Klischees lösen: „Komischerweise hat die Therapie im Endeffekt bei mir bewirkt, daß ich nicht mehr so häufig wie früher Lust auf Sexualität habe. Dafür fühle ich mich jetzt aber viel selbstsicherer und zufriedener mit meiner Sexualität. Und zwar habe ich jetzt gemerkt, daß ich die ganzen Jahre aus lauter Angst, für Männer nicht interessant genug zu sein, die Rolle eines Super-Sex-Weibchens gespielt habe, das immer Lust auf Sex haben muß. Das habe ich übrigens immer von meiner Mutter zu hören gekriegt! Gestern habe ich in einer solchen Situation einem Mann mal gesagt, wie ich mich wirklich fühlte, daß ich keine Lust hatte, mit ihm ins Bett zu gehen. Der hat das nicht nur anstandslos akzeptiert, der fand das sogar gut!"

## 4.2 Sexuelle Dysfunktionen als Folge von Vordergrund-Hintergrund-Konfusion

Sexuelle Bedürfnisse treten auf und drängen nach Befriedigung, analog dem Vorgang von Gestaltbildung und Gestaltzerfall. Bei dem Prozeß von Gestaltbildung und -zerfall ist wichtig, wie erst durch die differenzierte Beziehung zwischen Vordergrund und Hintergrund die Bedeutung entsteht. Ein Vorgang, der unerläßlich ist für das bewußte Erleben und den weiteren Ablauf der eigenen Bedürfnisbefriedigung. Was unter dieser Störung zu verstehen ist, drückte der bekannte Kommunikationstheoretiker *Marshall Mc Luhan* (zitiert in *Stevens, J.* (Hrsg.), 1975, S. 224) treffend so aus: „Ich weiß nicht, wer das Wasser erfunden hat, sicher weiß ich nur, es war nicht der Fisch!" Dieses Zitat könnte genausogut so lauten: „Ich weiß nicht, wer die Sexualität erfunden hat, sicher weiß ich nur, es war nicht der Mensch!" Die Störung liegt darin, daß viele unserer Erfahrungs- und Erlebnismöglichkeiten für so selbstverständlich genommen werden, daß sie in den Hintergrund unseres Erlebens treten oder zusätzlich noch durch repressive kulturelle Normen in den Hintergrund gedrängt werden. Auf diese Weise können vitale Aspekte unseres Lebens übersehen und verkannt werden.

Ein Klient von mir, Anfang 50, selbständiger Unternehmer, sonnengebräunt, Porschefahrer, kam zu mir mit verschiedensten psychosomatischen Störungen und irrationalen Angstphänomenen, wie sie landläufig als vegetative Dystonie oder als Phobie etikettiert werden. Er war verheiratet mit einer 15 Jahre jüngeren, sehr attraktiven und energischen Frau. In der Vorbesprechung mit dem Klienten schilderte er alle wesentlichen und möglichen Konfliktbereiche (Beruf, Firma, Familie, Ehe) als völlig unproblematisch. Das war auffällig. Ich beschloß daher, die geplante Verhaltenstherapie nicht durchzuführen, arbeitete vielmehr gestalttherapeutisch rein am bewußten Erleben im Hier und Jetzt. Das war für den Klienten neu und strengte ihn sichtlich an. Die 10. Therapiesitzung war entscheidend. Es wurde offensichtlich, daß dieser Mann im eigenen Körpererleben dort Leere und Taubheit verspürte, wo sich sonst die Genitalien befinden. Zunächst erzählte er dabei recht unbeteiligt, daß seine Frau seit ca. einem Jahr die sexuelle Beziehung zu ihm abgebrochen habe. Auf meine erstaunte Nachfrage hin sagte er dazu nur: „Ich weiß nicht, wie tief das bei mir geht!" Das war der Anfang für meinen Klienten, den unterbrochenen Prozeß bewußten Erlebens wieder aufzunehmen. Die eigenen sexuellen Bedürfnisse traten wieder in den Vordergrund und erhielten, wenn auch anfangs sehr bedrohliche und angstbesetzte Bedeutung in der Beziehung zum Hintergrund der eigenen familiären und ehelichen Situation. Von da an waren die psychosomatischen Beschwerden und irrationalen Angstphänomene wie vergessen und weggeblasen. Der Klient war jetzt mit seinen wirklichen Gefühlen von Empörung und Frustration und den damit verbundenen Trennungsängsten in Kontakt und konnte daran arbeiten. 18 Sitzungen nach Therapiebeginn brachte er seine Ehefrau mit in die Therapie, um mit ihr die Trennung zu besprechen. Dabei stellte sich übrigens heraus, daß die Ehefrau schon ein ganzes Jahr offen die Trennung von ihm verlangt hatte. So sehr war der Prozeß des bewußten Erlebens von dem Klienten unterbrochen worden, aus Angst und Schmerz.

Die zentrale Vorstellung der Gestalttherapie davon, wie Störungen bedingt sind, liegt in der Unterbrechung: der Art und Weise, wie die Person sich im spontanen und adäquaten Ablauf von Gestaltbildung und Gestaltzerfall, im Prozeß des bewußten Erlebens und Erfüllens der eigenen Bedürfnisse, selber unterbricht, blockiert und sich in der Befriedigung dieser eigenen Bedürfnisse frustriert. „The neurotic is a self-interruptor", schreibt *Fritz Perls* (1973, S. 70). Es ist nur allzu offensichtlich, wie gerade die sexuellen Dysfunktionen Phänomene der „Selbst-Unterbrechung" sind. In bestimmten sexuellen Reizsituationen bricht die Person die bewußte Wahrnehmung des Ablaufs der eigenen sexuellen Erregung ab und schaltet Blockierungsmechanismen ein. Das ist immer wieder der Punkt, an dem Katastrophenerwartungen und Angst auftreten. Im Sinne der Basisannahme der Gestalttherapie von der psychischen und physischen Einheit des Organismus kann diese Blockierung auf der kognitiven Ebene (vgl. *Albert Ellis*) und auf der motorischen Ebene (vgl. *Wilhelm Reich*) eingeschaltet werden. Die „Rational-emotive Therapie" von *Ellis* stellt eindrucksvoll die steuernde Kraft kognitiver und nonverbaler destruktiver Selbstinstruktionen dar. Dieses „innere Selbstgespräch" ist allerdings der Gestalttherapie genauso vertraut: Sie kennt diese steuernde Kraft in den Wenn-Dann-Kastastrophenängsten und den „Topdog"-Maßregelungen. Die auf *Reich* zurückgehende Bioenergetik stellt dar, wie durch körperliche und motorische Panzerungen und Blocks der für Erleben und Aktivitäten jeglicher Art notwendige freie Fluß von Lebensenergie unterbunden wird. Betroffen sind dabei hauptsächlich Atmung und Bewegung, weil gerade sie am deutlichsten die sexuelle Erregung signalisieren und damit in Konflikt geraten mit Angst- und Schuldgefühlen des Betroffenen in bezug auf das Ausdrücken eigener sexueller Erregung in Anwesenheit des Partners. Und wer den Ablauf der sexuellen Reaktion, vor allem des Orgasmusreflexes, genau kennt und selber erleben kann, weiß, wie wichtig dabei Atmung und Bewegung (Entspannen und Anspannen) sind. Betroffen von der Unterbrechung des (körperlichen) Erlebens der sexuellen Erregung sind aber genauso schwerwiegend auch die sexuellen Körperteile. W. *Reich* spricht in diesem Zusammenhang sehr deutlich vom Phänomen des „toten Beckens", das den meisten sexuell gestörten Menschen eigen ist.

Die Grundformel für die Therapie sexueller Dysfunktionen könnte etwa so lauten: Hemmungen und Blockierungen der sexuellen Erregung minimieren und Stimulierung der sexuellen Erregung maximieren *(Kaplan)*. Oder noch kürzer, in *Perls'* eigenen Worten: „Verliere deinen Verstand und komme zu deinen Sinnen!" (1969, S. 34). Dabei ist zu beachten, daß sich die Blockierungen sowohl im Körperlichen (Muskelverspannungen, Hemmung der Atmung) als auch im Psychischen, also im Kopf (Angst, destruktive Selbstinstruktionen) ereignen, also auch auf diesen beiden Wegen behandelt werden müssen. Gleichermaßen ist auch die Stimulierung sowohl auf der reinen Körperebene (z. B. Selbststimulierung) als auch auf der Kopfebene (z. B. sexuelle Phantasien) zu beachten. Die Devise bei der Behandlung sexueller Dysfunktionen, Blockierungen sowohl auf der Kopf- als auch auf der Körperebene zu minimieren, und Stimulierung sowohl auf der Kopf- als auch auf der Körperebene zu maximieren, legt den Gedanken an die Nützlichkeit spezifischer erlebnisaktivierender Übungen im Bereich des Kopfes als auch im Bereich des Körpers nahe. Zunächst bietet sich der wahrscheinlich langwierigere Weg, erst einmal Blockierungen in Form von Ängsten und destruktiven Selbstinstruktionen zu beseitigen und dann durch bestimmte Übungen positive sexuelle Erlebnisse zu ermöglichen. Also erst Angst raus, dann Spaß rein! In besonders schwerwiegenden Fällen, was die Angstbesetzung von Sexualität angeht, führt tatsächlich kein Weg daran vorbei, zunächst die Angst zu neutralisieren, bevor Spaß und Lust aufgebaut werden. Denn wenn stark angstbesetzte Inhalte direkt als erfreulich und lustvoll angeboten werden, ergibt sich erfahrungsgemäß eine drastische Konfusion, aus der das alteingesessene Gefühl der Angst noch schärfer und intensiver hervorgeht (*Barendregt; Ramsey*, s. o.). In leichteren Fällen von Angstbesetzung der Sexualität bis hin zu den leichtesten Fällen, bei denen es in der Intensität der Gefühle eher um Abneigung und dergleichen geht, könne unter Umständen der direktere Weg gegangen werden im Vertrauen darauf, daß die Stimulierung der Antagonist zur Blockierung ist, und wenn Stimulierung provoziert worden ist, diese der Blockierung keinen Raum läßt. In bezug auf den langwierigen Weg der zunächst einmal durchzuführenden Neutralisierung angstbesetzter sexueller Inhalte kennt die Gestalttherapie mit Hot-Seat-Technik und anderen erlebnisaktivierenden Methoden durchaus therapeutische Strategien, die bekannten und erfolgreichen verhaltenstherapeutischen Methoden (Flooding, Implosion, Habituations-Training) gleichen. In bezug auf den kürzeren Weg, wo es um die Einschaltung des Antagonisten Stimulierung gegen den Agonisten Blockierung geht, legt die gestalttherapeutische Konzeption der psychophysischen Einheit die Körperarbeit nahe. Dabei geht es im besonderen um die „funktionalen Körpermethoden", die *Petzold* (1977, S. 5) von den „konfliktorientierten Körperverfahren" unterscheidet. Im Unterschied zu den konfliktorientierten Körperverfahren, die biographisch aufdeckend wirken, geht es bei den funktionalen Körpermethoden um das Einüben der für die sexuelle Stimulierungssituation adäquaten Ausdrucksformen über Atmung, Bewegung und Stimme. Darüber hinaus geht es auch um den Wechsel von Entspannung und Spannungsaufladung. Im Streueffekt wirken diese funktionalen Körpermethoden natürlich auch psychotherapeutisch. Die aus der lerntheoretisch orientierten Sexualtherapie und aus der Bioenergetik stammenden Körperübungen bei sexuellen Dysfunktionen können dabei ohne weiteres in das gestalttherapeutische Konzept integriert werden: Sensate Focus *(Masters & Johnson)*, Kegelübungen *(Kaplan)*, Selbststimulierung *(Lobitz & Lo Piccolo)*, Orgasmusrollenspiel *(Annon)*, bioenergetische Atmungs- und Bewegungsübungen *(Rosenberg)*.

Das grundsätzliche Ziel der Gestalttherapie, unabhängig von einer speziellen Indikation, wie hier z. B. der sexuellen Dysfunktion, besteht in der Wiederherstellung der Ganzheitlichkeit der Persönlichkeit, der Integration: We do not analyse, we integrate", sagte *Fritz Perls* (1969, S. 47). Erfahrungsgemäß geht es bei der gestalttherapeutischen Sexualtherapie im besonderen um die Wiederherstellung des Kontakts zum eigenen Körper, zu den eigenen Genitalien. Bei dem Ganzheitsanspruch der Gestalttherapie geht es schließlich nicht nur um das Wieder-in-Besitz-Nehmen des Körpers und der Genitalien. Auch im Kopf, in den Denk- und Phantasievorgängen („reduzierte Handlungen", *Perls,* „Probearbeit", *Freud*) können als Resultat von Enteignungen Löcher entstehen. In diesem Zusammenhang soll im besonderen an den Bereich der sexuellen Phantasien erinnert werden, weil die sexuelle Phantasie eine ganz wesentliche Quelle internaler sexueller Stimulierung darstellt. Bis in die siebziger Jahre von führenden Psychiatern und Psychologen als Psychopathologie bewertet, haben die sexuellen Phantasien erst in den letzten Jahren die längst fällige Rehabilitation erfahren *(N. Friday,* 1973 u. 1975; *Bertram & Wendt,* 1978). So geht es gestalttherapeutisch insgesamt darum, enteignete sexuelle Körperempfindungen, sexuelle Verhaltensweisen, sexuelle Gedanken und Phantasien zu re-integrieren. Primäres therapeutisches Vehikel ist die bewußte Wahrnehmung (awareness), die Grundlage für die Selbstverantwortlichkeit, d. h. für Entscheidungs- und Handlungsfreiheit. Die therapeutischen Instrumente sind, wie auch bei anderen Indikationen, Körperarbeit, Traumarbeit, Hot Seat, Gruppenfeedback, Topdog-Underdog-Dialoge, psychodramatische Inszenierungen und alle möglichen erlebnisaktivierenden „Experimente" und Übungen, evtl. auch in Form von „Hausaufgaben". Kurz zusammengefaßt: alle möglichen „Abkürzungen" (short-cuts to awareness, *Perls*, 1973) zum Endziel, das darin besteht, die Unterbrechung der bewußten Wahrnehmung aufzuheben und den Erlebnis- und Wahrnehmungsfluß wieder in Gang zu setzen. Das allerwichtigste therapeutische Instrument sei hier, last not least, zum Schluß aufgeführt. Es ist das tragende Element aller humanistischen Psychotherapieformen, das leider heutzutage, da eine Masse psychotherapeutischer Möchtegerne Charisma und Persönlichkeitsreife durch Psycho-Technologie zu ersetzen sucht, fast in Vergessenheit geraten ist: das Encounter (*Rogers*, 1970), die Bereitschaft und Fähigkeit des Therapeuten, mit seinem ausgewogenen und lebendigen In-der-Welt-Sein dem fragmentierten In-der-Welt-Sein des Klienten zu begegnen und mit ihm gemeinsam in-der-Welt-zu-sein (*Buber*, 1948). Eine Nebenbemerkung zum Encounter-Begriff sei hier gestattet. Er ist nicht zu verwechseln mit der realitätsverzerrenden Scheinbeziehung zwischen Analytiker und Patient, die als Übertragung und Gegenübertragung bezeichnet wird! Die logische Weiterführung dieses Encounter-Gedankens für die gestalttherapeutische Sexualtherapie ist zur Zeit (noch?!) ein zu heißes Eisen. Diese Weiterführung muß jedoch nicht zwangsläufig heißen, daß der Therapeut sexuelle Beziehungen zu seinen Klienten/Klientinnen aufnimmt. Das Encounter in der Sexualtherapie bedingt jedoch unerläßlich, daß der Therapeut mit allen seinen Aspekten seiner eigenen Sexualität angstfrei, spontan und kreativ umgehen kann und sie dem Klienten weitervermitteln kann. Es sollte eigentlich eine Binsenweisheit sein, daß der Therapeut seinem Klienten nur so weit helfen kann, wie er selber ist.

Es sei noch einmal daran erinnert, daß *Perls* als das Wesentliche der psychischen Störung die Selbst-Unterbrechung sieht. Diese Selbst-Unterbrechung des Erlebens und Wahrnehmens dient der Abwehr schmerzlicher, kränkender und existenzbedrohend konflikthafter Erlebnisse. So wie bei der Psychoanalyse die Analyse des Widerstandes den therapeutischen Kernprozeß ausmacht, gilt das besondere Interesse der Gestalttherapie der phänomenalen Analyse der Vermeidungsmechanismen. Vermeidung kann sich in verschiedenen Formen psycho-physischen Funktionierens ausdrücken. Auf die Enteignung und Projektion von bestimmten Körperteilen und/oder Körperfunktionen wurde bereits hingewiesen. Ein weiterer Vorgang grundsätzlicher Vermeidung ist in der Aussparung der Gegenwart des eigenen Seins zu sehen, d. h. der Vergangenheit in Nostalgie oder auch schlechten Erfahrungen verhaftet bleiben und/oder der Zukunft mit Befürchtungen oder Hoffnungen verfallen sein, aber nie im Hier-und-Jetzt der Gegenwart zu sein. Zur Veranschaulichung, wie sich diese Vermeidung zum Phänomen einer sexuellen Dysfunktion, in diesem Fall einer Anorgasmie, ausweiten kann, soll ein kurzer Fallbericht von *Perls* (1969, S. 190 ff.) selber herangezogen werden. Der Fallbericht „Ellie" macht deutlich, wie ihr ständiges In-der-Zukunft-Sein den Kontakt zu den sexuellen Gefühlen des Selbst im Hier-und-Jetzt verhindert. „Anstatt zu vögeln, machst du ein Programm!" Dieses Programm zeigte sich in charakteristischer Weise in dem, was Ellie äußerte, nämlich darin, daß sie fortwährend beschwor, was sie tun *sollte,* aber nie sagte, was sie eigentlich *wollte.* Was *Perls* nicht mehr in dieser kurzen Passage deutlich macht: den bekannten Vorgang der Wenn-Dann-Katastrophenangst, die so häufig die Grundlage sexueller Dysfunktionen ist, besonders bei anorgastischen Störungen. „Wenn ich meine sexuelle Erregung jetzt weitergipfeln lasse, kommt es sicherlich zu einer Katastrophe." „Ich verliere die Kontrolle", „Ich werde wahnsinnig", „... sexuell hörig", „Ich mache mich lächerlich", „Mein Partner verachtet mich für meine sexuelle Erregung", „hält mich für eine Prostituierte, und liebt mich dann nicht mehr", sind gängige konkrete Ausformungen solcher Katastrophenerwartungen in Verbindung mit eigenen sexuellen Gefühlen. Oder noch einmal ganz prägnant im Ausspruch einer Teilnehmerin an der Gruppentherapie für anorgastische Frauen: „Ich habe Angst, daß es noch schöner wird!" Ein damit in Zusammenhang stehendes Phänomen der Enteignung und Selbstentfremdung schildern die überwiegend lerntheoretisch orientierten Sexualtherapeuten *Masters* & *Johnson* als primären Begleitvorgang bei sexuellen Dysfunktionen: Aus Angst vor der Lust wird das Gegenteil, nämlich die Überkontrolle, eingeschaltet. Die eigene Haut wird sozusagen verlassen, der oder die Betroffene steht als Beobachter der Szene neben sich selbst.

Zur Therapie solcher Katastrophenerwartungen schreibt *Perls* (1973, S. 79) (und er könnte damit genauso prominenter Sprecher des verhaltenstherapeutischen Ansatzes sein): „Du überwindest nie etwas, indem du ihm widerstehst. Du kannst etwas nur überwinden, wenn du tiefer in es hineingehst. Was es auch ist, wenn du tief genug in es hineingehst, dann verschwindet es." Tatsächlich ist solche gestalttherapeutische Konfrontation des Klienten mit seiner Angst, ohne Fluchtmöglichkeit auf dem Hot Seat, durchaus verhaltenstherapeutischen Angstbewältigungsmethoden wie Reizüberflutung (flooding, implosion) oder Anxiety Management *(Kanfer)* vergleichbar. Daß Krise auch gleich Chance ist, kann aber leider noch nicht als Allgemeingut in der Psychotherapie angesehen werden. Zu stark ist noch immer die allgemeine kulturbedingte Abneigung gegen Bewußtseinszustände wie Konfusion, Chaos, Leere, Kontrollverlust, Schmerz.

Die Möglichkeit der Verbindung gestalt- und verhaltenstherapeutischer Elemente in einem integrativen Psychotherapie-Konzept beginnt mit dem grundsätzlichen Verständnis beider Methoden. Deshalb soll an dieser Stelle zunächst einmal ein Einblick ermöglicht werden in „reine" gestalttherapeutische Arbeit. Dabei werden drei ganz einfache, dabei aber hochgradig effiziente *Grundelemente der Gestalttherapie* deutlich, die auch im Geschehen der Integrativen Sexualtherapie, hier am Beispiel der „fünfwöchigen Gruppentherapie für anorgastische Frauen", ständig zum Tragen kommen:

1. Das Prinzip des Hier-und-Jetzt:
   Der Fluß des bewußten Erlebens in der Gegenwart.
2. Das Prinzip der Isomorphie:
   Das Aufgreifen des körperlichen Ausdrucks zur Bewußtmachung und Integration psychischer Vorgänge und Anteile. („Denn was innen, das ist außen", *Goethe*.)
3. Das Prinzip des Offensichtlichen:
   Anstelle von Interpretationen, Abstraktionen, Hypothesen und anderen Formen des „mind fucking" werden „nur" Augen, Ohren und andere direkt zur Verfügung stehenden Sinne gebraucht zum Verständnis dessen, was los ist.

Die konkrete und anschauliche Darstellung gestalttherapeutischer Arbeit – etwa im wörtlichen Protokoll einer vollständigen Therapiesitzung – hat, vergleichbar dem Fehlen von solchen Darstellungen psychoanalytischer Arbeit, Seltenheitswert. Die meisten wörtlichen Protokolle in den Büchern von Perls sind mehr oder weniger nur als Einblendungen zur Demonstration gestalttherapeutischer Ideen und Methoden zu verstehen, vorgeführt mit Hilfe einer eingespielten Gestalt-Truppe/Gruppe. Vor allem fehlen bislang nachvollziehbare Darstellungen der gestalttherapeutischen Bearbeitung sexueller Dysfunktionen, wie in den beiden nachfolgenden Fällen „Monika" (primäre Anorgasmie) und „Franz" (Erektionsstörungen) versucht wird.

## 4.3 Zwei Fallberichte

### Falldarstellung „Monika"*

Der folgende Bericht enthält das wörtliche auszugsweise Protokoll einer 60minütigen gestalttherapeutischen Sitzung, und zwar der 16. Sitzung. Die Klientin war zu mir in die Therapie gekommen wegen ständiger Schwierigkeiten in ihren Beziehungen zu Männern. Eine sexuelle Problematik war zu Beginn der Therapie nicht prägnant. Anhand des Protokolls wird deutlich, wie der Therapeut Vermeidungsversuche der Klientin blockiert und den freien Ablauf des bewußten Erlebens anregt. Eine wichtige Methode ist dabei das Aufgreifen des augenblicklichen körperlichen Ausdrucks und dessen Bedeutung. Der zu Beginn der Stunde von der Klientin angebotene Traum wird zwar aufgegriffen, aber absichtlich nicht in der gewohnten und wohl von der Klientin manipulativ erwarteten gestalttherapeutischen Weise. Vielmehr wird die Bearbeitungs- und Erlebnisweise mit Absicht mehr der Klientin selber überantwortet. Dabei werden Projektionen zurückgenommen (z. B. Th.: „Wer will dich denn schlagen?" M: „... du!"), Retroflexionen umgedreht (z. B. M: „Ich ekle mich vor mir selbst!").

Hauptthema dieser 16. Sitzung ist jedoch das Aufgreifen der Konfluenz, die sich mit dem trockenen Mund zunächst zeigt, und dann folgerichtig den Weg zur Vagina führt und das Erleben der eigenen sexuellen Schwierigkeiten hochkommen läßt. Diese Konfluenz ist nicht etwa symbolisch zu verstehen, sondern ganz konkret darin, daß die Funktion der Vagina mit der Funktion des Mundes in Konflikt gerät. Dieser Konflikt wird jedoch mittels Konfluenz vermieden. Die Störung erscheint nur noch als trockener Mund mit Bitterkeit und Ekel. Die Konfluenz wird gestalttherapeutisch angegangen durch psychodramatisch inszenierte Dialoge zwischen den betroffenen Körperteilen und der sogenannten „shuttle"-Technik, bei der abwechselnd und getrennt die volle Aufmerksamkeit der Klientin auf die spezifischen Bedürfnisse und Ansprüche mal des einen und mal des anderen Teils gerichtet wird.

Monika ist Lehrerin, 33 Jahre alt, in der zweiten Hälfte ihrer zwanziger Jahre war sie verheiratet, inzwischen seit einigen Jahren

---

\* Mit freundlicher Genehmigung des Katzmann-Verlags/Pfeiffer-Verlags der Zeitschrift *Partnerberatung*, 2/78, entnommen.

geschieden, hat einen sechs Jahre alten Sohn. In der Zeit nach ihrer Scheidung bis heute lebte sie mit einem anderen Mann zusammen, ohne sich jedoch wieder zu verheiraten. Ähnlich wie schon bei ihren vorherigen Beziehungen zu Männern, war diese Beziehung gleichfalls ständig überschattet von Spannungen, unausgesprochenen und nicht wirklich ausgetragenen Machtkämpfen und ständigen Zweifeln am eigenen Wert. In der mittleren Phase der Therapie (etwa 6.–15. Sitzung) beendete sie diese Beziehung und festigte die Beziehung zu einem anderen Mann, den sie kurze Zeit vorher kennengelernt hatte. Monika war in die Therapie gekommen, weil sie nun jahrelang in immer der gleichen Weise in ihren Beziehungen zu Männern die gleichen Schwierigkeiten und Niederlagen erlebte, innerlich unzufrieden und voller Spannungen blieb und eine Beziehung nach der anderen in die Brüche gehen lassen mußte. Stets war es jedoch sie selber gewesen, die die Beziehung zu ihren Partnern beendete. Die mittlere Phase der Therapie war vorwiegend von ihren Zweifeln und Entscheidungskonflikten zwischen den beiden Männern geprägt. Dabei gerieten auf der Inhaltsebene immer stärker sexuelle Themen in den Vordergrund, wobei ständig prägnanter wurde, wie sie sexuelle Zufriedenheit als Kern einer guten Partnerschaft versteht. Dabei veränderte sich das Gesamtbild entscheidend in der Weise, wie sie bewußt zu erleben begann, wie störungsanfällig ihre eigenen sexuellen Verhaltens- und Erlebnismöglichkeiten bislang stets gewesen waren.

*Wörtliches Protokoll der 16. Gestalttherapiesitzung*

M: Ich fühle mich heute so flattrig ... aber das kommt wohl durch die Erkältungsmedikamente, die ich zur Zeit nehme.
Th: (lacht leise) ... Ich habe den Eindruck, du legst diese Feststellung so aus wie einen ...
M: wie einen Köder!
Th: Genau das wollte ich sagen. Wenn ich das jetzt aufgreife, dann ziehst du wohl gleich an der Schnur zurück, sagst, das läge ja doch nur an den Medikamenten.
M: Ach ja! Wieder die alte Monika. Ich mache wieder mein Spielchen.
Th: Also, jetzt nachdem dein Spielchen klar ist, überlasse ich dir einfach die Entscheidung, ob du an deinem Flattern anknüpfen möchtest oder mit deiner Erkältung dich rausreden.
M: ... (atmet gepreßt, unterdrückt aufkommende Spannung) ... Ich weiß nicht recht ...
Th: Sicher! Dein Kopf spielt noch nicht mit. Achte mal auf deinen Körper, was ist los?

M: Ich bin ziemlich aufgeregt, versuche das gleichzeitig wieder runterzupressen.
Th: Wie?
M: Meine Bauchdeckenmuskulatur drückt, läßt nichts hochkommen (atmet heftiger und heftiger) ... mir liegt was im Magen ...
Th: Und?
M: Mein Kopf sagt mir, daß es vielleicht zu gefährlich wäre, mich auf das einzulassen, was mir da im Magen liegt ...
Th: (nach einer Weile) ... Ich nehme dir die Entscheidung nicht ab, ich habe nur dafür gesorgt, daß du dich nicht selber unterbrichst in deinem Erleben, vorhin als du deinen Magen zudrücktest ... Was ist jetzt mit deinem Bauch?
M: Ich habe noch einen dicken Traum, ich weiß nicht, ob die Stunde dafür reicht, der Traum kommt mir unheimlich vor, aber ich weiß nicht, ob die Stunde reicht!
Th: Jetzt machst du wieder dasselbe Spiel wie vorhin und wie schon so oft zuvor: Du bietest etwas an und ziehst es gleichzeitig zurück, und jetzt soll ich wohl wieder die Verantwortung dafür tragen?
M: ... Ich möchte doch am Traum arbeiten.
Und zwar bin ich in einer großen Theatergarderobe, es sind Bilder von Schauspielern an den Wänden, von der XY, mit der ich einige Male auf Tournee war. Ich liege da auf einer Matratze, mit alten Decken zugedeckt. Und da kommt die XY zu mir und fragt, ob ich meine Periode noch hätte. Und es kommt mir so vor, als wolle sie mit mir schlafen. Und ich lüge sie an und sage: Ja, ich habe sie noch! Und dann beugt sie sich über mich und versucht mich zu küssen. Und ich wage nicht, ihr zu sagen, daß ich es ganz widerlich finde. Und sie küßt mich dann, so ein ganz ekliges Rot, dick verschmierte geschminkte Lippen, so auf einem weißen fahlen Gesicht, das sieht furchtbar aus. Und ich drehe mich dann um auf den Bauch und wische meinen Mund ab und höre, wie so viele Leute vorbeigehen, Ich bin sehr, sehr müde. Und dann gehen mir solche Gedanken durch den Kopf, daß nicht mehr viel Platz ist auf der Welt, ob ich überhaupt noch ein Zuhause habe. Und dann bemerke ich, wie jemand neben mir gelegen hat. Das heißt, er muß offensichtlich schon länger neben mir gelegen haben. Ich bemerke ihn aber eigentlich erst in dem Augenblick, wo er sagt, ich habe jetzt einen anderen Schlafplatz! und geht. Ich bin dann sehr froh, die Matratze wieder für mich allein zu haben und versuche einzuschlafen.
Th: Das waren zwei Personen in dem Traum, außer dir?
M: Ja, dieser etwas jüngere Mann und dann vorher die XY ...
Th: Was ist jetzt?
M: ... Das ist mir ziemlich unangenehm! ... als die XY sich über mich beugte, um mich zu küssen, da mußte ich so an K. (ihr neuer Partner) denken. Wie ich merke, daß sie mich küssen will, da verschwimmt

alles, da denke ich an den K., so als ob alles ein und dasselbe Bild wäre ...
Th: Was fühlst du jetzt?
M: ... Mein Magen verspannt sich immer mehr ... (ächzt) ... (verzieht gequält das Gesicht) ... dieses Ekelgefühl ist ganz furchtbar ... (dreht und windet sich im Stuhl) ...
Th: Bleib bei deinem Ekelgefühl!
M: Dieser junge Mann im Traum, das ist der Albert (Anmerkung: der vorherige langjährige Partner, von dem sie sich jetzt getrennt hat, um vom Ort wegzuziehen und mit K. zusammenzuziehen) ... dieser Traum spiegelt so richtig unsere Beziehung zur Zeit: Ich bemerke ihn eigentlich erst in dem Moment, wo er geht, wo er sich einen anderen Schlafplatz sucht. Daß man erst durch Kränkung den anderen bemerkt ...
Th: Bleib bitte bei dir selber und beim Hier und Jetzt dieses Traums. Du merkst, wie du deinen Fluß des bewußten Erlebens unterbrichst, wenn du in allgemeinen Formulierungen („man") sprichst und über andere Leute sprichst und statt im Hier und Jetzt zu bleiben ins Dort und Damals abschweifst ... Was erlebst du jetzt in dir selber ...?
M: Die Unruhe in mir ist immer noch da.
Th: Mmmh, kannst du das näher bezeichnen, wo und wie?
M: Mein Magen ist immer noch angespannt (sitzt gebeugt in ihrem Stuhl)
Th: Sei mal dein Magen, geh mal voll in deinen Magen hinein als ob er das Zentrum deines Lebens wäre, laß ihn sprechen!
M: ... ich lasse nichts raus und auch nichts rein, wenn ich meinen Inhalt hochkommen lassen würde, das wäre furchtbar bitter und eklig, gleichzeitig befehle ich meiner Bauchdecke über mir, sich so fest über mir zusammenzuziehen, daß kein Schlag an mich heran kann.
Th: Wer will dich denn schlagen?
M: ... (verwirrt) ... (zögernd) ... du!
Th: Sag mal, wie könnte ich das tun?
M: Indem du mir jetzt Sachen sagst, die mir ganz und gar nicht recht sind, die schrecklich weh tun, die zum Kotzen sind ... aha, da kommt wieder mein Magen ...
Th: Ja, ich glaube, wir müssen zwischendurch erst mal wieder klären, wer hier die Verantwortung für was trägt. Also, ich möchte dich zuerst mal bitten, mir zu sagen, ob *du* an dem Thema weiterarbeiten möchtest, oder mir die Rolle des Quizmasters geben willst, und dann, ob du als Magen dich öffnen oder verschließen willst, und schließlich ob du, statt mir das zuzuschieben, selber die Verantwortung für diesen Schlag übernehmen möchtest.
M: Du meinst, ich selber könnte mich schlagen?
Th: Ja, so scheint es mir.
Th: Möchtest du jetzt weitermachen?
M: Ja, ich glaube, wenn ich mir deine Fragen von eben mal deutlich über-

lege, dann verändert sich eine ganze Masse für mich. Ich möchte jetzt weitermachen.
Th: Gut, dann möchte ich dir vorschlagen, wieder zum Traum zurückzukehren und zunächst einmal zu sehen, was du hier und jetzt alles so mit deinem Traum erlebst.
M: Da ist diese Einsamkeit. Das Unvermögen, in der Beziehung andere wahrzunehmen, diese ganz große Müdigkeit, so ... endlich mal allein liegen und allein gelassen werden, zur Ruhe kommen ... (schweigt einige Zeit, stöhnt dann und atmet mehrere Male mit Stöhnen und Zittern durch) ... und dann noch der Wunsch nach Geborgenheit (stöhnt) (spricht mit leiser Stimme) ... ein Platz, wo ich zu Hause bin ... (stöhnt) ... die Hoffnung, mich beim K. ausruhen zu können, einerseits ich selber zu sein und dann mich auch dort geborgen zu fühlen, das alles vereinen zu können ...
Th: Ich erlebe jetzt zwei Dinge. Ich höre die große Tragödin beim Abschlußmonolog, wie du mit deinen Worten weit weg von dir selber bist, mal in der Vergangenheit, meist in der Zukunft, statt in der tatsächlichen Welt meist in einer Wunschwelt ... und dann sehe und höre ich dich, wie du stöhnst, stockend und gequält sprichst, dich stark verspannst in der Magengegend ... kurzum: sprich nur davon, wer und wie du im Augenblick bist! Sonst bleibt dir und mir unklar, was dich so beschäftigt ...
M: ... Ich habe im Moment einen ganz trockenen Mund ...
Th: Ja, das ist jetzt etwas, was ich verstehen kann. Sei mal dein Mund, wie ist es, dein Mund zu sein!
M: ... (schluckt mühsam, bewegt die Zunge im Mundraum hin und her, preßt sie gegen den Gaumen, der trockene Mund ist regelrecht zu hören mit trockenen Geräuschen) ... Ich brauche die Zunge (schluckt weiter mühsam, so als ob Mund und Kehle ausgedörrt seien) ... oben die Decke des Gaumens ist ganz trocken (schluckt weiter und versucht offensichtlich gequält den Mundraum einzuspeicheln)
Th: Bleib doch jetzt bitte mal bei deinem trockenen Mund, versuche nicht, diesen Zustand abzubrechen, indem du den Speichel anzuregen versuchst, bleib bei dem was ist und erlebe die Bedeutung!
M: (schluckt weiter mit trockenen schmatzenden Geräuschen) ... Alles klebt, die Zunge klebt oben am Gaumen, so als ob ich am Verdursten wäre ... Jetzt kommt so eine Bitterkeit rein in den Mund ... (schmatzt) ... steigt vom Hals rauf ... wie Sandpapier ... (stöhnt, das Gesicht ganz verzerrt) ... Ich ekle mich vor mir selbst ... ich ekle mich vor meinem ... (unterbricht offensichtlich und korrigiert sich) ... ach, ich ekle mich vor mir selbst, was ich so mache ... Scheiße!!!
Th: Ja, nun bleibe mal dabei! Was machst du denn?
M: (mit aufkommender Qual und Ärger in der Stimme) ... Ich lasse mich überwältigen, lasse mich in Dinge hineinziehen ...

Th: Nein, nein! Bleibe bei den Sachen, die *du* machst und weiche jetzt nicht auf das aus, was andere mit dir machen! Was machst *du* denn?
M: (gleichzeitig ärgerlich und gequält) ... Ich lüge! (schluchzt, bricht in Tränen aus) ... ich lüge!! ... (schweigt) ...
Th: Ja, was lügst du denn, gehe jetzt nicht davon weg!
M: (schluchzt jetzt heftig) Ich wage nicht zu sagen, daß ich nicht schlafen will ... mit jemandem ... (bricht ab) ...
Th: (vervollständigt) ... der ...?!
M: der mir widerlich ist ...
Th: Von wem sprichst du jetzt?
M: Die Nacht damals mit dieser Freundin, die Erinnerung daran ...
Th: Laß jetzt mal die Erinnerung Erinnerung sein, bleib im Hier und Jetzt! Mit wem möchtest du nicht schlafen?
M: Mit mir selbst (schluchzt, lacht aber gleichzeitig auf).
Th: Darüber mußt du jetzt selber lachen. Mit wem möchtest du nicht schlafen?
M: ... (schweigt lange, weint heftig dabei, ist ganz in sich zurückgezogen, schreit auf einmal los): ... Es stimmt nicht, es stimmt nicht, es stimmt nicht!!!
Th: Das wäre zu schlimm, wenn es stimmen würde?
M: (schluchzt und weint heftig weiter) ... Ich möchte mir selber weh tun (mit Ärger und Weinen in der Stimme)!
Th: Ja, dann tu dir jetzt einmal weh!
M: (nach kurzem Zögern) ... Scheiß Bauch!!! (haut sich kräftig auf den Unterleib unterhalb des Magens mehr und offensichtlich in Richtung der Genitalien) ... Scheiß Bauch!!!
Th: Scheiß Bauch? Schau mal, wo du hinschlägst!
M: (Heult jetzt laut und voller Wut, schlägt sich jetzt tiefer auf den Unterleib in Höhe des Schambeins) ... Ich möchte dich eindrücken.
Th: Was erreichst du damit, was tut dein Unterleib dir denn?
M: Er macht mich abhängig, quält mich (heult jetzt laut und verzweifelt).
Th: Laß deine Fäuste mal sprechen.
M: Ich möchte dich loswerden (kann einige Zeit nicht sprechen vor heftigem Schluchzen), die Gebärmutter, die Genitalien, das Blut, dieser Rhythmus, die Periode, das alles ...
Th: Was alles?
M: Meine sexuellen Bedürfnisse (weint pausenlos weiter), meine ganze Sexualität. Ich möchte geschlechtslos sein!!! Damit ich nicht ewig weiter Dinge tue, die ich nicht verantworten kann.
Th: Kannst du das mal zu deinen Genitalien sagen?
M: Ihr tut Dinge, die ihr gar nicht verantworten könnt, ihr seid so begehrlich, ihr treibt mich, daß ich Dinge tue, die ich gar nicht will (beruhigt sich allmählich unter heftigem, langsamer werdendem Stöhnen) ... Ich weiß einfach nicht, was ich will.

Th: Kannst du mal jetzt im Augenblick mit deinem Körper und dessen Haltung Kontakt aufnehmen, was fühlst du dabei?

M: (war inzwischen tief in den Sessel gesunken und streckte dabei Unterleib und Beine weit vor) Ich fühle mich wie eine Schale, wie eine Mondsichel, ich fühle mich leer, ich möchte mich füllen lassen, ich möchte, daß jemand in mich eindringt, mich füllt (stöhnt tief) ... oh, ich fühle mich so leer, so trocken, so furchtbar trocken.

Th: Wo fühlst du dich jetzt trocken?

M: In meiner Vagina, das ist jetzt ganz deutlich, die ist ganz heiß und trocken.

Th: Was ist mit deinem Mund jetzt?

M: In Ordnung, ganz feucht!

Th: Gut, geh wieder zurück zu deiner Scheide. Heiß und trocken sagst du? Ich erlebe das als Gegensatz?!

M: Ja, auf der einen Seite habe ich immer wieder starke sexuelle Bedürfnisse, auf der anderen Seite habe ich noch nie ...

Th: Sprich weiter!

M: Ich habe noch nie wirkliche Befriedigung dabei erlebt, aber ich habe mich nie getraut, das zu sagen, ich habe nie meinen Partnern davon erzählt. Davor hatte ich Angst.

Th: Ja, das Sprechen bleibt ja dem Mund überlassen.

M: Oh, wie furchtbar, das war ja immer ganz das Gegenteil, ich habe den anderen immer etwas vorgelogen, wie toll sie sind, wie toll es für mich war. Und alles nur, damit sie mich akzeptieren, damit ich sie nicht verliere. Das ist mir mit meinem Mann damals so gegangen, das ist mir mit dem Albert so gegangen. Ja, und das ist es auch, was mich zur Zeit lähmt, die Angst, daß es auch mit K. so gehen wird. Und ich habe mir auch immer Männer ausgesucht, die ich intellektuell im Griff habe ...

Th: Was ist jetzt?

M: (schluckt schwer, schmatzt, bewegt die Zunge mühsam im Mund) Oh, ich ekle mich so sehr vor mir selbst, das ist alles so bitter (bricht wieder in Weinen aus). Ich habe immer gelogen, Theater gespielt. Ich bereue das alles jetzt so furchtbar. Ich habe nie voll die Wahrheit gesagt, ich habe nie ganz „Ja" gesagt. Und ich habe Angst, daß sich das alles wiederholt.

Th: Ja, ja. Und was dein Mund sagt, und was dein Unterleib empfindet, gerät durcheinander. Ich möchte dir zum Abschluß unserer Sitzung vorschlagen, daß du dich mal ganz in dich zurückziehst, dabei am besten mal die Augen schließt. Und wechsle einmal ab: sei für eine Weile mal ganz dein Mund mit all dem, was dessen Existenz ausmacht. Und dann sei mal ganz dein Unterleib mit den Genitalien. Und immer so weiter im Wechsel.

In den anschließenden 15 Minuten konzentriert sich die Klientin voll auf diese Aufgabe, die der „shuttle"-Technik von *Perls* entspricht, und den einfachen Zweck verfolgt, die in Konfluenz geratenen Funktionen zweier Körperteile wieder zu entwirren und zu trennen. Dabei werden die Ansprüche beider Körperteile bewußt erlebt. Zum Abschluß dieses Trennungsvorgangs erfolgte auf Vorschlag des Therapeuten ein Dialog zwischen Mund und Genitalien.

Mund: Ich bin der Mund... aaaaa!... ich mache mich weit auf, ich speichle mich gut ein... ich nehme mich ganz voll mit guten Sachen... (bläst die Backen auf, rollt mit der Zunge im Mund umher)... ich fühle mich prima wenn die Zunge in mir herumrollt, gegen den Gaumen drückt!
Therapeut: Gut! Jetzt sei mal die Scheide!
Scheide: Ich bin die Scheide. Ich möchte mich auch so fühlen wie du, ich möchte ganz feucht sein, mal eng, mal weit...
Therapeut: Was ist jetzt?
M: Ich will jetzt meinen Mund antworten lassen... das ist mir jetzt ganz wichtig...
Therapeut: In Ordnung.
Mund: Du, Scheide, du legst mich trocken wie einen Sumpf, ich habe keine Lust mehr, für dich zu lügen oder zu schweigen. Du bist der Sumpf da unten, laß mich in Ruhe... wenn du geil sein willst...
Scheide: Ja, ja. Ich bin ein Sumpf (windet sich unbehaglich)... ich habe keine Lust mehr, ein moralisch guter Sumpf zu sein... ich möchte satte... schmatzende... Geräusche... machen.
Mund: Ach. Die kann ich auch machen!!! (schmatzt laut und behaglich). Wie wäre es, wenn wir uns da gegenseitig aushelfen... demnächst (M. lacht laut und herzhaft).

In den folgenden gestalttherapeutischen Sitzungen wurde der Klientin im vollen Umfang bewußt, wie sie ihre eigenen sexuellen Erlebnis- und Verhaltensmöglichkeiten blockierte. Und wie dadurch immer wieder ihr Verhältnis zu Männern beeinträchtigt wurde. Ihre Versuche, die eigene Sexualität zu eliminieren (M: Ich möchte dich loswerden!"), wurden beendet. Dabei wurden auch bioenergetische Atmungs- und Bewegungsübungen* zur Beseitigung von Blockierun-

---

* Eine Indikation zu solcher körperzentrierter psychotherapeutischer Arbeit liegt immer dann vor, wenn die Störung sich offensichtlich und überwiegend im Körperlichen manifestiert. Erfahrungsgemäß drücken sich sexuelle Ängste und Hemmungen immer im „Steif-wie-ein-Brett"-Syndrom aus, d. h. die mit der sexuellen Erregung korrespondierenden

gen und Panzerungen in der Beckengegend eingesetzt. Wiederkehrende Lebendigkeit der Körpergefühle in der Beckengegend und den Genitalien leiteten den Prozeß der Integration der eigenen Sexualität ein. Neben dieser körperlichen Blockierung wurden in der abschließenden Therapiephase verschiedene Blockierungen auf der Kopf-Ebene bearbeitet: destruktive Klischee- und Moralvorstellungen (Introjekte) über weibliche Sexualität und spezifisch weibliches Rollenverhalten. Zum Abschluß der Therapie (28. Sitzung) empfand die Klientin vor allem als Erfolg, daß sie zusammen mit ihrem Partner sexuelle Erregung bis hin zum Orgasmus zulassen und erleben konnte und nicht mehr in der verängstigten Beobachterrolle sozusagen neben sich selber stand.

*Fallbericht „Franz"*

Im Verlauf einer mit Männern und Frauen gemischten Gestalt-Gruppentherapie ergriff Franz das Wort. (Anmerkung: Die hier dargestellte Arbeit mit Franz dauerte etwa 2 Stunden, während die Gruppe mucksmäuschenstill und gespannt drumherum saß. Als sich anbahnte, daß der Therapeut die anwesenden Frauen aktiv in die Arbeit miteinbeziehen wollte, verdrückten sich zwei fast wie in Panik aus dem Raum. Die Geschehnisse sind gekürzt dargestellt.)

F: Ich habe Angst vor Frauen, das verfolgt mich schon mein ganzes Leben.
Th: Ich mache dir jetzt einen Vorschlag. Sprich nicht *über* dein Leben, sei es jetzt und hier!
F: (schaut ratlos auf)
Th: Was siehst du?
F: Dich!
Th: Was machst du jetzt? Was vermeidest du jetzt?
F: (schaut sich ratlos im Raum um, bleibt mit dem Blick an der um ihn herum sitzenden Gruppe hängen)
Th: Was siehst du jetzt?
F: Lauter Frauen, die mich angucken.
Th: Was fühlst du jetzt?

> Körperereignisse, Bewegung, Atmung und Stimme, werden abgedrosselt. Bioenergetische Übungen dienen – weniger konfliktorientiert als vielmehr funktional – dazu, die Blockierung der sexuellen Erregung aufzuheben und die freie Funktion des Körpers wieder zu ermöglichen. Im besonderen handelt es sich dabei um die im Buch von JACK LEE ROSENBERG *Orgasmus* beschriebenen Übungen: S. 32–33, 65–73, 79, 80, 85.

F: Nichts.
(Pause)
Th: Sei das Nichts!
F: ... ich bin das Nichts, ich fühle mich nicht, ich fühle auch keinen anderen.
Th: Überprüfe das einmal überall an dir, fühle dich ganz.
F: ... richtig, das ist eben falsch gewesen. Mein Kopf ist ganz heiß, meine Hände sind kalt, mein Herz schlägt, meine Füße sind unruhig ...
(längere Pause)
Th: Was passiert jetzt?
F: Ich fühle mich unruhiger.
Th: Fühle dich weiter ran an das Nichts, kreise es ein!
F: Es ist hier (macht eine Bewegung mit beiden Händen zum Becken hin). Hier fühle ich einfach nichts, ... doch: es fühlt sich alles ganz kalt und taub an.
Th: Sei einmal dein Becken! Welche Existenz hat dein Becken?
F: ... (längere Pause) ... ich bin das Becken, ich bin starr und kalt und bewegungslos. Ich bin ein altes Gemäuer, in mir ist alles tot ... (lange Pause) ... (sichtlich bewegt) ... (kämpft mit den Worten) ... vor den meisten Frauen ziehe ich den Schwanz ein.
Th: Vor wem ziehst du hier deinen Schwanz ein? Und vor wem nicht?
F: (In den nächsten 10 Minuten ordnet Franz auf Vorschlag des Th. die anwesenden Gruppenteilnehmerinnen so, daß sie in seinem Blickfeld mit der Distanz zu ihm zu sitzen kommen, wie sie seiner jeweiligen Angst vor ihnen entspricht.)
Th: Laß diese Szene einmal auf dich wirken.
(Es vergeht einige Zeit)
Th: Was erlebst du jetzt?
F: Ich habe alle Frauen, die lieb, klein und harmlos sind, vor allem, die nicht sexy sind, in meine Nähe gebracht. Jetzt fällt mir auf, wie sehr die meinen beiden ehemaligen Frauen ähneln. Am schlimmsten für mich ist Anna. Sie ist sexuell sehr attraktiv, gleichzeitig wirkt sie so auf mich, daß sie mir intellektuell überlegen ist. Das trifft auch in den Abstufungen für die anderen hier zu.
Th: Sprich direkt zu A.
F: Du bist attraktiv und intelligent ... Ich habe Angst vor dir ...
(längere Pause)
Th: Möchtest du näher an deine Angst heran?
F: (längeres Zögern) ... Ja.
Th: (winkt A. heran, daß sie ca. auf einem Meter Abstand vor Franz sitzt) (zu Franz) Was fühlst du jetzt?
F: Das gleiche Gefühl. Meine Genitalien sind ganz kalt, wie betäubt, als wäre mein Schwanz gar nicht da.
Th: Ich schlage vor, daß du dir jetzt einmal einige Zeit nimmst und im

Rollenwechsel einmal die A. bist, dann wieder du selbst, und abwechselnd so weiter. Also erst etwas zu deiner und dann etwas zu ihrer Existenz sagst, und immer weiter so hin und her pendelst!
F: (als Franz:) Ich bin klein, kalt, hilflos, alt.
(als A.:) Ich bin groß, heiß, mächtig, sexy.

Im Verlauf der weiteren „Pendelarbeit" (shuttling) kam es zu einer dramatischen Wende, als F. an ein Erlebnis anknüpfte, das er mit 10 Jahren gehabt hatte: seine Mutter hatte abends noch einmal in sein Zimmer reingeschaut, um ihm gute Nacht zu sagen, und ihn dabei − wie er meinte − erwischt, wie er gerade unter der Bettdecke onanierte. Er blieb kalt und steif vor Schrecken und Entsetzen im Bett zurück, unfähig zu klären, ob sie es mitbekommen hatte oder nicht. Er hatte sie nie darauf anzusprechen gewagt. Angst und Scham darüber, daß seine Mutter ihn von da an nicht mehr liebhaben könnte, ihn für ein Schwein halten und ihn verurteilen könnte, verfolgten ihn noch jahrelang danach − eigentlich, so wurde ihm nun klar − bis zum heutigen Tag. Ständig die Angst und die Peinlichkeit, daß Frauen, die ihn sexuell anregten, ihm dies ansehen könnten und ihn dafür entweder „zur Schnecke machen" oder auslachen könnten. „Woran sehen Frauen, daß du sexuell angeregt bist?" fragte ich ihn. „An der Erektion in der Hose", antwortete er spontan und ohne nachzudenken. „Wenn ich früher zu Parties ging, zog ich mir meist noch eine Badehose unter die Unterhose an, damit man mir um Gottes willen nur nichts ansah", fuhr er fort.

In der folgenden halben Stunde läßt der Therapeut ihn immer wieder und wieder die Szene nacherleben − als therapeutisches Vehikel dient dabei die in die Gegenwart transponierte Erinnerung an die Vergangenheit −, in der er von seiner Mutter überrascht wurde. Anfangs sind diese Szenen für Franz erfüllt mit lähmendem Entsetzen. Über Sexualität wurde zu Hause nie gesprochen. Dabei brach Franz immer wieder ab und versuchte die dadurch ausgelösten Erlebnisse von Angst und Scham zu vermeiden. Diese Fluchtversuche wurden vom Therapeuten jedoch verhindert, die Szene wurde wieder und wieder durchlebt, bis allmählich immer mehr Wut und Empörung über die Mutter sich in sein Erleben einschlichen. Wut und Empörung darüber, daß er derart „in die Enge getrieben" worden war. Diese aggressive Auseinandersetzung, bislang völlig aus dem Erleben ausgeblendet, begann mit Andeutungen von Fäusteballen und ärgerlichen Stoßbewegungen in den Beinen und Füßen. Der Therapeut machte Franz darauf aufmerksam und ließ ihn diese Körperbewegungen verstärken. Diese typische Gestalt-Intervention brachte ihn zu ersten Anfängen von Kongruenz in Körperausdruck und psychischem Erleben.

Th: Was ist für dich unerledigt, was geht in dir dabei immer noch vor?
F: Ich muß mit ihr sprechen. Ich muß sie fragen, ob sie es gesehen hat und ob sie ... (gerät ins Stocken) ... (mit brüchiger Stimme) ob sie mich noch lieb hat.
Th: Frag sie.
F: ... (kämpft mit den Tränen, windet sich, bricht in heftiges Weinen aus) ... (nach einiger Zeit) ... ich kann sie nicht ansprechen. Ich krieg' schon das Wort Mami nicht über meine Lippen.
Th: Sag ihr das. Sag ihr: Mami, ich will dich nicht ansprechen. Ich will dich nicht Mami nennen.
F: (stutzt) Wie meinst du das?
Th: Ich glaube, du willst mich jetzt nicht hören.
F: (lange Pause) ... Mami, ich will dich nicht ansprechen, du bist nicht meine Mami.
Th: Sag das noch mal.
F Du bist nicht meine Mami, du bist nicht meine Mami, ich will dich nicht haben!
Th: Lauter!
F: (brüllt) Ich will dich nicht haben.
Th: Sag es mit deinem ganzen Körper.
F: (springt erregt auf, brüllt) Ich will dich nicht haben, ich will dich nicht haben! (nach einiger Zeit leiser) ... wenn du mich nicht so haben willst wie ich bin. (auf einmal ganz ruhig) Wenn du mich nicht so haben willst wie ich bin, dann geh doch.
Th: Wie fühlst du dich jetzt?
F: Ganz ruhig, ganz gut. Ich glaube, das Brüllen hat mir gutgetan. (Blickt auf und sieht Anna an, die immer noch vor ihm sitzt)
Th: Was siehst du? Was fühlst du?
F: Ich sehe Anna an (lacht). Jetzt bin ich gut durchblutet vom ganzen Rumbrüllen und Rumspringen.
Th: Gut durchblutet????
F: ... (stutzt) Ach so meinst du das! ... Ja, ich fühle mich gut durchblutet.
Th: Probier es mal. Schau Anna an und laß mal auf dich wirken, wie sexy sie für dich ist.
F: Das kann ich doch nicht machen (schaut den Therapeuten an).
Th: War das eine Frage? Dann gib dir selbst die Antwort!
F: (längere Pause, fängt dann langsam und immer fließender an, Annas Haare, Augen, Brüste, Hüften und Beine zu beschreiben).
Th: Soweit, so gut. Geh jetzt auch mal in deine Phantasien hinein.

F: (protestiert lachend) Aber die behalte ich für mich. Mir reicht es für den Augenblick völlig, daß ich jetzt tatsächlich eine Erektion habe und daß ich mich auch gar nicht deswegen schäme!
(Franz schaut verschmitzt lächelnd in der Runde umher)

## 4.4 Sexuelle Dysfunktionen als Folge von Projektion und Introjektion

Bei der Projektion werden konflikthafte und existenzbedrohende Anteile und Prozesse des eigenen Selbst herausverlagert, was zur Desintegration der Persönlichkeit führt. Die Projektion steht meist im Wechselspiel mit der Introjektion, der Einverleibung unverdauter Kost. So verbreitet, daß es schon einer Epidemie nahekommt, ist dieses Wechselspiel in bezug auf die Sexualität. Im Verlauf der Sozialisation werden repressive Normen und Wertvorstellungen introjiziert, die dann meist so inkompatibel sind mit den selbst erlebten sexuellen Impulsen, daß nichts anderes übrigbleibt, als sie zu entfernen, sie zu projizieren. Bezogen auf die gestalttherapeutische Sexualtherapie, geht es, kurz ausgedrückt, darum, Projektionen zurückzunehmen und unverdaute Introjekte auszuscheiden, um den Weg zur Integration zu führen. Es geht also darum, die beiden Mechanismen aufzulösen, die das bewußte Erleben der eigenen psychophysischen Ganzheit mit allen davon ausgehenden Bedürfnissen verhindern. Die traditionelle Methode der Bearbeitung von Projektionen ist in der Gestalttherapie die Traumarbeit. Sie wird in der Sexualtherapie kaum benötigt, da es offensichtlich ist, was und wie projiziert wird. Wichtig ist die Ermöglichung der Zurücknahme der sexuellen Projektionen. Sie geschieht am gezieltesten durch bestimmte Körperübungen. Sie entspringen teilweise der Bioenergetik, der Verhaltenstherapie oder der Gestalttherapie. Die Bearbeitung von Introjektionen, wie sie für sexuelle Dysfunktionen relevant sind, zeigen immer wiederkehrende gleiche Muster von Normen und Wertvorstellungen, die dem Individuum aufgedrückt wurden. Topdog-Underdog-Dialoge oder einfacher Erfahrungs- oder Erlebnisaustausch mit anderen Gruppenteilnehmern über sexuelle Normen und Klischees führen auf dem Wege kognitiver Umstrukturierung zu Veränderungen sowohl auf der Verhaltens- als auch auf der Gefühlsebene. Sowohl der Vorgang der Zurücknahme von Projektionen als auch des Ausscheidens von Introjektionen führt zur Integration, zur Selbstverwirklichung.

*Hanna, 36 Jahre alt, war streng katholisch erzogen worden und stand zum Zeitpunkt der Therapie immer noch unter dem Druck der Normen, keine sexuelle Lust erleben zu dürfen, sich nicht selber stimulieren zu dürfen usw. Dementsprechend hatte sie noch nie onaniert, auch noch nie einen Orgasmus erlebt. Jedesmal nach dem Sexualverkehr mit ihrem Mann traute sie sich erst Stunden später auf die Straße und erlebte auch dann immer noch mit starken Angstgefühlen, daß die Menschen auf der Straße ihr die Sünden im Gesicht ablesen und über sie herziehen könnten. Die extrem sensitive und paranoide Erlebnisweise ging hin bis zum Hören von Stimmen, die in bezug auf ihre Sexualität moralisierten. Darüber fing sie an, sich mehr und mehr mit Alkohol zu betäuben, so daß sie bei Beginn der Gestalttherapie über die Jahre schon einige Entziehungskuren mit stationärer Aufnahme in Landeskrankenhäusern hinter sich hatte. Diese gestalttherapeutische Sexual-Therapie wurde zu einem extremen Umbruch in ihrem Leben. Im Gespräch mit 10 anderen Frauen, die an der Gruppe teilnahmen, lernte sie sich als normal in bezug auf ihre sexuellen Bedürfnisse und Schwierigkeiten zu akzeptieren. Sie baute dabei systematisch Schuld- und Schamgefühle ab. Bioenergetische Atmungs- und Bewegungsübungen und das Orgasmusrollenspiel mit der Methode der Übertreibung setzte die unterdrückte Atmung und Bewegung in Gang, die anfangs auffällige Körperstarre verschwand, sie kam wieder in Kontakt mit ihren Körpergefühlen, auch ihren sexuellen. Dazu verhalf auch die bioenergetische Übung: Atmung durch die Vagina. Zusätzlich das tägliche Absolvieren der sogenannten Kegel-Übungen, einem Training des die Vaginalöffnung umschließenden PC-Muskels. Das Trainieren des Anspannens und Entspannens dieses PC-Muskels führt zu einer Stimulierung und verstärkten Wahrnehmung des Genitalbereichs. Schließlich waren auch die „Hausaufgaben" zum stufenweise sich aufbauenden Selbsterforschungs- und Selbststimulierungsprogramm für sie ausschlaggebend. Das Gespräch mit einem offenherzigen, modernen katholischen Priester über das Masturbations-Tabu war der Auftakt zu ihrem Durchbruch. Die „enteignete" Sexualität wurde Stück für Stück wieder in Besitz genommen. Die introjizierten Normen und Wertvorstellungen wurden in Frage gestellt und schließlich aufgegeben und ausgeschieden. Dazu verhalfen vor allem der Erlebnis- und Erfahrungsaustausch, der in jeder Gruppensitzung mit den anderen Frauen in der Gruppe und mit den beiden Therapeuten stattfand. Nicht-sexuelle und sexuelle partnerschaftsbezogene Übungen, die als Hausaufgaben zu absolvieren waren, weiteten den Therapieprozeß auf die partnerschaftliche Sexualität aus. Dazu gehörte im Rahmen der gestalttherapeutischen Sexual-Therapie das bekannte „Sensate Focus" von Masters & Johnson genauso wie die äußerst effektive Partnerübung des „Romantischen Abends". Beim „Romantischen Abend" geht es um das wechselweise Arrangieren eines Abends nach den eigenen Bedürfnissen und Vorstellungen mit Einbeziehungen des Partners (vgl. S. 170).*

## 4.5 Sexuelle Dysfunktionen als Folge von Konfluenz

So wie der „gute Kontakt" in der Gestalttherapie auch und gerade als das Wahrnehmen und Anerkennen von Unterschiedlichkeit begriffen wird, stellt Konfluenz einen Zustand von Verschmelzung und des Verwischens von Unterschieden dar; meist als Form destruktiver Konfluenz, also als Form von „schlechtem Kontakt". Konfluenz dient ebenfalls der Abwehr von Schmerz, Kränkung und existenzbedrohender Konflikte. Hauptsächlich der Abwehr und vorläufigen Lösung von Konflikten zwischen Individuum und Umwelt, aber auch der Abwehr und vorläufigen Lösung von Konflikten und Ansprüchen zwischen einzelnen psychophysischen Anteilen, Prozessen und Funktionen des Selbst. „Guter Kontakt" bedeutet: Beide Seiten haben Ansprüche, die, auch wenn sie unterschiedlich sind, gewahrt bleiben und verwirklicht werden können. „Schlechter Kontakt" heißt: Unterschiedliche Erwartungen und Ansprüche führen derart zum Konflikt, daß dieser nur so zu lösen ist, daß die eine Seite zugunsten der anderen einverleibt wird oder aber beide Seiten unter Verwischung der Grenzen ineinander aufgehen. Diese Unvereinbarkeit der Ansprüche beider Seiten und die provisorische Notlösung wird sich wahrscheinlich in Störungsphänomenen möglicherweise auf beiden Seiten manifestieren. Z. B. die Frau, die ständig ihre eigenen sexuellen Bedürfnisse übergeht und nur die des Partners wahrnimmt, befindet sich im Zustand destruktiver Konfluenz und läuft mit hoher Wahrscheinlichkeit Gefahr der Störung ihrer eigenen Persönlichkeit und sicherlich im besonderen ihrer eigenen Sexualität. Konfluenz ist jedoch nicht immer destruktiv zu verstehen: z. B. bei der individuellen oder kollektiven Ekstase. Nicht ganz zufällig hält sich der Mythos vom gemeinsam zu erreichenden Orgasmus so hartnäckig. Dieser Mythos ist jedoch leider deshalb so destruktiv, weil er zur Leistungsnorm mit den entsprechenden Versagensängsten wird. Ohne diese Leistungsperversion ist der gemeinsam erlebte Orgasmus jedoch ein ekstatischer Zustand von positiver Konfluenz.

Manche destruktiven Konfluenzen, die im Zusammenhang mit sexuellen Dysfunktionen stehen, sind nur allzuleicht einfühlbar, weil die beiden betroffenen Anteile des Selbst sowieso so gut wie psychophysische Korrelate sind: die unterdrückte Sexualität drückt sich gleichermaßen in unterdrückter Atmung und Bewegung aus. An dieser speziellen Konfluenz von Atmung, Bewegung und Sexualität ist aber noch mehr dran: Der in die Atmung und in die Bewegung projizierte Anspruch: „Ich darf Erregung nicht ausdrücken und sexuelle Erregung sowieso nicht" stört das möglicherweise ansonsten unangefochtene Bedürfnis nach Sexualität. Oder der Anspruch der Atmung und Bewegung: „Ich bin deutlich, heftig, ausdrücklich" kollidiert mit dem Anspruch der verkrüppelten Sexualität: „Ich bin heimlich, gut versteckt, zeige mich niemandem." Kaum eine andere konfluente Beziehung stellt sich so komplex dar wie die zwischen Atmung, Bewegung, stimmlichem Ausdruck und Sexualität.

Die bei Konfluenzen traditionelle gestalttherapeutische Methode ist die „Shuttle-Technik" (*Perls*, 1973), die den guten Kontakt und die Wahrnehmung von Unterschieden ermöglicht. Bioenergetische Atmungs- und Bewegungsübungen (*Rosenberg*, 1973) oder spezielle Verhaltenstrainings, wie das übertriebene Orgasmusrollenspiel, brechen in gleicher Weise die Konfluenzen – nämlich indem sie durch die Vorstrukturierung der Verhaltensübung dem spezifischen sexuellen Aspekt und dessen speziellen Bedürfnissen zum Durchbruch verhelfen.

Von *Perls* selber liegen nur kurze Berichte vor über sexuelle Dysfunktionen bei Zuständen von Konfluenz der Genitalien mit anderen Körperfunktionen. Leider beschreibt er nur, welche Körperteile durch Konfluenz gestört waren, aber nicht, wie gerade sie die schädliche Verbindung eingingen. Ein Patient kam zu ihm wegen Erektionsstörungen. *Perls* (1973) fand zufällig heraus, daß sein Patient zur selben Zeit bei einem Hals-Nasen-Ohren-Arzt wegen Störungen der Nasenschleimhäute in Behandlung war. D. h., unten schwoll nichts an, dafür aber oben. Durch gestalttherapeutische Bearbeitung der Konfluenz gaben sich beide Störungen. Weitere Fälle von Ejakulations- und Orgasmusstörungen werden von ihm – allerdings nur andeutungsweise und pauschal – berichtet, bei denen eine Konfluenz zwischen Tränendrüsen und Keimdrüsen oder Augäpfel (eye*balls*) und Hoden (*balls*) bestand, so daß die Funktion beider Organe gestört war. Die Shuttle-Technik oder der psychodramatisch inszenierte Dialog zwischen den betroffenen Organen, deren Existenz der Klient übernimmt, bringt den Prozeß des bewußten Erlebens der konkurrierenden und konflikthaften Ansprüche wieder in Fluß. Damit ist aber wiederum eine neue Möglichkeit gegeben, den Konflikt dauerhaft zu lösen. Möglicherweise, indem allen konkurrierenden Ansprüchen zu ihrem Recht verholfen wird, nachdem die Angst beseitigt werden konnte.

## 4.6 Sexuelle Dysfunktionen als Folge von Retroflexion

Als Retroflexion wird der Vorgang bezeichnet, bei dem die Person Verhaltensweisen, Gedanken und Emotionen gegen sich selber kehrt, die wirklich anderen Personen oder anderen Umständen gelten. Auch dieser Vorgang läßt, wie die vorher bezeichneten, das deutliche Muster des Vermeidens von Konflikt, Schmerz und Angst erkennen. „Ich schäme mich", „ich fühle mich schuldig" sind gängige Retroflexionen von Wut, Ärger und Empörung gegen andere Personen, die erst durch ihre Existenz und den damit verbundenen Forderungen Angst und Konfliktgefühle auslösen. Und wieder ist die eigene Sexualität eine der zentralen Schauplätze, auf denen sich solche Retroflexionen in den Phänomenen von Schuld und Scham abspielen. Wenn Staat und Gesellschaft, Eltern, Lehrer, Geistliche und andere sogenannte Autoritäten oder auch irgendwelche andere Lebenspartner die Anerkennung fordern, Unterdrückung und Kanalisierung der Sexualität fordern, ist der Konflikt zwischen diesen Forderungen und den selbst erlebten sexuellen Impulsen möglicherweise nur mit Retroflexion wie Scham- und Schuldgefühlen lösbar. In der gestalttherapeutischen Arbeit muß sowohl die Übernahme der Selbstverantwortlichkeit für die eigene Sexualität als auch die aggressive Auseinandersetzung mit den bedrückenden Umweltinstanzen ermöglicht werden. Diese Grundzüge werden deutlich in einem kurzen Auszug einer gestalttherapeutischen Arbeit:

*Während eines Gestaltworkshops passierte es, daß ein Teilnehmer mit bekümmerter Stimme und Miene sagte, er sei impotent, er könne nicht. Ich sagte zu ihm: „Diese Wörter benutze mal hier nicht, vergiß sie! Ich möchte, daß du es mal hiermit probierst: Sage nicht: ‚Ich kann nicht!', sondern sage: ‚Ich will nicht!'" Zuerst sperrte er sich dagegen, etwas später fing er dann doch an: „Ich will nicht, ich will nicht!" Und dann geriet er so richtig in den Strudel dieser Umdeutung hinein und war urplötzlich ganz offensichtlich in völliger Übereinstimmung mit dieser veränderten Aussage. Auf meine Aufforderung hin, den Satz lauter und lauter zu bringen und mit dem ganzen Körper zu unterstreichen, schrie er schließlich kraftvoll und mächtig: „Ich will nicht!!!" Die weitere Arbeit mit ihm legte in Kürze eines der leider gängigsten und dabei destruktivsten Klischees frei: Ich als Mann habe die verdammte Pflicht und Schuldigkeit, meine Frau zum Orgasmus zu bringen und sie sexuell zu befriedigen. Er hatte bislang stets vermieden, darüber mit seiner Frau zu sprechen und sich mit ihr darüber auseinanderzusetzen. Aus Angst nämlich davor, sich als Schlappschwanz zu dekuvrieren.*

In diesem Auszug wird ein therapeutisches Grundprinzip deutlich, das für mich die Konsequenz gebracht hat, mit der Legende von der sexuellen Dysfunktion als Folge und Ausdruck einer gestörten Partnerbeziehung aufzuräumen: Gestörte Partnerbeziehungen sind für mich Produkt gestörter Partner. „Und wenn man den Menschen zeigen will, wie sie glücklich miteinander leben können, muß man sie zunächst lehren, mit sich selbst in Frieden zu leben" (*Ellis*, 1962, S. 9). Das bedeutet: Es gilt in erster Linie, den einzelnen zu therapieren und ihn auf seine Eigenverantwortlichkeit aufmerksam zu machen. Dieses Prinzip bewahrheitet sich besonders bei der Therapie von Orgasmusproblemen. Gerade hier findet sich bei den Klientenpaaren immer wieder das destruktive unlösbare Knäuel von ineinander verstrickten Fremd-Verantwortungen: „Ich bin dafür verantwortlich, daß du zum Orgasmus kommst, und du bist dafür verantwortlich, daß ich zum Orgasmus komme!" Daraus resultieren Leistungs- und Versagensängste und die Unfähigkeit, sich selbst zu fühlen, und vielerlei Vorwurf, Kränkung und Beleidigtsein in der Partnerschaft und darüber hinaus.

Eine andere, im Bereich der sexuellen Dysfunktionen häufige Retroflexion zeigt sich so: „Ich kontrolliere mich!" Wird der Vermeidungsmechanismus erst einmal aufgehoben und das bewußte Erleben des wirklichen Vorgangs wieder in Gang gesetzt, zeigt sich bald: „Eigentlich möchte ich dich kontrollieren, weil ich Angst habe, dich zu verlieren, mich vor dir lächerlich zu machen, in deinen Augen zu versagen usw." So gehen sowohl Erektionsstörungen und vorzeitiger Samenerguß als Zusammenbruch aller verzweifelter Kontrollversuche (meist als „Sich-selbst-erfüllende-Prophezeiung" (*Watzlawick*) auf das Konto dieser Reflexionen als auch „erfolgreich" durchgehaltene Kontrollbemühungen, wie sie typisch für die männliche und weibliche Anorgasmie sind, indem die sexuelle Erregung vor dem Orgasmus ausgeklinkt wird.

*Bilanz*

Verhaltenstherapeuten und Gestalttherapeuten können gemeinsame Sache machen, wenn sie sich auf ihre grundlegenden ideologischen und methodischen Prinzipien zurückbesinnen. Wer *Perls* aufmerksam liest, wird bemerken, daß es dem Gestalttherapeuten letztlich nur um eines geht: die Fähigkeit und Möglichkeit, im Hier und Jetzt des Augenblicks und des Ortes bewußt erleben zu können – ohne durch Angst und/oder Unwissen blockiert zu sein. Im Sinne der zeitgemäßen Verhaltenstherapie, die neben dem äußeren Verhalten auch das „innere" Verhalten (coverants, Kognitionen, mediative Prozesse) miteinbezieht, sollte es dem Verhaltenstherapeuten möglich sein, das *bewußte Erleben* (awareness) als Basis-Verhalten gesunder und befriedigender Lebensweise aufzufassen, das den ihm bekannten Modifikations- und Trainingsmethoden auf der Basis der Lerntheorien zugänglich ist. Bewußtes Erleben, dessen Blockierung und dessen Verwirklichung, ist zweifellos hauptsächlich eine Frage von Angst und Mut, von fehlender oder vorhandener Selbstsicherheit; von dem nämlich, was allgemein als Selbstbewußtsein bezeichnet wird. In diesem Sinne ist Gestalttherapie eine Art „Selbstsicherheitstraining".

Selbst-Bewußtsein bedeutet Selbstbewußtsein und Freiheit von Angst und Unwissenheit. Da dies so ist, kann es kaum verwundern, daß sowohl in der Verhaltenstherapie als auch in der Gestalttherapie das Phänomen der Vermeidung (vgl. *Eysenck* oder *Perls*) beim Neurosen- und Krankheitsbegriff eine so zentrale Rolle spielt.

Ob Dialoge im Sinne des gestalttherapeutischen Ein-Personen-Psychodramas oder verhaltenstherapeutischen Kommunikationstrainings und Rollenspiel, ob Hot-Seat oder Reizüberflutung, ob Kontaktaufnahme mit den eigenen Gefühlen oder Emotional-Training, das psychotherapeutische Ziel bleibt das gleiche: Selbst-bewußtsein! Eine gute Anleitung dazu im Sinne des „Experiments" oder des „Verhaltenstrainings" stellt das Buch von *Stevens* (1975) dar: „Die Kunst der Wahrnehmung".

## 5. Möglichkeiten der neueren Sexualtherapie: Am Beispiel der Therapie der orgastischen Dysfunktion bei Frauen

Historisch gesehen hat die Erforschung der menschlichen Sexualität stets unter Vorurteilen und Aberglauben gelitten. In Anbetracht des schon fast unglaublichen Defizits an wissenschaftlicher Kenntnis und Forschung auf diesem Gebiet bedachten *Masters & Johnson* diesen Bereich als „der Wissenschaft einzige Furcht" (1966, S. 27). Es dürfte wohl schwerfallen, einen anderen Bereich von so universalem und vitalem Interesse für alle Menschen zu finden, der ähnlich massiv von der Wissenschaft vernachlässigt worden ist.

Bis vor einiger Zeit hat diese Lücke in der wissenschaftlichen Forschung den Kliniker bei seinen Versuchen, sexuelle Probleme zu behandeln, in einem ernsthaften Nachteil belassen. Obwohl es soweit zahlreiche Beiträge zur Erforschung und Behandlung im Bereich der menschlichen Sexualität gegeben hat, so waren sie doch weitestgehend nur abgeleitet von theoretischen Spekulationen und substanzlosen Hypothesen. So erwiesen sich die grundsätzlichen Annahmen über die menschliche Sexualität, auf denen Behandlungsmaßnahmen bei sexuellen Schwierigkeiten basierten, in der Vergangenheit sehr häufig nicht nur als lückenhaft, sondern auch als ungenau und falsch. Zusätzlich waren diese Grundannahmen und die daraus abgeleiteten Implikationen für die Behandlung – was die Angelegenheit weiter verschlimmerte – von Verwirrung und Mißbrauch durch affektiv und vorurteilshaft besetzte Einstellungen gegenüber der Sexualität beeinträchtigt. Im Lichte der jüngsten Forschungsergebnisse haben sich viele der traditionellen Überzeugungen und Einstellungen, welche die Behandlung von sexuellen Störungen bestimmten, als irreführend und falsch erwiesen.

Glücklicherweise hat sich in den letzten Jahren ein bemerkenswerter und signifikanter Fortschritt in der Erforschung der menschlichen Sexualität ergeben. Der erste wesentliche Beitrag war der von *Kinsey* und seinen Mitarbeitern (1948, 1953), die empirische Daten über das sexuelle Verhalten erhoben und endlich einmal Objektivität in diesen Bereich brachten. Dennoch ergab es sich erst mit der Pionierarbeit von

*Masters* & *Johnson* (1966, 1970), daß verläßliche Daten über die so lange vernachlässigte Physiologie der menschlichen sexuellen Reaktion verfügbar wurden. Ihre Studien waren es schließlich, die der wissenschaftlichen Erforschung der sexuellen Funktion und der Behandlung von sexuellen Dysfunktionen neuen Optimismus und die so lange entbehrte wissenschaftliche Anerkennung brachten. Aus diesem Klima von wissenschaftlicher Anerkennung und Legitimierung ist dann ein enthusiastischer und weit gefächerter Forschungseifer hervorgegangen. Das verbesserte Verständnis der menschlichen Sexualität hat es erst ermöglicht, einen neuen und bedeutungsvolleren Zugang zum Bereich der Sexualtherapie zu finden. Neue Behandlungsmethoden werden zur Zeit entwickelt und angewendet; sie versprechen denjenigen erfolgreiche Behandlung, die von deprimierenden sexuellen Schwierigkeiten geplagt werden und die bis zu dem Zeitpunkt sich jenseits aller Möglichkeiten der Hilfe wähnten. Die Forschungsbemühungen haben jedoch erst begonnen, und wichtige Fragen zur Sexualtherapie müssen erst noch gestellt und beantwortet werden.

In der Vergangenheit wurden sexuelle Störungen allgemein als Manifestationen tief wurzelnder und ernster Psychopathologie gesehen. Die Behandlung basierte grundsätzlich auf dem psychoanalytischen Modell. Dies bewirkte, daß der Fokus der Behandlung nicht auf den derzeitigen sexuellen Schwierigkeiten, sondern auf den angenommenen darunterliegenden psychodynamischen Konflikten lag. Trotz großem Aufwand an Zeit und Geld (wodurch diese Therapie den meisten Leuten versperrt blieb) hat sich die psychoanalytische Behandlung ganz allgemein als nicht erfolgreich bei sexuellen Dysfunktionen erwiesen. Auch wenn sexuelle Störungen bei Personen mit tiefgreifenden emotionalen Störungen auftreten können, so ist man doch heute zu der Überzeugung gelangt, daß sexuelle Störungen im allgemeinen bei Leuten auftreten können, die in ihren anderen Funktionen ganz „normal" sind und keine anderen psychologischen Probleme haben. Oder daß sich anderweitige psychologische Probleme und Beeinträchtigungen anderer Funktionen erst als Folge sexueller Funktionsstörungen herausgebildet haben. Darüber hinaus werden bei dem lerntheoretischen und verhaltensorientierten Ansatz die Gründe der meisten sexuellen Störungen, vor allem der sexuellen Dysfunktionen, direkter gesehen und damit auch direkter angehbar als früher vermutet. Anstatt nach unbewußten psychodynamischen Konflikten zu forschen, richtet man nun lieber den Blick auf solche Faktoren wie das Fehlen sexuellen Geschicks und die notwendige

Aufklärung und Information, die Leistungs- und Versagensangst und Scham- und Schuldgefühle, wie sie durch soziale Normen und Wertvorstellungen in bezug auf Sexualität entstanden sein mögen. Die Beachtung dieser Faktoren ist meist ausreichend, um die gegenwärtige sexuelle Dysfunktion in Genese und Aufrechterhaltung zu erklären.

Die letzten Jahre seit 1970 haben die Entwicklung neuer und direkter Behandlungsmethoden gebracht, die auf den Lern- und Verhaltenstheorien basieren. Diese Behandlungsmethoden sind grundsätzlich in ihrem Ansatz verhaltensorientiert und suchen direkte Blockierungen zufriedenstellenden sexuellen Funktionierens zu beheben. Im Unterschied zu den früheren Behandlungsansätzen hat sich der direkte verhaltenstherapeutische Ansatz bei sexuellen Dysfunktionen als sehr erfolgreich erwiesen (*Kaplan*, 1974; *Lobitz* & *Lo Piccolo*, 1972; *Obler*, 1973; *Wolpe* & *Lazarus*, 1966). Die meistzitierte und im Ergebnis wohl bekannteste Studie ist die von *Masters* & *Johnson* (1970). In ihrer Forschungsreihe fanden Hunderte von Paaren mit sexuellen Dysfunktionen über eine Periode von zehn Jahren entsprechende Behandlung und wissenschaftliche Auswertung. Ihre Behandlungsverfahren, basierend auf den physiologischen Daten, die sie bis 1966 erhoben hatten, erwiesen sich als wirkungsvolles und danach oft kopiertes Instrument in der Sexual-Therapie. Ihre Erfolgsrate von annähernd 80% quer durch alle Typen von sexuellen Dysfunktionen nach einer zweiwöchigen Intensivtherapie, zusammen mit einer nur 5%igen Rückfallquote nach fünfjährigem Follow-up, stellt ein bemerkenswertes und imponierendes Ergebnis dar. Da jedoch nicht zugleich Daten von Kontrollgruppen erhoben wurden, bleiben noch viele Fragen unbeantwortet. So ist es zum Beispiel ohne die akkurate experimentelle Kontrolle unmöglich, die relative Bedeutung der einzelnen therapeutischen Variablen im Gesamtbehandlungsprogramm abzuschätzen: so z. B. die intensive Zwei-Wochen-Behandlung abseits vom Routine-Alltag, das heterosexuell gemischte Team von Kotherapeuten, die exklusive Behandlung von Klientenpaaren usw. Auch wenn ihre Ergebnisse schon sehr starke Überzeugungskraft haben, vor allem in Anbetracht der Fehlschläge anderer und früherer Psychotherapieansätze, so wird doch weitere Forschungsarbeit dringend gebraucht.

Die neuen Sexual-Therapien haben beachtliche Begeisterung unter den Fachleuten ausgelöst. Dennoch fängt die Arbeit systematischer und wissenschaftlicher Auswertung der Ergebnisse erst an. Bislang ergeben sich die meisten Erfolgsberichte aus unkontrollierten Studien oder mehr oder weniger anekdotenhaften Berichten von Klinikern, welche die neuen Techniken und Methoden anwenden. Um eine systematischere und wissenschaftlichere Einschätzung der Effektivität einer solchen Sexualtherapie zu ermöglichen, wurde diese Untersuchung über die Auswirkungen der „fünfwöchigen Gruppentherapie für anorgastische Frauen" durchgeführt.

Untersucht wurde die Bedeutung der Behandlung einer spezifischen Form von weiblicher sexueller Dysfunktion, nämlich der primären orgastischen Dysfunktion, im folgenden auch „Präorgasmie" genannt. Diese Neufassung der alten Begriffe von Frigidität oder Anorgasmie fand *Barbach* (1975), um dem Phänomen die anhaftende Psychopathologie zu nehmen und eine optimistischere Sichtweise hineinzubringen. Diese besondere Untergruppe von Patienten wurde gewählt wegen ihrer miserablen Prognose, im Kontrast zu den heutigen so erfolgversprechenden neuen Behandlungsmöglichkeiten; weiterhin wurde diese spezielle Dysfunktion ausgesucht wegen ihrer weiten Verbreitung und der klinischen Bedeutung für die Betroffenen, außerdem wegen ihrer diagnostischen Reliabilität.

Die weiteren Ausführungen erfolgen in vier Abschnitten:
1. Zur Klärung der *Definition* der primären orgastischen Dysfunktion wird ein kurzer Überblick gegeben über vergangenes und gegenwärtiges Verständnis weiblicher sexueller Probleme.
2. Die weite *Verbreitung* dieser Dysfunktion wird dokumentiert.
3. Ein Überblick über die *bisherigen Forschungsarbeiten* zur Behandlung der primären orgastischen Dysfunktion wird gegeben.
4. Schließlich erfolgt eine *Beschreibung dieser Studie*.


## 5.1 Deskriptive und operationale Definitionen der orgastischen Dysfunktion und der Orgasmusfähigkeit

Sexuelle Dysfunktionen bei Frauen sind bisher noch nicht klar verstanden und definiert worden. Der Beweis dafür liegt in der verwirrenden und wenig spezifischen Terminologie, die bislang verwendet wurde. *Faulk* (1973) verweist darauf, daß „Frigidität", der am häufigsten benutzte Ausdruck in der relevanten klinisch-psychologischen und psychiatrischen Literatur, als Sammelsurium gebraucht worden ist für alle möglichen sexuellen Dysfunktionen wie u. a. auch für Vaginismus, Dyspareunie und verschiedene Grade orgastischer Schwierigkeiten. Diese unterschiedlichen Dysfunktionen stellen nicht nur unterschiedliche klinische Bilder dar, sondern sie unterscheiden sich auch in der Ätiologie und in der Wahl der Behandlungsmethode. Deshalb ist es verständlich, daß alle weiblichen sexuellen Schwierigkeiten in eine einzige Rubrik einzuordnen nur zu Mißverständnissen und erfolglosen Behandlungsmaßnahmen geführt hat.

Diese weitverbreitete Verwirrung und das Fehlen von Genauigkeit mag historisch bedingt sein durch den Einfluß psychoanalytischen Denkens auf unser Verständnis und unsere Einstellung in bezug auf die weibliche Sexualität. *Freud* stellte sich vor, daß die volle sexuelle Reaktionsfähigkeit nur mit der Reife der Gesamtpersönlichkeit erreicht werde und daß sexuelles Versagen ein Symptom von steckengebliebener und verzerrter emotionaler Entwicklung sei. Deshalb zielte die Behandlung bei jeglicher Form von sexueller Schwierigkeit auf die tieferliegende Persönlichkeitsstörung ab, da die sexuelle Störung interpretiert wurde als ein Symptom dieses tieferen Problems. Diese Sichtweise ist jedoch problematisch, wenn man an das Paradox denkt, daß eine neurotische oder gar psychotische Frau durchaus ihre volle sexuelle Funktionstüchtigkeit beibehalten kann, während eine offenkundig normale Frau unfähig sein mag, einen Orgasmus zu erleben. Wie auch immer, das Etikett „Frigidität" ist oft unangemessen benutzt worden mit der Bedeutung von Persönlichkeitsstörung im Zusammenhang mit Kälte und Feindseligkeit gegenüber Männern (*Kaplan*, 1974). Die psychoanalytische Theorie hat nicht nur unsere Kenntnis und unsere Behandlungsmöglichkeiten der weiblichen Sexualität beeinflußt, sondern hat auch in spezifischerer Hinsicht unser Verständnis des weiblichen Orgasmus beeinflußt. Die Unterscheidung, die gemacht wurde zwischen dem unreifen klitoralen und dem reifen vaginalen Orgasmus, und die klitoral-vaginale Transfer-Theorie der weiblichen psychosexuellen Entwicklung (*Freud*, 1905) führten zu einer pessimistischen vorurteilsbehafteten Einstellung gegenüber Frauen mit orgastischer Dysfunktion. Nicht nur daß *Freud* und viele seiner Anhänger glaubten, daß diese Notwendigkeit des Wechsels der hauptsächlichen erogenen Zone die Frauen anfälliger für neurotische Störungen machte, im besonderen für die Hysterie, sondern auch die Prognose wurde als denkbar ungünstig eingeschätzt, wenn es nicht gelang, diesen Transfer eintreten zu lassen. *Bergler* (1951) z. B. meinte, für die Behandlung der orgastischen Dysfunktion seien mehrere Sitzungen pro Woche über einen Zeitraum von mindestens acht Monaten nötig; und da die Frage der Frigidität ein solches Massenproblem sei, wäre sie leider nicht lösbar. Der Glaube von den zwei Arten des Orgasmus wurde weltweit akzeptiert, bis *Masters* & *Johnson* (1966) in ihren Laboratoriumsversuchen nachwiesen, daß es grundsätzlich nur eine Art des weiblichen Orgasmus gibt, nämlich desjenigen mit sowohl vaginalen als auch klitoralen Komponenten. Diese historische Fehleinschätzung verhinderte nicht nur die Entwicklung adäquater und effektiver Behandlungsmethoden bei weiblichen Orgasmusstörungen, sondern führte zusätzlich zu einer Masse von Frustration und Schamgefühlen bei Frauen und Paaren.

In einem Versuch, die gegenwärtige Terminologie zu bereinigen, verbannten *Masters* & *Johnson* (1970) den Begriff „Frigidität" zugunsten der Bezeichnung „orgastische Dysfunktion" als weniger herabwürdigend und präziser. Auch wurden Dyspareunie und Vaginismus als getrennte klinische Einheiten genommen. Darüber hinaus verfeinerten sie das diagnostische Konzept der orgastischen Dysfunktion durch die Aufteilung in zwei Kategorien: 1) die primäre und 2) die sekundäre orgastische Dysfunktion. Eine Frau leidet an primärer orgastischer Dysfunktion, wenn sie noch nie in ihrem Leben einen Orgasmus erlebt hat, und zwar bei jeglicher Art der Stimulierung. Wenn sich jedoch die orgastische Dysfunktion erst nach einer gewissen Zeit entwickelt, in welcher die Frau sehr wohl zunächst orgasmusfähig gewesen war, wird die orgastische Dysfunktion als sekundär bezeichnet. Diese sekundäre orgastische Dysfunktion kann entweder absolut oder situativ sein. Sie ist absolut, wenn die Frau zur Zeit bei jeglicher Art der Stimulierung orgasmusunfähig bleibt; sie ist situativ, wenn die Frau nur unter ganz besonderen Bedingungen zum Orgasmus kommen kann, überwiegend aber nicht.

Indem sie *Masters'* & *Johnsons* vier Phasen der sexuellen Reaktion übernahm (Erregungs-, Plateau-, Orgasmus- und Resolutionsphase), schlug *Kaplan* (1974) vor, es so zu sehen, daß sowohl die männliche als auch die weibliche sexuelle Reaktion in zwei Phasen abläuft und sich dabei aus zwei getrennten Komponenten zusammensetzt. Diese Komponenten sind: 1. eine lokale vasokongestive Reaktion und 2. eine orgastische Reaktion, die primär myotonisch ist. Diese beiden Komponenten mögen getrennt voneinander oder gleichzeitig in unterschiedlichem Maß gestört sein. Auf dieser Ansicht basierend, verfeinerte *Kaplan* ihre Nosologie noch weiter, indem sie die weibliche sexuelle Dysfunktion in drei Syndrome unterschied:

(1) *Generelle sexuelle Dysfunktion*
Diese Kategorie bezieht sich auf solche Störungsbedingungen, die gekennzeichnet sind durch die Hemmung des allgemeinen Erregungsaspekts (vasokongestive Phase) der sexuellen Reaktion. *Kaplan* benutzt diese Bezeichnung abwechselnd mit Frigidität. Dieses Syndrom zeigt sich unterschiedlich in dem Schweregrad, je nachdem an welchem Punkt der psychologischen und physiologischen Abläufe die Hemmung einsetzt. Im schwerwiegendsten Fall manifestiert sich dieses Störungssyndrom als ein absolutes Ausbleiben sexueller erotischer Gefühle in Verbindung mit einer Störung der vasokongestiven Komponente der sexuellen Reaktion. Anorgasmie mag dabei auch bestehen, muß es aber nicht notwendigerweise.

(2) *Orgastische Dysfunktion*
Diese Kategorie bezieht sich auf spezifische Hemmungen des Orgasmusreflexes. *Kaplan* stellt fest, daß dies bei weitem die verbreitetste sexuelle Störung bei Frauen ist. Wenn auch diese Störung mit einer sekundären Hemmung der vasokongestiven Erregungskomponente der sexuellen Reaktion einhergehen kann, so zeigen sich doch diese Frauen mit diesem Typ von Störung sexuell durchaus ansprechbar mit erotischen Gefühlen, vaginaler Lubrikation und Anschwellen der Genitalien. Die Dysfunktion liegt vielmehr im muskulären Orgasmusreflex. Im Anschluß an *Masters & Johnson* macht auch *Kaplan* die Unterscheidung zwischen primärer und sekundärer orgastischer Dysfunktion, wie oben beschrieben.

(3) *Vaginismus*
Diese Störung wird als ein eigenständiges klinisches Phänomen betrachtet, das keine der beiden Komponenten der sexuellen Reaktion betrifft. Es handelt sich vielmehr um eine klassisch konditionierte Verkrampfung der den vaginalen Eingang umgebenden Muskeln. Diese Verkrampfung wird meist durch den versuchten Koitus und die damit verbundenen tatsächlichen und/oder bloß vorgestellten Berührungsreize ausgelöst. Ansonsten zeigen sich diese Frauen als durchaus sexuell ansprechbar und bei klitoraler Stimulierung orgasmusfähig.

Der alte, von *Freud* (1905) verursachte Streit um den vaginalen und klitoralen Orgasmus ist auch heute noch nicht ganz begraben.

Zwar wird inzwischen weitgehend anerkannt, daß die intensivste sexuelle Stimulierung an der Klitoris einwirkt. In Sachen des „echten" Orgasmus haften jedoch viele – oder gar noch die meisten – nach wie vor rigide an der Vorstellung, das Endziel sei erst dann erreicht, wenn der Orgasmus durch koitale Stimulierung ausgelöst und erlebt werden kann. Und das betrifft nicht nur Laien, sondern auch Fachleute. *Shainess* (1974) betrachtet den klitoral ausgelösten Orgasmus nur als partielle Reaktion, den vaginal ausgelösten jedoch als den authentischen Orgasmus. Dagegen betrachten *Barbach* (1975), *Kaplan* (1974) und *Masters* & *Johnson* (1966) den Orgasmus, der durch direkte Stimulierung der Klitoris ausgelöst wird, als genauso echt wie den, der durch Stimulierung der Vagina durch den Penis beim Koitus ausgelöst wird. So wie sich ernst zu nehmende Wissenschaftler noch immer streiten, so ist unter Laien in der Bevölkerung noch immer die Idealvorstellung vom Koitus, vom „Magischen Penis", sehr lebendig. Selbststimulierung oder manuelle Stimulierung der Klitoris durch den Mann werden nach wie vor als traurige Behelfsmittel und den Mann in seinem Stolz degradierend betrachtet.

Der Wahrheit kommt wohl die Betrachtungsweise am nächsten, daß es verschiedene mehr oder weniger gleichrangige Stimulierungsmethoden gibt, durch die sexuelle Erregung und schließlich ein Orgasmus ausgelöst werden können. Leider wird dabei immer wieder nur von vaginaler und/oder klitoraler Stimulierung gesprochen. Völlig unberücksichtigt bleibt dabei die kortikal-mental-kognitive (oder wie auch immer zu bezeichnende) Stimulierung durch sexuell reizvolle visuelle, olfaktorische oder taktile Erlebnisse. Oder gar die kortikal selbst produzierten sexuellen Reize in Form von sexuellen Phantasien, denen m. E. große Bedeutung zukommt. *Masters* & *Johnson* haben 1966 mit viel Aufwand und Fleiß wissenschaftlich festgestellt, daß die klitorale Stimulierung, und zwar die klitorale Selbststimulierung, am wahrscheinlichsten, am schnellsten und am intensivsten einen Orgasmus auslösen kann. Aber was nützt dieses Ergebnis, wenn in dieser wissenschaftlichen Untersuchung unberücksichtigt bleibt, was sich gleichzeitig auf der gedanklichen Ebene in Vorstellung und Phantasie an sexueller Stimulierung abspielt! Es sollte hinreichend bekannt sein, daß in extremen Fällen die bloße kortikale Stimulierung durch Traum, Phantasie und Vorstellung zum Auslöser des sensu-motorischen sexuellen Orgasmusreflexes werden kann. Das ist der Vorgang, der im angelsächsischen Sprachgebrauch so anschaulich als „wet dream" bezeichnet wird. Auf der anderen Seite ist ebenfalls bekannt, daß in manchen Fällen noch so viel äußerlich-physikalische sexuelle Reizung absolut erfolglos bleibt, wenn die kortikale Erregung durch bestimmte Organismusvariablen, wie z. B. Übermüdung, Streßreaktionen, Angst, Erwartungsangst, blockiert wird. Fazit ist sicherlich, daß die sexuelle Erregung ein komplexes Geschehen „vom Scheitel bis zur Sohle" ist, in dem sich verschiedene innere und äußere Stimulierungsbedingungen summieren, ergänzen und ausgleichen, bis die notwendige Erregungsschwelle zur Auslösung des Orgasmusreflexes erreicht ist. In diesem Sinne ist es wohl auch zu verstehen, wenn viele Autoren (*Masters* & *Johnson*, 1966; *Kaplan*, 1974; *Kinsey*, 1953; *Birren*, 1960; *Havighurst*, 1955; *Freeman*, 1961) darauf verweisen, wie für den älteren Menschen taktile sexuelle Stimulierung in den Vordergrund und die optische mehr in den Hintergrund tritt.

Wie sich also dieses komplexe Stimulierungsgeschehen gestalten muß, um den Prozeß der sexuellen Reaktion auszulösen und zum Orgasmusreflex zu führen, ist – erstens – von Mensch zu Mensch und – zweitens – überdies beim selben Menschen von Situation zu Situation verschieden. Verschieden – drittens – sicherlich auch von einem Zeitpunkt der sexuellen Erregung zum anderen beim selben Erregungsablauf. Die Stereotypisierung dessen, was „normal" ist in bezug auf sexuelle Stimulierung und sexuelle Reaktion, muß einem Modell vieler möglicher Varianten in einem weiten Normbereich des Stimulierens und Reagierens weichen.

Die Definitionen von Therapieziel und Therapieerfolg müssen deshalb selbstverständlich auch die persönlichen Vorstellungen der Klienten darüber, was „normal", „echt" und „richtig" ist, berücksichtigen. Da im folgenden ein psychotherapeutischer Ansatz zur Erlangung der Orgasmusfähigkeit untersucht wird, gilt es hier, eine klare Definition von Orgasmusfähigkeit zu finden; schwer genug, aber sicherlich leichter als in vielen anderen Indikationsbereichen, in denen es um abstrakte Therapieziele wie Lebensglück, Zufriedenheit, Liebes- und Arbeitsfähigkeit, Selbstverwirklichung usw. geht. Für eine wissenschaftliche Arbeit taugt m. E. nur eine operationale Definition. Und zwar muß das Phänomen der Orgasmusfähigkeit operational definiert werden. 1. in bezug auf das Stimulierungsgeschehen und 2. in bezug auf das Reaktionsgeschehen. Eine solche operationale Definierung geht sicherlich zum Teil an den Bedürfnissen und Vorstellungen des einzelnen Klienten vorbei, wird aber absolut notwendig, um die folgende empirische Untersuchung klar durchschaubar, kontrollierbar und mit anderen Untersuchungen vergleichbar zu machen. Und darin liegt gerade der große Mangel bisheriger Untersuchungen in der Sexualtherapieforschung.

Für die folgende Untersuchung gelten folgende Definitionen, die im wesentlichen eine Kombination der Definitionen von *Masters & Johnson* (1970) und *Kaplan* (1974) darstellen, mit einigen eigenen Modifikationen:

(1) Orgasmusunfähigkeit (Anorgasmie, Präorgasmie, generelle sexuelle Dysfunktion) bezeichnet die Unfähigkeit, als Abschluß einer sexuellen Reaktion den Orgasmusreflex zu erleben. Durch welche sexuelle Stimulierung (S) die sexuelle Erregung (R), die über die vaso-kongestiven und myotonischen Vorgänge zum Orgasmusreflex führt, ausgelöst, aufrechterhalten und forciert wird, bleibt im Sinne jeglicher Bewertung offen. Eine Kategorisierung des Stimulierungsgeschehens wird dennoch (siehe Punkt 3 unten) vorgenommen, erfolgt jedoch lediglich aus methodischen Gründen. Die sexuelle Stimulierung ist ein komplexes Geschehen verschiedener Faktoren, die keiner ethischen Wertung unterliegen: Die Faktoren sind grundsätzlich: 1. *äußerliche Stimulierung* (Klitoris, Vagina, andere erogene Körperzonen) und 2. *innerliche Stimulierung* (sexuelle Phantasien, Vorstellungen, Gedanken, Träume). Darüber hinaus kann das komplexe Geschehen der sexuellen Stimulierung noch in alle Arten der *Selbststimulierung* (innerlich und äußerlich) und in alle Arten der *Fremdstimulierung* (äußerlich) unterschieden werden. Wesentliches Merkmal der Orgasmusunfähigkeit ist die Unterbrechung des sexuellen Stimulierungs- und Erregungsgeschehens zu einem bestimmten Zeitpunkt früher oder später. Die Extreme (die auch am häufigsten berichtet werden) sind: 1. Sexuelle Stimulierung und Erregung werden so früh abgebrochen oder vermieden, daß sie kaum oder gar nicht wahrgenommen werden. (Typische Aussage solcher Klienten: „Ich habe nie Lust!). 2. Sexuelle Stimulierung und Erregung bauen sich unbeeinflußt auf und werden erst kurz vor dem antizipierten „Höhepunkt" abgebrochen. (Typische Aussage solcher Klienten: „Da fällt bei mir die Klappe!")

Die Orgasmusunfähigkeit, wie oben bezeichnet, kann a) *primär* sein, d. h. die Orgasmusunfähigkeit besteht lückenlos bereits das ganze erinnerbare Leben; b) *sekundär*, d. h. die Orgasmusunfähigkeit ist zur Zeit durchgängig vorhanden, bestand jedoch früher nicht; oder c) *situativ*, d. h., die Orgasmusunfähigkeit tritt nur in bestimmten Situationen ($S^D$) auf, in anderen nicht ($S_\Delta$). Das heißt, das Erleben des Orgasmusreflexes unterliegt zur Zeit nicht, oder nur bedingt, der eigenen Willkür.

(2) Orgasmusfähigkeit wird definiert als die Möglichkeit, durch irgendwie geartete und ethische nicht zu unterscheidende *äußerliche* und/oder *innerliche* Stimulierung (S) den Orgasmusreflex (R) auszulösen und zu erleben (R= C+). Und zwar entweder durch *Selbststimulierung* und/oder durch *Fremdstimulierung*. Das Erleben oder Nicht-Erleben des Orgasmusreflexes unterliegt der eigenen Willkür.

(3) Orgasmusfähigkeit als Kriterium (der später in den Ergebnissen berichteten empirischen Untersuchung) in bezug auf Therapieziel und -erfolg wird definiert als:

1. die Möglichkeit, durch irgendwelche *innerliche* und/oder äußerliche *Selbststimulierung* (S) den Orgasmusreflex (R) auszulösen und zu erleben (R= C+); und zwar in mindestens 50% aller sexuellen Situationen ($S^D$sex.);

2. die Möglichkeit, durch irgendwelche *innerliche* und gleichzeitig *spezifische äußerliche* Stimulierung beim *Koitus* (Stimulierung der Vagina durch den Penis), ohne irgendwelche zusätzlichen äußerlichen Stimulierungen, den Orgasmusreflex auszulösen (R) und zu erleben (R= C+); und zwar in mindestens 50% aller sexuellen Situationen ($S^D$sex). Das unterscheidende Merkmale zu 1. liegt darin, daß die (zumindest äußerlich beobachtbare) relevante sexuelle Reizung nur durch den Koitus erfolgt, also durch diese spezifische und exklusive Art der äußerlichen Fremdstimulierung;

3. die Möglichkeit, durch irgendwelche *innerliche* und/oder *äußerliche Selbststimulierung* und/oder *Fremdstimulierung in Gegenwart des Partners(!)* den Orgasmusreflex auszulösen und zu erleben; und zwar in mindestens 50% aller sexuellen Situationen. Das unterscheidende Merkmal zu 1. liegt im Umstand der Gegenwart des Partners. Das unterscheidende Merkmal zu 2. liegt darin, daß irgendwelche beliebigen sexuellen Stimulierungen *(ausgenommen den Koitus!)* zum Orgasmusreflex und -erleben führen.

## 5.2 Häufigkeit und Verbreitung sexueller Dysfunktionen, speziell der orgastischen Dysfunktion bei Frauen

Da in den bisherigen Untersuchungen meist verläßliche Definitionen der jeweilig untersuchten und therapierten sexuellen Dysfunktion und verläßlich definierte Kriterien für Therapieerfolg fehlen, ist es auch heute noch kaum möglich, verläßliche Zahlen über Häufigkeit und Verbreitung der orgastischen Dysfunktion bei Männern und Frauen zu erhalten. Wenn nämlich schon die Sexualwissenschaftler als Fachleute mit unterschiedlichsten Definitionen und Erklärungsmodellen Verwirrung stiften, wird die Konfusion und Mißverständlichkeit erst recht unüberschaubar, wenn Laien dazu befragt werden. Hinzu kommt die immer noch verbreitete allgemeine Peinlichkeit und Tabuisierung des Themas, um die Verläßlichkeit solcher Daten vollends zu ruinieren. Unter diesen Vorbehalten sind die folgenden berichteten Daten nur mit Vorsicht zu genießen. Es werden dazu nur die Untersuchungen einbezogen, in denen einigermaßen verläßlich und hauptsächlich die primäre orgastische Dysfunktion bei Frauen diskutiert wird.

Der *Kinsey*-Report (1953) stellt fest, daß 30% der Frauen, die an seiner Untersuchung teilnahmen, bis zur Eheschließung keinen Orgasmus erlebten. Und daß 10 Jahre nach der Heirat immer noch 10% primär anorgastisch waren.

Mehr als die Hälfte aller Frauen (193 von 342), die an dem Behandlungs- und Forschungsprojekt von *Masters* & *Johnson* (1970) an der Reproductive Biology Research Foundation in St. Louis teilnahmen, wurden vorher als primär anorgastisch diagnostiziert.

Basierend auf ihren Erfahrungen aus dem Sexualtherapieprogramm an der Payne Whitney Clinic in New York, schätzt *Kaplan* (1974) die Zahl der primär anorgastischen Frauen auf 8–10%. Von den orgasmusfähigen 90% der Frauen sind weniger als 50% durch den Koitus allein orgasmusfähig.

Der *Hite*-Report (*Hite*, 1977) beziffert die Zahl der primär anorgastischen Frauen auf 29%. Die Zahl der irgendwie in ihrem Orgasmuserleben gestörten Frauen (primär, sekundär oder situativ) beläuft sich insgesamt auf 50–60% der erwachsenen weiblichen Bevölkerung. Von den orgasmusfähigen Frauen erreichen nur 30% den Orgasmus durch unsere gesellschaftlich gebilligte Form der Sexualität, die Penetration, den Koitus. Die restlichen 70% der orgasmusfähigen Frauen brauchen irgendwelche zusätzliche Stimulierung, meist an der Klitoris und durch den Partner.

In bezug auf die allgemeine Verbreitung sexueller Funktionsstörungen schließen *Masters & Johnson* (1970), daß über 50%/o der erwachsenen nordamerikanischen Bevölkerung zu irgendeinem Zeitpunkt ihres Lebens unter einer sexuellen Dysfunktion gelitten haben oder noch leiden. Über die Verhältnisse in der Bundesrebublik Deutschland lagen bis vor kurzem keinerlei auch nur annähernd verläßliche Angaben vor. 1977 veröffentlichte die Abteilung für Sexualforschung der Psychiatrischen und Nervenklinik der Universität Hamburg (*Schorsch, Schmidt* u. a.) für den Raum Hamburg eine Analyse des Umfangs und Bedarfs an Sexualberatung und Sexualtherapie. Die wichtigsten Ergebnisse dieser Bedarfsanalyse sollen hier in drei Punkten wiedergegeben werden:

(1) Im Hinblick auf die Diagnose überwiegen ganz eindeutig die sexuellen Funktionsstörungen. Von 100 Patienten mit sexuellen Störungen klagen 95 über eine sexuelle Funktionsstörung und nur etwa 5 suchen Rat und Behandlung wegen einer sexuellen „Abweichung".

(2) Die Hochrechnung der Fragebogendaten ergibt folgende Minimal- und Maximalschätzungen der Patienten, die in einer Woche einen Hamburger Arzt wegen einer sexuellen Haupt- oder Nebensymptomatik aufsuchen: Pro Woche 1081 Personen (Minimalschätzung) bzw. 3035 Personen (Maximalschätzung) wegen einer Hauptsymptomatik. Pro Woche 1203 Personen (Minimalschätzung) bzw. 3181 Personen (Maximalschätzung) wegen einer sexuellen Nebensymptomatik. Insgesamt sind es 2284 Personen (Minimalschätzung) bzw. 6216 Personen (Maximalschätzung), die innerhalb einer Woche einen Arzt wegen einer sexuellen Haupt- oder Nebensymptomatik aufsuchen. „Es ist sicherlich nicht zu hoch gegriffen, wenn man davon ausgeht, daß pro Woche 3000–4000 Personen mit einem sexuellen Problem einen Arzt aufsuchen, davon jede zweite mit einem sexuellen Problem als Hauptsymptomatik" (S. 586). Um zu einer realistischen Schätzung des Bedarfs zu kommen, wie er auf ein ganzes Jahr bezogen ist, darf man natürlich, aus verschiedenen Gründen, nicht einfach die Zahl pro Woche mal 52 multiplizieren. „Man kann aber davon ausgehen, daß allein in Hamburg die Patientenzahlen in die Zehntausende gehen" (S. 587).

(3) Die Versorgung der betroffenen Personen mit sexuellen Störungen ist bislang völlig unzureichend. An therapeutischen Maßnahmen wurden vor allem unspezifische Beratungsgespräche und die medikamentöse Behandlung mit Psychopharmaka, sogenannte Aphrodisiaka, sowie Hormonpräparate genannt. Auch unter Berufung auf die von den befragten Ärzten gegebenen Rückmeldungen schließen *Schorsch* und seine Mitarbeiter auf völlig unzureichende und hilflose Behandlungsmethoden. Sie selber müssen die Zahl der Patienten ihrer poliklinischen Sprechstunde, die mit sexuellen Störungen zu ihnen kommen, auf maximal 450 im Jahr begrenzen. „Gemessen an dem tatsächlichen Bedarf an Beratung und Behandlung sexueller Probleme und Störungen ist diese Zahl verschwindend gering" (S. 585). Und weiter heißt es in der Bedarfsanalyse von *Schorsch* und seinen Mitarbeitern: „Viele von ihnen haben langjährige, erfolglose und oft kostspielige Behandlungsversuche hinter sich, die von Gesprächen Medikamentenverordnungen bis zu operativen Eingriffen reichen – ganz abgesehen von ambulanten und stationären Behandlungen, Kuren usw., die durch Symptomverlagerung oder die Somatisierung chronisch sexueller Konflikte notwendig werden" (S. 585).

Die Versorgungsnotlage drückt sich also nicht nur quantitativ aus, sondern auch in der Qualität des Angebots. Was wohl in der Studie von *Schorsch* unter „unspezifischen Beratungsgesprächen" verstanden werden muß, lassen die Erfahrungen unserer eigenen Klientinnen mit ihren Frauenärzten vermuten: „Seien Sie doch froh, daß Sie keinen Orgasmus kriegen, dann werden Sie nicht so schnell alt!" Oder: „Im Krieg, wenn die Männer weg sind, dann haben die anderen (Anm.: gemeint sind die orgasmusfähigen Frauen) viel mehr zu leiden!" Oder, zu einer 19jährigen: „Da müssen Sie einfach noch ein paar Jahre warten, später kommt das ganz von alleine, wenn Sie reifer sind!"

Aktuellste und auf die Bundesrepublik bezogene Informationen über sexuelles Verhalten und Erleben liefert der sog. *Ralf*-Report („Repräsentative Analyse sexueller Lebensformen") von *Eichner* & *Habermehl* (1978). Dazu wurden 2000 bundesdeutsche Männer und Frauen „repräsentativ" befragt. Mutmaßte noch *Hite* (1977), daß nur ca. 30% aller Frauen orgasmusfähig seien, so sollen es nach diesem Report ca. 60–70% sein. So wie insgesamt durch den *Ralf*-Report eine Tendenz zieht, in der Bundesrepublik sei in bezug auf Sexualität alles besser, zufriedenstellender und häufiger, so erscheint der *Ralf-Report* für den aufmerksamen Leser eher als Ehrenrettung der deutschen Männer gedacht – ein Jahr, nachdem die amerikanische Sexologin *S. Hite* durch die Länder zog und die Männerwelt erschütterte.

## 5.3 Bisherige Forschungsarbeiten über die Behandlung der orgastischen Dysfunktion bei Frauen

Auch in dieser Frage gilt, wie schon vorher beschrieben, die Problematik verwirrender oder gänzlich fehlender Definitionen der Störung und der Therapie-Erfolgskriterien. Die sowieso schon reduzierte Zahl der vom Methodischen her diskussionswürdigen Untersuchungen reduziert sich weiterhin dadurch, daß die wenigsten davon noch als mit dieser Untersuchung vergleichbar übrigbleiben. Zu dieser Verwirrung trägt auch bei, daß manche Autoren die subjektive Einschätzung des Klienten und nicht objektive Kriterien zur Messung des Behandlungserfolgs einsetzen. Nämlich so, wie z. B. *Courtenay* (1969, S. 211) schreibt: „Das war in dem Sinne eine erfolgreiche Behandlung, als die Patientin ihr Bedauern über das Ausbleiben des Orgasmus aufgeben konnte." Überdies lassen die wenigsten überhaupt vorhandenen, mehr oder weniger methodischen systematischen Studien zur Erfolgskontrolle der Therapie der Anorgasmie und schlüssige Erklärungszusammenhänge zwischen Behandlungsmethode und Behandlungserfolg zu. Meist sogar in dem Sinne, daß die Behandlungsschritte gar nicht oder nur unzureichend detailliert werden. Und so komplex Behandlungsschritte auch sein mögen, zumindest sollten sie in ihrer ganzen Komplexität konkret beschrieben werden. Durch entsprechende methodische und statistische Maßnahmen die komplexen Zusammenhänge zwischen Maßnahme und Erfolg auszuschlüsseln wäre eine weitere Sache. Alle diese Mängel haben sich eigentlich erst seit *Masters & Johnson* (1966 und 1970) und seit der Einführung lerntheoretisch orientierter, verhaltenstherapeutischer Behandlungsmethoden in die Sexualtherapie (*Kaplan,* 1974; *Barbach,* 1975; *Annon,* 1975) entscheidend verändert. Alle bis dahin vorliegenden traditionellen Psychotherapiebemühungen waren mehr oder weniger insgesamt erfolglos und für die Belange der Erfolgskontrolle methodisch zweifelhaft oder unbrauchbar. Die Erfolglosigkeit der „Vorzeit" steht in krassem Kontrast zum Ertrag der lerntheoretisch orientierten, verhaltenstherapeutischen Therapiemaßnahmen, die darauf beruhen, sexuelle Dysfunktionen als falsch gelernte oder gar nicht gelernte Verhaltensweisen zu sehen und den Therapieerfolg auf systematisches Neu- oder Umlernen zu fundieren. „Sowie eine organische Pathologie ausgeschlossen werden kann, kann die sexuelle Dysfunktion als ein gelerntes Phänomen gesehen werden, das internal durch Leistungsangst und external durch eine nichtbekräftigende Umwelt, meist in Form und Gestalt des Sexualpartners, aufrechterhalten wird. Zusätzlich tragen fehlendes sexuelles Geschick, fehlende relevante Kenntnisse und Kommunikationsmöglichkeiten beim einen oder bei beiden Partnern zur sexuellen Dysfunktion bei" (*Lobitz* & *Lo Piccolo*, 1972, S. 265).

Nach einer Vorauswahl gemäß methodischer Brauchbarkeit und definitorischer Eindeutigkeit bleiben m. E. zur Darstellung folgende Untersuchungen übrig: *Masters* & *Johnson* (1970), *Lobitz* & *Lo Piccolo* (1972), *Obler* (1973), *Kohlenberg* (1974) und *Barbach* (1975).

*Masters* & *Johnson* untersuchten die Behandlungserfolge bei 193 als primär anorgastisch diagnostizierten Frauen an ihrer Klinik. Von diesen 193 Frauen wurden nur 32 (16,7%) nicht orgastisch. Bei einer Nachuntersuchung über Telefon fünf Jahre später waren von den 161 erfolgreich therapierten Frauen 159 immer noch in gleicher Weise orgastisch. Somit belief sich die Erfolgsquote auf 82,4%. Leider wird über die Art der Stimulierung zum Orgasmus keine Angabe gemacht. Selbststimulierungsmethoden werden angedeutet, aber deren Einsatz als Therapiemethode nicht eindeutig erklärt. Die für *Masters* & *Johnson* typischen Behandlungsmethoden und deren schrittweise Abfolge (14tägiges Intensiv-Behandlungsprogramm, weg vom Wohnort der Klienten, in St. Louis. Das 2 : 2-System, d. h. ein gemischtgeschlechtliches Therapeutenteam, behandelt das Paar. Sensate-Focus I und II usw.) sind die inzwischen wohl bekanntesten und weltweit am ehesten modellhaft gewordenen Verfahrensweisen. Die Kenntnis dieser Methoden wird hier vorausgesetzt und nicht näher erläutert. Der eindrucksvollen Erfolgsquote stehen erhebliche Bedenken bezüglich der allgemeinen Verwendbarkeit dieser Methode gegenüber (vgl. Kapitel über ethische Aspekte der Sexualtherapie und Sexualität S. 48). Die Kritik an dieser Untersuchung (nicht an der Behandlungsmethode!) beläuft sich auf folgende Punkte: Erstens die extrem positive Selektion der Klientel, daß nämlich nur solche Frauen einbezogen wurden, die viel Geld für die Kosten eines 14tägigen Urlaubs zu zweit in St. Louis plus Behandlungskosten und dazu einen kooperativen Partner mitbringen konnten. Dabei wiegt wahrscheinlich der Umstand des kooperativen Partners als Erfolgs-Prädiktor am schwersten in bezug auf Moral und Motivation zur Therapie. Nach meinen eigenen Erfahrungen sind die allerwenigsten Männer bereit, an der Orgasmustherapie ihrer Partnerinnen direkt teilzunehmen. In der von mir durchgeführten und berichteten Studie nehmen die männlichen Partner nur in dem Sinne teil, daß sie zu Hause die therapiebegleitenden Fragebögen auch ausfüllten und auf freiwilliger Basis – ebenfalls zu Hause – an 2–3 Übungen während der Therapie der Frau teilnahmen. Die zweite kritische Anmerkung zur Studie von *Masters* & *Johnson* betrifft das für amerikanische Verhältnisse fast schon übliche Fehlen einer Kontrollgruppe zur Experimentalgruppe.

*Lobitz* & *Lo Piccolo* führten folgende Neuerungen ein: 1. Die Klienten führen während der Therapie täglich Buch über die Durchführung der verschiedenen therapeutisch verschriebenen Verhaltensmaßnahmen („Hausaufgaben") und über andere relevante sexuelle Aktivitäten. 2. Die Therapeuten verhängen für die Nicht-Einhaltung von Therapiemaßnahmen systematisch gestaffelte Geldstrafen, die sich steigern und schließlich zum vorzeitigen Abbruch der Therapie führen können („incentive deposit"). 3. Es werden spezifische Interaktionen im Zusammenhang mit Sexualität im Rollenspiel eingeübt (z. B. Ablehnen oder Initiieren des Sexualverkehrs, verbaler Austausch über eigene sexuelle Wünsche und Vorstellungen). 4. Rollenspiel des Orgasmusverhaltens wird aktuell und konkret geübt, um damit Scham und Angst in bezug auf den Ausdruck solchen sexuellen Verhaltens in Gegenwart des Partners zu desensibilisieren. 5. Der Therapieplan sieht die systematische Nutzung der Selbststimulierung zum Erlernen adäquater sexueller Stimulierung und befriedigenden sexuellen Erlebens vor; und 6. die Therapeuten erklären den Klienten die Hintergründe der Therapie und relevante Selbsthilfe-Maßnahmen, die nach Beendigung der Therapie ohne die Therapeuten ergriffen werden können (Selbstkontrolle).

Der ursprüngliche Therapieplan von *Lobitz* & *Lo Piccolo* sieht – wie bei *Masters* & *Johnson* – ein gemischtes Ko-Therapeutenpaar vor, das mit einem Klientenpaar einmal wöchentlich für die Dauer von 15 Wochen arbeitet. Dazwischen werden „Hausaufgaben" verschrieben, die sich im Kern um das „Neun-Stufen-Programm der Selbststimulierung" drehen. Im Unterschied zu *Masters & Johnson* geschieht die Behandlung ambulant und sozusagen „vor Ort", um nicht den Alltag der Klienten zu unterbrechen und damit um so besser eine Generalisierung der Therapieerfolge auf den Alltag zu ermöglichen. Die Erfolgsquote wird von *Lobitz & Lo Piccolo* mit 100% angegeben. Von den 8 behandelten Ehepaaren wurden alle 8 Frauen orgasmusfähig durch Selbststimulierung oder klitorale Stimulierung durch den Partner. 6 von diesen 8 Frauen wurden darüber hinaus orgasmusfähig via Koitus, wobei zwei dieser 6 Frauen noch der zusätzlichen klitoralen Stimulierung während des Koitus bedurften. Die eindrucksvolle Erfolgsquote wird lediglich überschattet durch 1. das übliche Fehlen einer echten Kontrollgruppe, 2. fehlende Angaben bezüglich der Selektion der Klientel und 3. die sehr kleine Stichprobe.

Der Kern des Behandlungsprogramms von *Lobitz & Lo Piccolo* ist zweifellos das von ihnen selber entworfene „Neun-Stufen-Programm der Selbststimulierung". Es ist in der Abfolge in der Art einer systematischen Desensibilisierung ‚in vivo' entworfen. Über die systematische Desensibilisierung von Angst und Scham gegenüber der eigenen sexuellen Erregung und gegenüber der Anwesenheit eines Partners hinaus regt das Neun-Stufen-Programm zu verbesserten sexuellen Stimulierungs- und Erlebensmöglichkeiten und zu verbesserten sexuellen Kommunikationsmöglichkeiten zwischen den Partnern an. Das „Neun-Stufen-Programm der Selbststimulierung" ist detailliert im Kapitel „Verhaltenstherapie und Sexualtherapie" dargestellt (siehe S. 85).

*Kohlenberg* behandelte 15 heterosexuelle Paare nach der *Masters-&-Johnson*-Methode. Der Therapieerfolg für die vorher als primär anorgastisch diagnostizierten Frauen stellte sich für 7 Paare ein. Die dabei zum Orgasmus führende Stimulierungsart wird nicht präzisiert. Drei der 8 erfolglosen Ehepaare wurden darauf mit dem „Neun-Stufen-Programm der Selbststimulierung" von *Lobitz & Lo Piccolo* behandelt, woraufhin alle drei Frauen orgastisch wurden (Stimulierungsart nicht angegeben). Vier zusätzliche Ehepaare, bei denen die Frau primär anorgastisch war, wurden kombiniert nach *Masters & Johnson* und *Lobitz & Lo Piccolo* behandelt, mit einer Erfolgsquote von 100%. *Kohlenberg* schloß daraus, daß die systematische Anweisung zur Selbststimulierung der entscheidende Erfolgsfaktor ist.

*Obler* verglich drei Gruppen von Klienten mit funktionellen sexuellen Störungen miteinander. Darunter befanden sich auch primär anorgastische Frauen. Jede Gruppe bestand aus 22 Klienten, die nach Art der Störung, Alter, Dauer der Störung und Art der Partnerbeziehung vergleichbar aufgeteilt waren. Behandelt wurde nur der betroffene Partner, nicht das Paar!

Die erste Gruppe erhielt eine modifizierte systematische Desensibilisierung ‚in vivo', und zwar über 15 Sitzungen je 45 Minuten. Vier dieser Sitzungen wurden einem speziellen Selbstsicherheitstraining gewidmet, das dazu dienen sollte, Ängste in bezug auf den Umgang und Kontakt mit Personen des anderen Geschlechts zu meistern. Die systematische Desensibilisierung enthielt eine Hierarchie sexueller Ängste, die individuell auf den jüngsten Erfahrungen des Klienten beruhte. Der Klient war angehalten, sich der spezifischen sexuellen Aktivität ‚in vivo' so lange zu enthalten, bis sie in der Hierarchie an die Reihe kam.

Die zweite Gruppe erhielt eine konventionelle psychoanalytische Gruppentherapie über denselben Zeitraum. (Anmerkung: Ein so kurzer Zeitraum ist natürlich für eine vergleichbare psychoanalytische Behandlung unsinnig!)

Die dritte Gruppe erhielt als Warte- und Kontrollgruppe keinerlei Behandlung.

Als Ergebnis ergaben sich 82% Erfolg in der lerntheoretisch orientierten Therapiegruppe. Bei den beiden anderen Gruppen ergaben sich je 3% Erfolg. Daß sich auch die Ergebnisse der Kontroll- und Wartegruppe mit 3% Erfolg positiv veränderten, läßt sich in dem Sinn interpretieren, daß allein der Motivationsfaktor des Wartens auf die Therapie in Verbindung mit den begleitenden diagnostischen Untersuchungen sich therapeutisch auswirken kann. Die guten Erfolge der ersten Gruppe sind ein brauchbarer Hinweis auf die Wirksamkeit systematischer Desensibilisierung ‚in vivo' bei der Behandlung von Orgasmusstörungen.

Die Systematische Desensibilisierung ‚in sensu' und ‚in vivo', wie von *Wolpe* & *Lazarus* (1966) entwickelt und beschrieben, ist inzwischen von verschiedenen Leuten zur Behandlung von sexuellen Dysfunktionen verwendet worden. Und zwar auf der Basis der

Überlegung, daß es bei der Behandlung sexueller Dysfunktionen vor allem um die Beseitigung sexueller Ängste geht, die als klassisch konditioniert im Sinne *Pawlows* wie eine Phobie begriffen werden können (*Lazarus*, 1964; *Kockott, Dittmar* & *Nusselt*, 1977; *Husted*, 1972). Die methodisch besonders verläßlich durchgeführte Studie von *Husted* gibt interessanten näheren Aufschluß. Mit der Methode der Systematischen Desensibilisierung erreichte *Husted* (1972) eine signifikante Reduzierung von sexuellen Ängsten. Frauen, die nur hin und wieder einen Orgasmus erreichten, erlebten ihn nach der Therapie signifikant häufiger. Es zeichnete sich damit die reziproke Beziehung zwischen Angst und sexueller Erregung (*Wolpe* & *Lazarus*, 1966) in dem Sinne ab, daß mit der schwindenden Angst ein Zuwachs an positiver sexueller Erregung zu verzeichnen war. Dieses Phänomen reichte jedoch nicht aus, um die an der Untersuchung beteiligten primär anorgastischen Frauen orgasmusfähig werden zu lassen. Die daraus zu ziehende wichtige Schlußfolgerung besteht darin, daß es nicht allein ausreicht, die Angst zu reduzieren, um primäre orgastische Dysfunktionen zu heilen. Das stimmt mit den Hinweisen von *Ramsey* (1974) und *Barendregt* (1973) überein, die der Meinung sind, daß die Reduzierung negativer Affekte, wie Angst, Ekel, Scham über die Systematische Desensibilisierung nicht ausreiche, um sozusagen „automatisch" die Verbindung von positiven Affekten wie Lust, Spaß, Freude mit dem vormals aversiven Stimulus zu erreichen (vgl. das Modell des Emotional-Training von *Ramsey*, 1974, im Kapitel „Verhaltenstherapie und Sexualtherapie", S. 88). Nach der Devise: Wenn ich keine Angst mehr davor habe, habe ich noch lange keinen Spaß daran!

*Barbach* entwickelte einen in mancher Hinsicht ganz neuartigen und revolutionären psychotherapeutischen Ansatz zur Behandlung der primären orgastischen Dysfunktion bei Frauen. Auf sie geht die Ummünzung des Begriffs „Anorgasmie" oder gar „Frigidität" zu „Präorgasmie" zurück. Sie will damit einfach eine optimistischere und weniger psychopathologisch diskriminierende Ausdrucksform finden. Ihre Therapiemethode weist folgende Merkmale auf: 6 Frauen werden ohne direktes Einbeziehen ihrer Partner allein über den Zeitraum von 5 Wochen mit zwei $1^{1}/_{2}$stündigen Sitzungen pro Woche in Gruppentherapie von zwei weiblichen Ko-Therapeutinnen behandelt. Die Gründe für die Ausschließung der männlichen Partner von der direkten Beteiligung an der Therapie sind:

1. Die Wichtigkeit und Notwendigkeit, eine Therapiemethode zu haben, die allen Frauen zugänglich ist, egal, ob sie einen Partner haben oder nicht, egal, ob ihr Partner direkt mitarbeitswillig ist oder nicht.
2. Konzentration auf die Frau allein, um ihr die Gelegenheit zu geben, zunächst für sich allein und ohne Druck und Ablenkung durch den Partner erste Schritte zu befriedigendem sexuellem Erleben zu erlernen. Erst danach soll das sicher Erlernte auf die partnerschaftliche Situation übertragen werden.
3. Da ängstliche Selbstbeobachtung und Leistungsdruck meist mit der Gegenwart des Partners zusammenhängen, soll zunächst eine Atmosphäre geschaffen werden, in welcher angstfreies Neuerlernen ermöglicht wird.
4. Da sich für viele Frauen die Angst vor dem Orgasmus als Angst vor Überdosierung, Kontrollverlust und anderen schlimmen Folgen seitens der Umwelt darstellt, gibt die zunächst ausschließliche Beschäftigung mit sich allein der Frau die Gelegenheit, in Ruhe und ohne Angst die vormals gefürchteten sexuellen Reize selber zu dosieren und auszuprobieren.
5. Betonung des Prinzips der Selbstverantwortlichkeit dadurch, daß die betroffene Frau eine befriedigende eigene Sexualität unabhängig von den Aktionen und Reaktionen des Partners zu erfahren lernt.

Für die Zeiträume zwischen den einzelnen Gruppensitzungen werden sogenannte „Hausaufgaben" im Sinne des „Neun-Stufen-Programms der Selbststimulierung" von *Lobitz* & *Lo Piccolo* (1972, S. 167 ff.) verschrieben. Die gemeinsamen Gruppensitzungen dienen dem Austausch von Erlebnissen und Erfahrungen mit den verschriebenen Übungsaufgaben und der gemeinsamen Diskussion und Veränderung von destruktiven Klischees und Einstellungen in bezug auf Sexualität und Orgasmuserleben. Außerdem dienen sie der Vermittlung von relevanten Informationen über die männliche und weibliche Sexualität.

An der Untersuchung nahmen 83 primär anorgastische Frauen teil. Zum Ende der Therapie waren 91,6% der Frauen orgasmusfähig durch Selbststimulierung.

Die beiden Hauptaufgaben, die sich im Anschluß an dieses Ergebnis für *Barbach* stellten, waren die nach der Stabilität der neu erlangten Orgasmusfähigkeit über die Folgezeit und die nach der Generalisierbarkeit der Orgasmusfähigkeit durch Selbststimulierung auf partnerschaftlich-sexuelle Stimulierungsmöglichkeiten, den Koitus eingeschlossen.

Dazu wurden von den oben bezeichneten 91,6% 17 Frauen repräsentativ ausgesucht und 8 Monate später noch einmal untersucht. In jedem einzelnen Fall war die Orgasmusfähigkeit durch Selbststimulierung verläßlich erhalten geblieben. 15 Frauen erreichten den Orgasmus jetzt aber auch durch partnerschaftliche sexuelle Stimulierung. Diese wurden jedoch nicht näher spezifiziert, so daß nicht erkennbar ist, wie viele allein durch koitale Stimulierung orgasmusfähig geworden waren. Insgesamt bestätigt jedoch diese Untersuchung eine hohe Effizienz, gute Stabilität und weitgehende Generalisierungsmöglichkeiten.

*Barbach* führt diesen Therapieerfolg wesentlich auf folgende Faktoren zurück:
1. die moralische Unterstützung durch die Gruppe, d. h. vor allem durch andere Frauen mit dem gemeinsamen „Schicksal";
2. die moralische Entlastung und Ermunterung zu sexuellen Alternativen durch Therapeuten und Gruppe;
3. die Konfrontation mit den beiden ebenfalls weiblichen Kotherapeutinnen, die gleichzeitig als Modell wirken;
4. die eindeutige Benennung des Prinzips der Selbstverantwortlichkeit;
5. die Anwendung des Selbststimulierungsprogramms als wesentliche sexuelle Lernhilfe.

Diese Faktoren beruhen jedoch leider nur auf Vermutungen und nicht etwa auf dem methodisch sauberen Vergleich verschiedener Therapiegruppen mit definierten unterschiedlichen Behandlungsbedingungen. Des weiteren fehlt bei *Barbach* wieder die eigentlich zur Erklärung der Wirksamkeit notwendige Vergleichsgruppe in Form der Wartegruppe, die als Kontrollgruppe fungiert. Schließlich ist als weiterer Nachteil zu bewerten, daß die einzelnen therapeutischen Interventionen und ihre systematische Abfolge zu ungenau beschrieben werden, so daß dieses spezielle Behandlungskonzept nur schwer wiederholbar ist.

Eine der *Barbach*-Studie inhaltlich und methodisch vergleichbare Untersuchung wurde 1976/77 an der University of California in Los Angeles durchgeführt (*Golden* und Mitarbeiter, unveröffentlicht). Der therapeutische Ansatz war dem von *Barbach* weitgehend vergleichbar, lediglich die Methodik war verbessert durch die Berücksichtigung einer Kontrollgruppe im Untersuchungsplan, allerdings bei einer relativ kleinen Stichprobe von jeweils ca. 10 Teilnehmerinnen. Gemessen wurden die Veränderungen durch die Gruppentherapie nicht nur an dem einen Kriterium der Orgasmusfähigkeit, sondern an insgesamt drei Kriterien:

(1) Orgasmusfähigkeit   a) durch Selbststimulierung
                                      b) durch partnerschaftliche sexuelle Stimulierung
                                      c) durch Koitus allein
                                      d) durch jegliche Stimulierung
(2) Häufigkeit der sexuellen Aktivitäten
(3) Subjektive Zufriedenheit mit sexuellen Aktivitäten.

Dabei ergaben sich folgende Werte im Vergleich der Experimentalgruppe und der Kontrollgruppe:

zu (1) Orgasmusfähigkeit (3 Monate nach Therapie-Abschluß):

| Aktivität | Experimentalgruppe | Kontrollgruppe |
|---|---|---|
| a) Selbststimulierung | 100% | 23% |
| b) partnerschaftl. St. | 83% | 19% |
| c) Koitus | 45% | 0% |
| d) jegliche Stimulierung | 100% | 36% |

*Anmerkungen:* Die Werte bei c) Koitus stellen den prozentualen Anteil von b) partnerschaftliche Stimulierung dar und nicht vom Gesamt. Die positive, ebenfalls signifikante Veränderung in Richtung Orgasmusfähigkeit bei der Kontrollgruppe wird erklärt durch die Tatsache, daß die Teilnehmerinnen dieser Gruppe als echte Wartegruppe auf die Therapie und durch das umfangreiche sexual-diagnostische Untersuchungsmaterial (bei beiden Partnern!) zu eigenen spontanen therapeutischen Schritten angeregt wurden.

zu (2) Häufigkeiten der sexuellen Aktivitäten:
Über die drei Zeitmeßpunkte ergaben sich für die Kontrollgruppe die (Mittel-)Werte 64 (vor der Therapie), 65 (nach der Therapie) und 63 (drei Monate nach dem Therapieende), für die Experimentalgruppe: 62, 93 und 86. Zu beiden Zeitpunkten nach der Therapie ergaben sich sehr signifikante Verbesserungen sowohl zum Zeitpunkt vor der Therapie als auch im Vergleich mit der Kontrollgruppe.

zu (3) Zufriedenheit mit sexuellen Aktivitäten:
Über die drei Zeitmeßpunkte ergaben sich für die Kontrollgruppe die (Mittel-)Werte: 85, 86 und 88, für die Experimentalgruppe dagegen die Werte: 79, 107 und 120. Zu beiden Zeitpunkten nach der Therapie ergaben sich sehr signifikante Verbesserungen sowohl im Vergleich zum Zeitpunkt vor der Therapie als auch im Vergleich mit den Werten der Kontrollgruppe.

Zum Abschluß noch eine deutsche Studie zur Erfolgskontrolle sexualtherapeutischer Bemühungen, die zwar nicht spezifisch auf die Therapie der Anorgasmie bezogen ist, dafür aber empirisch und methodisch verläßlich allgemein Arbeits- und Erfolgsmöglichkeiten lerntheoretisch orientierter Methoden bei sexuellen Funktionsstörungen ausleuchtet: In der Zeit von 1971 bis 1977 entwickelten und erprobten die Mitarbeiter der Abteilung für Sexualforschung der Psychiatrischen und Nervenklinik der Universität Hamburg (*Schorsch* u. a., noch unveröffentlicht) „eine allen sozialen Schichten zugängliche, zeitsparende, kostengünstige ambulante Paartherapie für sexuelle Funktionsstörungen (Erektionsstörungen, Ejakulationsstörungen, Orgasmusstörungen, Vaginismus)". Im Rahmen dieses Projekts, in dem hauptsächlich Modifikationen des *Masters-&-Johnson*-Modells (1970) erprobt wurden, wurden etwa 250 Paare behandelt. Der Therapieerfolg wird mit 80% beziffert.

## 5.4 Die Integrative Sexualtherapie: Grundsätzliche Merkmale

(1) Die Gruppengröße umfaßt ca. 10 Teilnehmer/innen. Damit ist eine Verdoppelung der Teilnehmerzahl im Vergleich zu amerikanischen Vorlagen (z. B. *Lobitz* & *Lo Piccolo* oder *Golden*) gegeben. Dies geschieht beileibe nicht nur aus ökonomischen Gesichtspunkten – wie hauptsächlich bei den Amerikanern betont –, sondern auch ganz wesentlich aus gruppendynamischen Gesichtspunkten: um nämlich damit auch das Mehrfache des Potentials an Erlebnisreichtum und Erfahrung, an gegenseitiger Stützung und an potenziertem Mut zur Veränderung auszuschöpfen. Damit verbunden wird jedoch der Hinweis nötig, daß „Gruppentherapie" und „Gruppendynamik" eben nicht nur vervielfachte einzeltherapeutische Prozesse darstellen, sondern ein ganz spezifisches Therapeutikum, das durch seine spezielle Dynamik neben den vielen Vorteilen auch Risiken birgt und dem

Psychotherapeuten spezielle Kenntnisse, Erfahrungen und Fähigkeiten abverlangt. Die für eine Gruppentherapie relativ hohe Teilnehmerzahl von ca. 10–12 Personen (plus den beiden Therapeuten) wird durch die Annahme gerechtfertigt, daß der Nachteil der Reduzierung in der Häufigkeit und Intensität der durchschnittlichen direkten und aktuellen therapeutischen Kontakte zwischen Therapeuten und Klienten während einer Therapiesitzung aufgewogen werden kann durch stellvertretende und modellhafte Lernprozesse (*Bandura*, 1969) auch bei den nicht direkt und aktuell angesprochenen Gruppenteilnehmern. Dies erscheint um so mehr als Möglichkeit gerechtfertigt, als – wie von *Masters* & *Johnson* hervorgehoben – die „edukative" Komponente, neben der psychotherapeutischen, einen wesentlichen Bestandteil einer jeden Sexualtherapie ausmacht. „Edukativ" bedeutet in erster Linie rationale und kognitive Aufklärung und Vermittlung von Fakten und Informationen. Die Vermutung läuft darauf hinaus, daß durch die wesentliche Mitbeteiligung der edukativen Komponente das Zahlenverhältnis „Therapeut pro Klienten" von nicht so ausschlaggebender Bedeutung ist wie bei der Psychotherapie, bei der das wesentliche psychotherapeutische Agens in der aktuellen Beziehung zwischen Therapeuten und Klienten vermutet wird, wie zum Beispiel in der Psychoanalyse mit „Übertragung", „Gegenübertragung" und „Widerstand".

(2) Die Therapeuten begegnen den Klienten in einem gemischtgeschlechtlichen Team, d. h., es arbeiten eine Frau und ein Mann gemeinsam als Therapeuten. Bislang tauchten in den amerikanischen Vorlagen von sexualtherapeutischen Frauengruppen nur Frauen als Therapeuten auf (*Barbach, Golden, Dodson*). Schon *Masters* & *Johnson* (1970) hatten die psychotherapeutische Präsenz eines männlichen und weiblichen Therapeuten als gemeinsames Team vorgeschlagen, um die unterschiedliche Gedanken- und Gefühlswelt der anwesenden männlichen und weiblichen Patienten besser verstehen und repräsentieren zu können. Dies galt allerdings nur für das für ihre Arbeitsweise so charakteristische 2 : 2-Modell einer modifizierten Einzeltherapie: ein Klienten-Paar begegnet einem Therapeuten-Paar. Sie dachten dabei noch nicht an die reine Frauengruppe oder reine Männergruppe als sexualtherapeutische Methode. Meine Erfahrungen mit der „fünfwöchigen Gruppentherapie für anorgastische Frauen", an der ja nur die Frauen selber direkt beteiligt waren, die Männer nur indirekt über therapiebegleitende diagnostische Meß-

verfahren und einigen „Hausaufgaben", zeigten, daß es sicherlich vielen Frauen leichter gefallen wäre, ohne die Gegenwart eines Mannes im absoluten Schonklima an ihren sexuellen Schwierigkeiten zu arbeiten, nicht aber unbedingt auch diese zu lösen. Durch die Gegenwart eines männlichen Therapeuten in der Frauengruppe („Angstgegner Nr. 1", so eine Patientin bei der ersten Gruppensitzung) oder eines weiblichen Therapeuten in der Männergruppe ergeben sich so viele zusätzliche psychotherapeutische Möglichkeiten, daß darauf nicht verzichtet werden sollte. Zum Beispiel die Möglichkeit eines spontan nach den Regeln des Psychodramas oder lerntheoretisch orientierten Verhaltenstrainings inszenierten Rollenspiels zu typischen oder individuellen schwierigen Situationen zwischen Frau und Mann. Zum Beispiel auch die Möglichkeit, daß die Teilnehmerinnen „aus erster Hand" etwas über Mentalität und typische sexuelle Schwierigkeiten von Männern erfahren können. Auch ist es ja schließlich unbestreitbar so, daß sexuelle Dysfunktionen ohne den sozialen Bezug, also ohne die Anwesenheit des Sexualpartners, wesenlos werden. Auch ist es so, daß sexuelle Ängste und Hemmungen grundsätzlich nicht nur an den speziellen Partner gebunden sind, sondern generalisiert an attraktive und interessante Vertreter dieses Geschlechts, aus dem der Sexualpartner gesucht wird; also: Männer in bezug auf sexuell attraktive Frauen und umgekehrt. Der Bewältigung von Ängsten kann es nur dienen, wenn das psychotherapeutische „Übungsfeld" so realistisch wie möglich ist. Die zur Zeit recht populäre, die Männer ausschließende „Wir-Frauen-unter-uns-Solidarität" kann diese vielen Vorteile nicht aufwiegen. Eine genauso konsequente wie zur Zeit noch moralisch verfemte Weiterverfolgung dieser psychotherapeutischen Überlegung besteht im Einsatz von sogenannten „Surrogatpartnern" in der Sexualtherapie (vgl. „Ethische Aspekte der Sexualtherapie", S. 36).

(3) Die spezifischen verhaltensorientierten sexualtherapeutischen Maßnahmen werden hier detaillierter und exakter, als bei den bisherigen Vorlagen üblich, auf ihre lerntheoretisch-verhaltenstherapeutischen Grundlagen zurückbezogen, um exaktere Arbeit mit geringerem Fehlerrisiko zu gewährleisten. Die als bedeutende Pionierarbeit anzuerkennenden Initiativen von *Masters* & *Johnson* (1966 und 1970) lassen gerade in diesem Punkt leider einige Wünsche offen. Viele sexualtherapeutischen Interventionen der sogenannten Neuen Sexualtherapie (*Kaplan* u. a.) lassen deutlich ihren lerntheoretisch-

verhaltenstherapeutischen Ursprung erkennen. Mehr aber auch nicht! Sehr viel solider zeigen sich darin *Lobitz* & *Lo Piccolo.* „Squeeze Technique" (*Masters* & *Johnson*), „Stop-Start" (*H. S. Kaplan*), „Sensate Focus" (*Masters* & *Johnson*), „Brücken-Manöver" oder das „Neun-Stufen-Programm der Selbststimulierung" geben dem Fachmann leicht die Prinzipien des klassischen (*Pawlow*) und des operanten (*Skinner*) Konditionierens zu erkennen, hauptsächlich die Prinzipien der Systematischen Desensibilisierung, der Habituation, des Flooding und anderer Reizüberflutungsmethoden, der Sukzessiven Approximation usw. Neben der exakteren Rückbeziehung auf traditionelle verhaltenstherapeutische Prinzipien und Standardverfahren erfolgt hier auch der Versuch, neuere Methoden wie zum Beispiel das Emotional-Training (*Ramsey, Barendregt* u. a.) zu integrieren. Dabei handelt es sich vor allem um die Berücksichtigung von Vorstellungen, wie nach der Beseitigung von sexuellen Ängsten der Aufbau von positiven emotionalen Reaktionen in bezug auf Sexualität – Spaß und Lust – erzielt werden kann. Ein solcher Zwei-Phasen-Therapieverlauf wird auch mit *Kaplans* sexualtherapeutischer Formel – wenn auch recht undeutlich – angedeutet: „Minimize inhibition, maximize stimulation!"

(4) Es werden die bislang in der neuen, vorwiegend verhaltensorientierten und nicht tiefenpsychologischen Sexualtherapie benutzten Methoden erweitert zu einem integrativen Konzept durch das Einbeziehen gestalttherapeutischer, bioenergetischer und gruppentherapeutischer Methoden. Mit dieser Integration von Einsicht/Bewußtsein/Kognition, Körper, Kontakt und Verhalten wird einer ganzheitlichen Persönlichkeitstheorie entsprochen, wie sie für die Gestalttherapie charakteristisch ist. Mit der Berücksichtigung genuin körpertherapeutischer Psychotherapiemethoden, wie sie gezielt die Bioenergetik (*Lowen, Kelemann,* nicht zu vergessen den Pionier *Reich*) und „beiläufig" die Gestalttherapie (*Perls,* die *Polsters, Simkin, Ofman* u. a.) bieten, wird ein gerade für die Sexualtherapie skandalöser blinder Fleck angegangen.

(5) Die Therapieziele und Erfolgskriterien der Integrativen Sexualtherapie werden nicht einseitig auf mechanistische Auffassungen von sexueller Funktionstüchtigkeit begrenzt, wie sie gerade für die bestehenden amerikanischen Vorlagen typisch sind. Mit der eben angesprochenen Ausweitung zur Ganzheitlichkeit von Verhalten, Be-

wußtsein, Kontakt und Körper hängt die hier vollzogene Umschichtung in der Hierarchie der Therapieziele zusammen, in deren Folge die sexuelle Funktionstüchtigkeit zwar durchaus ernstgenommen – wegen dieser Störung kommen die Menschen schließlich in die Therapie –, aber nicht mehr als oberstes Ziel überstrapaziert werden soll. Damit würde der Sexualtherapeut nämlich gerade diejenige Problematik noch zusätzlich fördern, die erfahrungsgemäß fast immer sexuellen Dysfunktionen zugrunde liegt: daß die sexuelle Funktion (Erektion, Ejakulation, Lubrikation, Orgasmusreflex) in überwertiger Weise zu ernstgenommen wird. Für die Integrative Sexualtherapie gilt als ungefähres Orientierungsmaß folgende Liste von Therapiezielen und Erfolgskriterien in folgender Reihenfolge:
1. Selbstbewußtsein (statt „Fremd"bewußtsein) und positives Selbstwertgefühl (kognitive Ebene)
2. Selbstsicherheit (Verhaltensebene, speziell im sexuellen Verhalten)
3. Selbstverantwortlichkeit und Selbstkontrolle (statt Schicksalsergebenheit und chronischer Partnerorientierung)
4. Positive Beziehung zum eigenen Körper und speziell zu den sexuellen Körperteilen und -funktionen
5. Harmonischer Kontakt zu anderen Menschen in Partnerschaft, Ehe und Familie
6. Sexuelle Zufriedenheit und Ausgeglichenheit
7. Sexuelle Funktionstüchtigkeit (bei der Frauengruppe speziell: Orgasmusfähigkeit zur freien Wahl bei verschiedenen Stimulierungsbedingungen).

(6) Die Gesamttherapie unterliegt einer formalen Aufteilung in zwei Zeitphasen: Zunächst – nach einem vorweggezogenen Treffen zum gegenseitigen Kennenlernen – findet massierte und dichtgedrängte psychotherapeutische Arbeit statt. Zweimal pro Woche Gruppensitzungen je ca. 2 Stunden; dazwischen täglich ca. 1–1½ Stunden Aufwand für die Erledigung der „Hausaufgaben", über einen Zeitraum von 5 Wochen, lassen kaum noch Vermeidung zu und bewirken für diese begrenzte Zeit totale Konzentration auf die Psychotherapie. Bereits bei einem Auswalzen der Therapieform auf 10 anstelle der 5 Wochen ist wieder das traditionelle Ausklinken, Vergessen, Vermeiden zwischen den Gruppentherapie-Treffen zu beobachten. Auf diese 5 Wochen Therapiephase folgen ca. 3 Monate Zeit ohne Präsenz der Therapeuten, aber – erfahrungsgemäß – mit mehreren „inoffiziellen" Gruppentreffen, die sich spontan – je nach Solidari-

sierung und Zusammengehörigkeitsgefühl der einzelnen Teilnehmer – ergeben. Die Erfahrung hat gelehrt, daß es ein prognostisch günstiger Faktor ist, wenn sich solche Gruppentreffen inoffiziell und ohne Zutun der Therapeuten ergeben (nämlich als Ausdruck von Selbstkontrolle und Selbstverantwortlichkeit!). In diesen drei Monaten nach der Therapie wird den Patienten Zeit und Ruhe gelassen, die neuen Erkenntnisse und Anregungen auszuprobieren und von der psychotherapeutischen Situation auf ihre Privatsphäre zu übertragen. Die notwendige Spannung und Motivation bleibt meist ohne weiteres dadurch erhalten, daß der offizielle Abschluß der Therapie mit gemeinsamer Bilanz der Erfolge (und Enttäuschungen) ja erst noch bevorsteht. Als zusätzlichen motivationalen Anreiz habe ich sehr wohl die therapiebegleitenden diagnostischen Meßverfahren zu schätzen gelernt. Abgesehen von der Erfahrung, daß Menschen sich offensichtlich in der Weise auch mehr bemühen, wie sie erleben, daß der Psychotherapeut sich um sie bemüht (Ausnahmen zugestanden!), wirken die Fragebögen und die mit ihnen gegebene Möglichkeit, sich konkret mit dem Stand des eigenen Verhaltens und Erlebens auseinanderzusetzen, auf das Verhalten und Erleben im Sinne des verhaltenstherapeutischen Prinzips des Self-Monitoring zurück. Die nicht zu unterschätzende psychotherapeutische Wirkung gezielter und konkret auf der Verhaltensebene formulierter diagnostischer Verfahren (vgl. Anhang) lernte ich eindrucksvoll kennen, als bei einer Kontroll- und Wartegruppe von 32 primär anorgastischen Frauen immerhin 22% innerhalb eines Testzeitraums von vier Monaten orgasmusfähig durch Selbststimulierung und ohne jedes weitere psychotherapeutische Zutun wurden. Dabei nimmt offensichtlich die Wirkung der Reaktivität des Sexual-Interaction-Inventory eine zentrale Stellung ein (*Krause* & *Wendt*, 1978).

Diese im Vergleich zu traditionellen und amorphen Endlos-Therapien fast schon radikal unterschiedliche Organisationsform ist in ihrer klaren Strukturiertheit und zeitlichen Begrenztheit eine echte Alternative! Zu wenig ist leider dem Faktor der zeitlichen Begrenzung in der Psychotherapieforschung Aufmerksamkeit gewidmet worden. Die Idee der überschaubaren Nach-Therapie-Phase vor offiziellem Abschluß entstand sozusagen als „Abfallprodukt" aus der klassischen Forschungsmethode der Follow-up-Untersuchung (Nachuntersuchung). Durch dieses spezielle Arrangement wird offensichtlich ein stärkerer Akzent auf die Eigenverantwortlichkeit des Patienten gesetzt (ohne diesen damit aber wiederum nur der traditionellen lieblosen Hilf-dir-selbst-Therapie auszuliefern!). Im Verlauf des Forschungsprojekts zur empirischen Überprüfung der Effekte dieser „fünfwöchigen Gruppentherapie für anorgastische Frauen" (Ergebnisse s. u. S. 214 f.) wurde zwar eine letzte Nachuntersuchung ein ganzes Jahr nach Therapieende durchgeführt; diese konnte sich aber nicht mehr in der oben diskutierten Konsequenz auswirken, da sie ohne vorherige Ankündigung durchgeführt wurde.

(7) Mit der „fünfwöchigen Gruppentherapie für anorgastische Frauen" als einem Beispiel einer speziellen und auf eine bestimmte Indikation abgestimmte Variante der Integrativen Sexualtherapie wird der Versuch unternommen, eine weitestmögliche, ins Detail vertiefte Standardisierung der Ausführung des Zeitablaufs und der Inhalte der relevanten psychotherapeutischen Interventionen zu erreichen. Damit kann einsichtigerweise nur das „was" und „wann" einigermaßen objektiv festgelegt werden, das „wie" läßt sich nicht normieren. Bei wechselnden Therapeuten ließen sich recht eindeutig differentielle Auswirkungen unterschiedlicher Temperamente, unterschiedlicher physischer und sexueller Attraktivität usw. auf das Gruppengeschehen feststellen. Aus dem Grund, daß die vielen Aspekte der Therapeutenpersönlichkeit durchaus als unabhängige Variable Einfluß nehmen können auf das psychotherapeutische Geschehen, ist es dem Sexualtherapeuten – genauso wie jedem anderen Psychotherapeuten – sehr angeraten, einschlägige Selbsterfahrung (Lehranalyse) zu machen.

Die folgende Abbildung versucht, die Integrative Sexualtherapie „auf einen Blick" zu veranschaulichen:

# SEXUELLE DYSFUNKTIONEN

Anorgasmie und „Libido"-Störungen bei Männern und Frauen.
Vaginismus, Erektions- und Ejakulationsstörungen

## INTEGRATIVE SEXUALTHERAPIE

vorzugsweise als Gruppentherapie mit ca. 10 Personen

Verbale und non-verbale Beeinflussung

| 1 | 2 | 3 | 4 |
|---|---|---|---|
| Einsicht Bewußtsein Kognition | Verhalten | Kontakt | Körper |
| z. B. Philosophie der Selbstverantwortlichkeit und Selbstkontrolle | z. B. „9-Stufen-Programm der Selbststimulierung" und andere Verhaltensanweisungen | z. B. gemeinsamer Erfahrungs- und Erlebnisaustausch | z. B. Atmungs- und Bewegungsübungen „Spiegel-Übung" |
| Gestalttherapie | Verhaltenstherapie | Gruppendynamik Gruppentherapie | Bioenergetik Gestalt-Therapie |

selbst-bezogen

partner-bezogen

- Sexuelle Appetenz (Libido)
- Sexuelle Zufriedenheit
- Selbstsicherheit und Selbstbewußtsein
- Selbstverantwortlichkeit/Selbstkontrolle
- Koitus usw.)
- Stimulierungsbedingungen (Selbststimulierung,
- Orgasmusfähigkeit durch verschiedene
- Weiteres Verhaltens-Spektrum in der Sexualität
- Familiäre Harmonie (als Eltern mit Kindern)
- Allgem. non-sexuelle partnerschaftl. Harmonie
- Partnerschaftlich-sexuelle Harmonie
- Freier Ausdruck sexueller Erregung
- Beseitigung körperlicher Blockierungen
- Beziehung zu den sexuellen Körperteilen
- Beziehung zum eigenen Körper allgemein

## ERFOLG

Voller und freier Verhaltens- und Erlebnisspielraum in der eigenen Sexualität.
Dadurch: Volle Entscheidungsfreiheit für oder gegen Sexualität.
Dadurch: Sexuelle Spontaneität und Kreativität im Verhalten und Erleben.

## 5.5 Programm des Ablaufs der „fünfwöchigen Gruppentherapie für anorgastische Frauen"

mit 10 Sitzungen je ca. 2 Stunden

*1. Sitzung:*

(1) Runde über Gefühle und Gedanken der einzelnen Teilnehmerinnen im Hier und Jetzt (gestalttherapeutische Intervention) zur Verdeutlichung des existentialistischen Prinzips der Selbstverantwortung, des Lebens in der Gegenwart. Wichtig: Hinweis auf das gleichberechtigte Einbeziehen des körperlichen Erlebens und dessen Bedeutung.

(2) Runde über Befürchtungen und Erwartungen bezüglich der beginnenden Therapie. Wichtig: auf irrationale Ängste, Hoffnungen und Therapieerwartungen achten.

(3) Runde über das Erleben der einzelnen Teilnehmerinnen bezüglich der Anwesenheit des gemischten Therapeuten-Teams (Mann, Frau).

(4) Erläuterung des Rationals der Therapie durch die Therapeuten:
   A. Erste Phase: Beseitigung von Angst, Ekel, Hemmungen. Zweite Phase: Aufbau von Spaß und Lust an der Sexualität („minimize inhibition, maximize stimulation", *Kaplan*).
   B. Therapiekonzept der Selbststimulierung: 1. körperliche, 2. kognitive Selbststimulierung, *danach* erst Übergang zu partnerschaftlich-sexueller Stimulierung, u. a. durch das „Brückenmanöver" (S. 171). Grundsätzlich: Erläuterung des Konzepts von Sexualität als Lernaufgabe. (Hier durch Systematische Desensibilisierung und Sukzessive Approximation.)

(5) Aushändigen des Informationsblatts zur Physiologie und Anatomie der menschlichen Sexualität (S. 308).

(6) „*Hausaufgaben*" für die nächste Sitzung:
   1. Durchlesen des Informationsblatts, Fragen aufschreiben;
   2. 30 Minuten nackt vor großem Spiegel stehen: dabei visuelle und taktile Erforschung und Erfahrung des gesamten Körpers, aber ohne spezielle Beachtung der Genitalien;
   3. anfangen mit den *Kegel*-Übungen (s. u. Kapitel „Spezielle Merkmale" S. 170);
   4. Decken zur nächsten Sitzung mitbringen für bioenergetische Atmungs- und Bewegungsübungen (S. 173).

(7) Abschluß der ersten Therapiesitzung mit Ausfüllen des Stundenbegleitbogens (S. 305).

*2. Sitzung:*

(1) Runde über Gefühle und Gedanken der einzelnen Teilnehmerinnen im Hier und Jetzt (s. o.).

(2) Erfahrungs- und Erlebnisaustausch zu den „Hausaufgaben".
(3) Kurze Wiederholung des Rationals der Therapie in den wichtigsten Punkten.
(4) Durcharbeiten des Informationsblatts zur menschlichen Sexualität. Verdeutlichung anhand von Anschauungstafeln. Bearbeiten von Hemmungen beim verbalen Ausdruck sexueller Inhalte (evtl. nach der Vorgehensweise wie beim Selbstsicherheitstraining, vgl. „Spezielle Merkmale", S. 184).
(5) Punkt 4 leitet über in die Diskussion fehlender Vorstellungen und vor allem falscher Vorstellung über männliche und weibliche Sexualität und dabei im besonderen den Orgasmus. Bearbeiten von destruktiven Selbstinstruktionen, Märchen und Mythen in bezug auf Sexualität. Dabei vor allem deutliche und nachhaltige Darstellung des Orgasmus als sensumotorischem körperlichen Reflex (dazu das Beispiel des Niesens, wie im Informationsblatt beschrieben) (vgl. *Wendt*, 1978c, S. 175). Auf alle Fälle auch das Thema „Sexualität und Schwangerschaft" anschneiden.
(6) Bioenergetische Atmungs- und Bewegungsübungen/Orgasmus-Rollenspiel: Verdeutlichung: „steifes Brett", „totes Becken" vs. freie Atmung, freie Bewegung, freier stimmlicher Ausdruck (= freier Ausdruck von sexueller Erregung). Steigerung der Erregungstoleranz körperlich und psychisch: s. u. Kapitel über „Spezielle Merkmale", S. 173).
(7) *„Hausaufgaben"* für die 3. Sitzung:
   1. weiter mit den *Kegel*-Übungen, allmählich steigern;
   2. visuelle und taktile Erforschung der äußeren und inneren Genitalien mit Handspiegel (noch keine Selbststimulierung!!!);
   3. Atmungs- und Bewegungsübungen, wie in der Gruppensitzung gelernt.

*3. Sitzung:*
(1) Runde über Gefühle und Gedanken im Hier und Jetzt.
(2) Erfahrungs- und Erlebnisaustausch zu den „Hausaufgaben".
(3) Bioenergetische Atmungs- und Bewegungsübungen.
(4) – Noch einmal kurzes In-Erinnerung-Bringen des Rationals der Selbststimulierung als therapeutische Intervention (S. 163).
   – Vorweginformation über den Film „Female Masturbation" (S. 176).
   – Vorweginformation über den Film „Squeeze technique" (S. 176).
(5) Filmvorführung „Squeeze technique" und gemeinsamer Erlebnisaustausch.
(6) Filmvorführung „Female Masturbation" und gemeinsamer Erlebnisaustausch.
(7) Auffangen heftiger negativer Emotionen zu den beiden Filmen. Erklären des therapeutischen Rationals der Implosionstechnik: Gewöhnung, Neutralisierung. Hinweis, daß beide Filme nächste Sitzung erneut gezeigt werden.

(8) „*Hausaufgaben*" für die 4. Sitzung:
   1. weiter mit den *Kegel*-Übungen (zur Verdeutlichung jetzt auch mit eingeführtem Finger, gleichzeitig auch Gewöhnung daran, sich an den Genitalien zu berühren);
   2. weiter mit den Atmungs- und Bewegungsübungen;
   3. weitere taktile und visuelle Erforschung der Genitalien mit dem Zweck des Entdeckens sensibler, lust-reizbarer Regionen. Wichtige Instruktion: noch keine Selbststimulierung, auf keinen Fall einen Orgasmus anstreben!!!
(9) Ausfüllen der Stundenbegleitbögen.

*4. Sitzung:*
(1) Runde über Gefühle und Gedanken im Hier und Jetzt.
(2) Erlebnis- und Erfahrungsaustausch zu den „Hausaufgaben".
(3) Bioenergetische Atmungs- und Bewegungsübungen.
(4) Filmvorführung „Squeeze technique" und „Female Masturbation" und gemeinsamer Erlebnisaustausch darüber. Wichtig ist das Herausarbeiten des Gewöhnungseffekts, der Neutralisierung der Angstreaktionen nach der wiederholten Darbietung.
(5) Diskussion und Selbsterfahrungsaustausch zum Thema Selbststimulierung/Selbstbefriedigung:
   1. anerlernte destruktive Märchen und Legenden;
   2. eigene Praktiken und Gefühle dabei;
   3. andere Praktiken der Selbststimulierung. (Dabei auch Hinweis auf Selbststimulierung im Bad mit dem Duschstrahl, weil das vielfach noch am akzeptabelsten ist.)
(6) „*Hausaufgaben*" für die 5. Sitzung:
   1. weiter mit den *Kegel*-Übungen;
   2. anfangen mit sachter Selbststimulierung mit der Hand; Hinweise auf schmerz-verhindernde und stimulierungssteigernde Methoden (Klitorisbereich einölen, straff ziehen, abwechselnd anspannen – entspannen); noch nicht zum Orgasmus!!!
   3. weiter mit Atmungs- und Bewegungsübungen;
   4. Kombination von sachter Selbststimulierung und gleichzeitigem Ausführen der Atmungs- und Bewegungsübungen.
(7) Ausfüllen des Stundenbegleitbogens.

*5. Sitzung:*
(1) Runde über Gefühle und Gedanken im Hier und Jetzt.
(2) Erfahrungs- und Erlebnisaustausch zu den „Hausaufgaben".
(3) Bioenergetische Atmungs- und Bewegungsübungen.
(4) Sexuelle Stimulierung auf der Kopfebene:
   1. Erklären des Rationals: Kopf als Schalt- und Kontrollinstanz für alle nervlichen Erregungsprozesse;

2. wesentlichste Stimulierungsmöglichkeit auf der Kopfebene: *die sexuelle Phantasie* (S. 168):
   a) destruktive Vorstellungen und Märchen über sexuelle Phantasien, Klischees: – z. B. Betrug am Partner usw;
   b) Diskussion und Erfahrungsaustausch mit eigenen sexuellen Phantasien;
   c) Übersicht durch Therapeuten über die gängigsten sexuellen Phantasien (vgl. *N. Friday*).
(5) Bioenergetische Atmungs- und Bewegungsübungen plus sexuelle Phantasien üben lassen.
(6) Hinweis auf erotische und pornographische Literatur als Quelle für sexuelle Stimulierung und sexuelle Phantasien.
(7) Zusätzliche körperlich-sexuelle Stimulierungsmöglichkeiten: z. B. Vibrator (wenn noch nicht besprochen).
(8) *„Hausaufgaben"* für die 6. Sitzung:
   1. weiter mit den *Kegel*-Übungen;
   2. weiter mit Atmungs- und Bewegungsübungen; dabei jetzt, wenn vorhanden, Partner miteinbeziehen; aber auf alle Fälle ohne anschließenden Koitus!
   3. Selbststimulierung in Dauer und Intensität erweitern; dazu: sexuelle Phantasien, zusätzliche körperliche Stimulierungsmöglichkeit durch Vibrator, Literatur, andere anregende situative Bedingungen;
   4. zur nächsten Sitzung erotische, „pornographische" Literatur, Magazine, Bildbände usw. mitbringen.

*6. Sitzung:*
(1) Runde über Gefühle und Gedanken im Hier und Jetzt.
(2) Erfahrungs- und Erlebnisaustausch zu den „Hausaufgaben". Dabei vor allem achten auf:
   – Wurde der Partner bei den Atmungs- und Bewegungsübungen miteinbezogen, und wie klappte das?
   – Wie führen die Teilnehmerinnen die Selbststimulierungsübungen durch, ist der Kopf dabei? Oder schaltet der Kopf immer noch ab? Wie können schon einfache sexuelle Phantasien und Gedanken entwickelt werden?
   – Gemeinsames Durchgehen der mitgebrachten Literatur. Viel Zeit dabei lassen. Genau berichten lassen, auf welche spezifischen Stimuli reagiert wird. Dazu lerntheoretische Erklärung, wie ganz ausgefallene sexuelle Reizmuster gelernt werden, die für die Auslösung von sexueller Erregung ultimativ erforderlich sind.
   – Da jetzt ganz sachte mit der Einführung partnerbezogener sexueller und non-sexueller Übungen begonnen wird, partnerbezogene Problematiken und Gegebenheiten aufgreifen. Dabei deutlicher Hinweis, daß der Partner eben auch zu der Reihe der Sexualität auslösenden

Reize gehört, d. h. diskutieren, ob und wie der Partner sexuell-attraktiv ist.
(3) „Hausaufgaben" für die 7. Sitzung:
1. weiter mit den *Kegel*-Übungen;
2. weiter mit den Atmungs- und Bewegungsübungen (*mit Partner;* das ist wichtig, damit schon anhand dieser neuen Ideen zu Atmung und Bewegung die Kommunikation und Kooperation zwischen den Partnern angeregt wird!);
3. weiter mit der Selbststimulierung, jetzt in Dauer und Intensität so ausweiten, *bis etwas passiert;* (und sei en es eben vorerst nur die körperlichen Reaktionen beim Orgasmusreflex, noch ohne das psychische Begleitgeschehen); wichtig: jetzt das Orgasmus-Verbot aufheben;
4. bis zur nächsten Stunde alle kleinen und großen sexuellen Stimulierungen im Verlauf der Tage registrieren, aufschreiben und mitbringen;
5. Hinweise darauf, daß in der nächsten Sitzung die Hausaufgabe „romantic evening" (S. 170) gegeben wird, und daß in den darauffolgenden Tagen zwei Abende freigehalten werden müssen.

*7. Sitzung bis 10. Sitzung:*
(1) Runde über Gefühle und Gedanken im Hier und Jetzt.
(2) Erfahrungs- und Erlebnisaustausch zu den „Hausaufgaben".
Dabei besonders wichtig:
– Was ist mit der Übung passiert: „Selbststimulierung, bis etwas passiert!"?
– Genaues Durchsprechen der Aufgabe, sexuelle Stimuli zu registrieren (Aufpassen, wo und wie vermieden wird).
(3) Verstärkte Einbringung seitens der Therapeuten selbst über ihre eigenen sexuellen Erlebnis- und Verhaltensweisen, eigene sexuelle Probleme und Lösungsmöglichkeiten. Wenn dieser Aspekt von der Gruppe bislang vermieden worden ist, sollte das jetzt thematisiert werden und die Selbsteinbringung bis Ende der Therapie verstärkt werden (Self-disclosure = Therapeuten als Modell) (S. 179).
(4) Vertiefung bisheriger Themenschwerpunkte. Evtl. besonders auf partnerbezogene sexuelle Aspekte eingehen. Anregung, den Partner jetzt bei der Selbststimulierung anwesend sein zu lassen.
(5) *Selbstverantwortung* als Thema akzentuieren: möglicherweise durch sich anbietende gestalttherapeutische Intervention, etwa durch die Übung: „Ich sitzt hier jetzt und ich übernehme auch die Verantwortung dafür ...", und das daraus resultierende Erleben bearbeiten (S. 166 f.).
(6) Das Rational des „Brücken-Manövers" erklären und wie überhaupt die Stimulierung der Klitoris beim Koitus dazu führen kann, daß später allein durch Lernprozesse auch der Koitus allein als Stimulierung zum

Orgasmus reicht. Dazu nochmals die Ergebnisse des *Kinsey*-Reports darlegen, und noch einmal das Beispiel „Zitrone" erleben lassen, als Muster einer klassischen Konditionierung, durch die nachher allein ein ehemals neutraler Stimulus, wie z. B. die bloße Vorstellung, die Körperreaktion auslösen kann (S. 165).

(7) *„Hausaufgaben"* zu nächsten Sitzungen:
1. weiter mit den *Kegel*-Übungen, immer weiter intensivieren;
2. weiter mit den Atmungs- und Bewegungsübungen (nach Wunsch mit Partner);
3. weiter mit der Selbststimulierung; dabei alle Möglichkeiten körperlicher und geistiger Stimulierung gemeinsam ausschöpfen: Klitoris mit Körperöl einreiben, Klitorisregion bei der Selbststimulierung mit zwei Fingern spannen, Hochschaukeln durch An- und Entspannen der Becken- und Oberschenkelmuskulatur synchron zur Stimulierung der Klitoris; Atmung pressen und entspannen; Vibrator; sexuell anregene Literatur; sexuelle Phantasien; andere sexuell anregende, situative Bedingungen wie Musik, Licht, Wärme usw.;
4. „Romantic Evening";
5. (je nach Stand der individuellen therapeutischen Entwicklung): *sensate focus;* zunächst Typ 1, dann Typ 2 S. 170;
6. (je nach Stand der therapeutischen Entwicklung der Teilnehmerin:) Anleitung zum Brückenmanöver, andere Stellungen ausprobieren, bei denen beim Koitus gleichzeitig die manuelle Stimulierung der Klitoris durch den Partner möglich ist; (*wichtig:* das Therapeuten-Paar macht die Stellung wirklich konkret vor im Gruppenrahmen!);
(für Frauen, die nicht mit Partner üben können: Möglichkeit, den Finger, einen Dildo, oder einen anderen passenden Gegenstand bei der Selbststimulierung einzuführen, um denselben Effekt der Konditionierung zu erreichen (Wenn unbedingt erwünscht!));
7. weiter mit der bewußten Registrierung von sexuellen Stimuli (Schärfung der bewußten Aufmerksamkeit für sexuelle Reize, Steigerung der eigenen sexuellen Ansprechbarkeit; aktives Aufsuchen sexueller Stimulierungsbedingungen).

## 5.6 Spezielle Merkmale der „fünfwöchigen Gruppentherapie für Frauen mit Orgasmusstörungen"

(1) *Die Selbststimulierung*

Der *Kinsey*-Report weist eindeutig einen bedeutsamen Zusammenhang nach zwischen freiem enttabuisiertem Zugang zu sexuellen Verhaltens- und Erlebnismöglichkeiten in Kindheit und Jugend und befriedigenden sexuellen Erlebnismöglichkeiten im Erwachsenenalter. Kurz ausgedrückt heißt das, wer als Kind und Jugendlicher mit seiner Sexualität experimentieren und Lernerfahrungen machen durfte, ist als Erwachsener orgasmusfähiger. So betonen inzwischen in ganz grundsätzlicher Art verschiedene führende Fachleute die Bedeutung des Masturbierens in der Kindheits- und Jugendphase als eine wichtige Entwicklungsphase zur Entfaltung der eigenen Sexualität und deren Integrierung in die Persönlichkeit. „Kinder müssen die Freiheit haben, ohne Schuldgefühle masturbieren zu können", schreibt *M. S. Calderone,* Direktorin des Amerikanischen Sex Information and Education Council, (1976, S. 38). Die Tatsache, daß ca. 50% der Bevölkerung an sexueller Verkrüppelung leidet, wie *Masters & Johnson* in ihren Forschungsergebnissen herausstellen, führt sie wesentlich darauf zurück, daß schon in frühen sexuellen Entwicklungsphasen die Entwicklung positiver Einstellungen zum eigenen Körper und zur eigenen Sexualität durch Normen und Tabus der gesellschaftlichen Umwelt verhindert wird. So schrieb auch die durch ihre völkerkundliche Studien bekannte Anthropologin *Margaret Mead* (1961, S. 72): „Das Potential zum Orgasmus ist ein kulturabhängiger Faktor." All diese Hinweise zeigen deutlich, wie sehr unsere Möglichkeit, befriedigende Sexualität zu erleben, von Lernerfahrungen abhängig ist. Und zwar muß die Schlußfolgerung weitergehend in dem Sinne sein, daß nicht nur das Erlernen von Angst, Ekel und Scham in Zusammenhang mit der eigenen Sexualität verhindert werden muß, sondern auch positive Lernerfahrungen mit der eigenen Sexualität gefördert werden müssen. Dem steht leider ein in unserer Gesellschaft weitverbreitetes Klischee im Wege, das besagt, daß Sexualität, überhaupt nur im Bunde mit der Liebe akzeptabel, etwas Naturgegebenes sei. Dadurch passiert es, daß so viele im Orgasmuserleben behinderte Frauen im Vertrauen auf die „Himmelskraft" meinen, wenn sie und ihr Partner sich nur richtig liebten, oder wenn nur der richtige Partner des Weges käme, oder wenn sie nur noch ein wenig mehr Zeit abwarteten, dann würde sich alles von selbst klären. Dadurch wird es den Betroffenen moralisch unmöglich gemacht, die eigene Sexualität als eine Funktion zu begreifen, die erst, wie so viele andere, durch Lernerfahrungen zur Entfaltung gebracht werden muß. Nüchtern physiologisch gesehen, ist der Orgasmus ein sensumotorischer Reflex, der bei genügend mentaler und physischer Stimulierung ausgelöst wird. Die Crux liegt nun leider darin, daß die adäquate Art der Stimulierung nicht durch die notwendigen Lernerfahrungen vermittelt und ermöglicht wird und/oder diese adäquate Stimulierung durch erlernte Angst-, Scham- und Ekelreaktion blockiert wird. Also: nicht stattgefundenes Lernen und falsches Lernen. Und das ist eben das typische Erscheinungsbild bei Männern und Frauen mit Orgasmusschwierigkeiten: Auf der einen Seite krasse Wissens- und Verhaltenslücken im Bereich der Physiologie und Anatomie der eigenen Sexualität und der des Partners. Auf der anderen Seite heftige negative Affekte und Vorurteile. Ob nun Verlernen oder Neulernen oder beides zusammen nötig ist, auf alle Fälle spielen gezielte Lernprozesse die bedeutsamste Rolle in der Therapie solcher sexueller Dysfunktionen. Für diesen gezielten Lernprozeß stellt die Selbststimulierung die geeignetste Ausgangsbasis dar, von der aus dann im weiteren Verlauf weitere sexuelle Verhaltensmuster entwickelt werden können. Zunächst einmal muß jedoch überhaupt erst einmal ein Orgasmus erlebbar werden, damit bestimmte sexuelle Verhaltensweisen eben durch diese Bekräftigung durch das Orgasmuserleben verstärkt und aufgebaut werden. Erst wenn der Orgasmusreflex und das Orgasmuserleben ausgelöst werden können, können weitere vormals neutrale Reize zu gelernten sexuellen Hinweis- und Signalreizen werden. Lerntheoretisch und verhaltenstherapeutisch entspricht dies dem Prinzip des „Orgasmic Conditioning" (*Davison*, 1968; *Marquis*, 1970). An einem Beispiel verdeutlicht: Bestimmte gegenständliche, situative und zwischenmenschliche Reizbedingungen werden erst durch das gemeinsame Auftreten mit dem Orgasmusreflex zu solchen spezifischen Reizen, die Sexualität auszulösen vermögen. Auf diese Weise werden überhaupt erst auf einen Partner gerichtete Sexualität, bestimmte ideale Partnertypen mit bestimmten Attributen und bestimmte Situationen sexuell anregend (Prinzip der „klassischen Konditionierung".) Das Prinzip der Klassischen Konditionierung, das auch für das Verständnis des „Brücken-Manövers" wichtig ist, kann durch folgendes Experiment nahegebracht werden: Die rein kognitive Vorstellung des Bisses in eine saftige Zitronenscheibe führt zum Speichelfluß, also zur Auslösung tatsächlicher körperlicher Reflexe. Die Selbststimulierung soll damit nur die Ausgangsbasis für reichhaltige partnerbezogene Sexualität sein. Das betone ich vor allem in Anpassung an zur Zeit gängige gesellschaftliche Vorstellungen, die überwiegend nur bestimmte heterosexuelle partnerschaftliche Sexualität vorschreiben. An solchen Ideologien richten sich natürlich auch die Therapieziele aus. Eine kleine Revolution wird in diesem Punkt hoffentlich der sogenannte *Hite*-Report

(*Hite*, 1977) bringen, der mit Nachdruck nachweist, daß ca. 60%
aller Frauen mit Orgasmusproblemen zu tun haben. Von den restlichen 40% können nur 30% den Orgasmus auf die „klassische" Art
der Stimulierung, Penetration und Hin- und Herbewegen des Penis
in der Vagina, erleben. In Übereinstimmung mit dem *Kinsey*-Report
sind dies auch genau die Frauen, die in ihrer Jugend offen und angstfrei Zugang zu sexuellen Erfahrungsmöglichkeiten hatten. Die restlichen 70% der 40% orgasmusfähigen Frauen brauchen die zusätzliche
klitorale Stimulierung, entweder durch sich selber oder durch den
Partner. Auch diese Ergebnisse verweisen auf die Bedeutung der
Selbststimulierung. Zumindest in der Weise, daß über die Selbststimulierung an der Klitoris erst die optimale Erfahrung über sich
selber möglich wird, die dann dem Partner weiter vermittelt werden
kann. Dies läßt gleich anknüpfen an einen weiteren zentralen Punkt,
der ebenfalls für die Selbststimulierung spricht, nämlich die Selbstverantwortlichkeit des einzelnen.

(2) *Die Selbst-Verantwortlichkeit*

Die Selbstverantwortlichkeit steht in allen existentialistisch-humanistischen Therapieverfahren im Mittelpunkt. Eine nicht zu unterschätzende Bewußtseinsveränderung wird damit anvisiert: So unwissend, stümperhaft, lieb- und gedankenlos auch mein Partner sein
mag, nicht er ist letztlich verantwortlich dafür, daß ich keine befriedigende Sexualität erlebe, sondern nur ich selber. Zumindestens
insofern, als ich erst alle eigenen Wünsche, Bedürfnisse und spezifischen Erlebnisweisen meiner eigenen Sexualität kennenlerne und
sie dann meinem Partner weitervermittele. Auch muß jeder einzelne
erst für sich selber die notwendige positive Einstellung zum Körper
und zur Sexualität entwickeln.

Was Selbstverantwortung bedeutet (vgl. Kapitel über die philosophischen Aspekte der Sexualtherapie), wird ständig wieder – meist
durch gestalttherapeutische Interventionen – durch die Therapeuten
verdeutlicht. So wird beispielsweise immer wieder auf das bewußte
Erleben im Hier und Jetzt der Gruppensitzung gedrungen, und wie
das augenblickliche Erleben „verantwortlich" in Aktion umgesetzt
werden kann. Dieses therapeutische Bemühen zielt auch und besonders
darauf ab, den Unterschied zwischen der Teilnahme an dieser Therapie und dem Konsumdenken von Pillenschluckern zu verdeutlichen.
Eine solche (gestalttherapeutische) Intervention kann beispielsweise

sein, daß die Klientin angeregt wird zu formulieren: „Ich sitze hier, ich tue (denke, fühle) ... und ich übernehme auch die volle Verantwortung dafür!" Diese Übung klingt einfach, macht aber sehr schnell und deutlich klar, um was es bei Selbstverantwortung geht: Der Klient erlebt hautnah das existenzpsychologische Moment des Sich-zu-Sich-Selbst-Verhaltens. Schon eine solche einfache Übung mag dazu beitragen, daß man dem Klienten „nicht nur zeigt, sondern ihn, soweit möglich, in existentieller Erschütterung erfahren läßt, wann und inwiefern er die Struktur des Menschseins verfehlt" (*Binswanger,* 1947, zitiert in: *Wyss,* 1969, S. 290).

Das in die Gesamttherapie eingebaute Neun-Stufen-Programm der Selbststimulierung von *Lobitz* & *Lo Piccolo* ist ganz gezielt auf das Erleben der Übernahme von Selbstverantwortlichkeit zugeschnitten. Es beginnt zunächst einmal damit, daß die einzelne Frau zu Hause eine halbe Stunde nackt vor einem großen Spiegel stehen und mit sich selber vertraut werden soll. Schon diese Anfangsübung deckt immer wieder gerade bei diesem Klientinnenkreis in krasser Weise auf, welch gebrochenes Verhältnis sie zu ihrem eigenen Körper, vor allem auch den Genitalien haben. Kommentar einer Klientin zu dieser Übung: „Und wenn ich dann was Schönes an mir entdecke, dann muß ich mich doch schämen."

Da meist Angst, Scham und Hemmungen in bezug auf die eigene Sexualität erst dann zur vollen Auswirkung gelangen, wenn der Partner zugegen ist, bieten die in dieser Therapie enthaltenen Anleitungen zur Selbststimulierung die geeignete Möglichkeit, am ehesten angstfrei erste Erfahrungen mit den eigenen sexuellen Ausdrucks- und Erlebnismöglichkeiten zu machen. Die Sexualforscherin und Therapeutin *Helen Singer Kaplan* stellt als die grundsätzliche Ursache der Orgasmusstörung bei vielen Frauen die Angst vor einer Überdosis Sexualität und daraus resultierender Angst vor Kontrollverlust fest. Die Selbststimulierung bietet die Möglichkeit, in eigener Kontrolle „dosiert" vorzugehen, ohne die Angst, zu versagen oder eine andere Katastrophe zu erleiden.

*Masters* & *Johnson* wiesen 1966 nach, daß die Selbststimulierung die Methode ist, mit welcher 1) am aller wahrscheinlichsten 2) am intensivsten und 3) nach der kürzesten Zeit ein Orgasmus auszulösen ist. Wie ich zuvor dargestellt habe, kommt es zunächst einmal nur darauf an, überhaupt erst einmal einen Orgasmus erleben zu können. Da nun nachweislich die Selbststimulierung die effektivste Methode ist, weil zwischen Stimulierung und Reaktion dabei ein direkter Feed-back-Zirkel besteht, sollte man auf sie als therapeutischen Ansatzpunkt keinesfalls verzichten.

Dies alles wäre nun genauso leicht getan wie gesagt, wenn es nicht in unserer Gesellschaft weitverbreitete und tiefverwurzelte Vorurteile gegen die Selbststimulierung gäbe. Der gewaltigste psychotherapeutische Schritt besteht wahrscheinlich darin, es den Klientinnen von ihrer psychologisch-moralischen Situation her erst einmal möglich zu machen, nach diesem therapeutischen Instrument zu greifen. So als ob im Falle eines Patienten das notwendige Medikament nur mittels einer intravenösen Injektion verabreicht werden kann, der Patient aber eine Phobie gegen Spritzen hat, so daß diese Phobie erst einmal desensibilisiert werden muß. Geraume Zeit der Gesamttherapie muß darauf verwendet werden, mit den Klientinnen über alle destruktiven und abergläubischen Klischeevorstellungen bezüglich der Selbstbefriedigung zu sprechen. In den meisten Fällen reicht die Kraft des „Erlaubnis-Gebens" seitens der Therapeuten und der Gruppe zu einer Umorientierung aus. Therapeuten und Gruppenteilnehmer können kraft ihrer Autorität sozusagen ein neues Etikett für vorher tabuisierte und inakzeptable Verhaltensweisen vermitteln. Nur in zwei Fällen der von mir durchgeführten Gruppentherapie mußte noch die „höhere" Autorität eines (modernen und aufgeschlossenen) katholischen Geistlichen herangezogen werden, um den Bann zu brechen. Eines der häufigsten und gefährlichsten abergläubischen Klischees bezüglich der Selbststimulierung besteht in der Vorstellung, daß sie partnerschaftuntauglich mache. Kognitive Umstrukturierung in bezug auf das Thema Selbstbefriedigung können dabei nicht zu unterschätzende emotionale Veränderungen bringen. Denn die Kognition steuert die Emotion, wie ein verhaltenstherapeutischer Grundsatz lautet.

Im Spektrum effektiver Stimulierungsmöglichkeiten spielen in der Imagination sexuelle Phantasien eine große Rolle.

(3) *Sexuelle Phantasien*

Bis Ende der 60iger Jahre gab es keine wissenschaftliche Anerkennung des Phänomens der sexuellen Phantasien. Entsprechend gängigen Moralvorstellungen galten sexuelle Phantasien, vor allem bei Frauen, als psychopathologisch. Inzwischen steht unter Fachleuten fest, daß die sexuelle Phantasie als sexuelle Stimulations- und Erlebnismöglichkeit gebräuchlich ist und nur eine Variante des Normbereiches darstellt. Aus meinen therapiebegleitenden diagnostischen Forschungsunterlagen ergeben sich Hinweise darauf, daß bei orgasmusgestörten Frauen sehr wohl Ansätze zu sexuellen Phantasien bestehen, diese aber bereits in den Ansätzen aus Angst- und Schuldgefühlen unterdrückt werden. Im Ent-tabuisieren und vollem Zulassen der sexuellen Phantasien besteht eine hervorragende therapeutische Möglichkeit, auf der kognitiven Ebene die psychische Stimulierung zu intensivieren und Hemmungen, Tabus und andere Alltagssorgen aus dem Kopf zu verbannen. In dem Augenblick, in dem sexuelle Phantasien im Kopf zugelassen werden, bleibt kein Platz mehr für Sorgen und Ängste. Die sexuelle Phantasie wurde von *Nims* (1975) als therapeutische Maßnahme bei der Behandlung von Orgasmusstörungen bei Frauen verwendet. Dabei stellte er fest, daß die absichtlich eingeblendete sexuelle Phantasie beim partnerschaftlichen Sexualverkehr den Orgasmusreflex leichter auslösen kann. Daraus schloß *Nims,* daß der systematische Einsatz von sexuellen Phantasien bei der Behandlung orgasmusgestörter Frauen von großem Nutzen sein kann. Dabei verweist er insgesamt auf die Bedeutung mediativer kognitiver Prozesse (coverants) bei der Modifizierung und Steuerung von Verhalten. Die therapeutische Arbeit wird zunächst darin bestehen, im Gruppengespräch einschlägige Vorurteile und Legenden bezüglich sexueller Phantasien zu enttarnen. Die wohl schädlichste Legende besteht in der verbreiteten Annahme, daß es schon einen Akt von Betrug am Partner darstellt, wenn der objektive sexuelle Vorgang mit der eigenen Phantasie auf der bloßen Vorstellungsebene bereichert wird. Auf höherem fachlichen Niveau finden wir dieses Märchen wieder, wenn Psychotherapeuten die sexuelle Phantasie, genauso wie die Selbstbefriedigung, als „Rückzug aus der Partnerschaft" (*Rattner,* 1976, S. 55) interpretieren. Sicherlich würde ich mich dieser Sichtweise ebenfalls anschließen, wenn zum Beispiel ausschließlich sexuelle Phantasien auf andere als den eigenen Partner bezogen werden. Oder wenn ausschließlich nur noch onaniert wird, was eher wieder für eine Einengung statt Ausweitung der Verhaltensmöglichkeiten spräche. Ansonsten sehe ich in der sexuellen Phantasie, auch wenn sie sich auf Sexualität mit anderen Partnern bezieht, einen ausgesprochen psychohygienischen Vorgang des Wechsels von Kontakt und Rückzug in der Partnerschaftsbeziehung. Aber da stoßen wir leider schon wieder auf ein anderes und ziemlich gefährliches Klischee: „Wahre Liebe beweist sich, wenn man immer zusammen ist!" Bis man sich in der beiderseitigen liebevollen Umarmung gegenseitig erdrückt.

*(4) Die KEGEL-Übungen (Vaginales Muskeltraining VMT)*

Anfang der 50er Jahre behandelte *Arnold Kegel* Frauen mit Blasen- und Harnhaltestörungen damit, daß er sie den sogenannten PC-Muskel (musculus pubococcygeus) durch Training stärken ließ. Als unbeabsichtigten Nebenerfolg berichtete die Mehrzahl seiner Patientinnen von sexueller Stimulierung durch diese Übungen und im späteren Verlauf von intensiverer Orgasmusfähigkeit. Tatsächlich ist der PC-Muskel, der das Becken nach unten abschließt und damit die Vaginalöffnung und den After umschließt, wesentlich am muskulären Anteil des Orgasmusreflexes beteiligt. Aktuell führen An- und Entspannung dieses Muskels zu stärkerer Durchblutung und intensiveren propriozeptiven Empfindungen der Genitalgegend (Vaskularisierung der Beckenmuskulatur). Auf lange Sicht werden durch die *Kegel*-Übungen Muskel-Tonus und Vasokongestion verbessert, was die Voraussetzungen für den Orgasmusreflex intensiviert (vgl. *Kaplan*, 1975, S. 68).

*(5) Übungen mit dem Partner*

1. Der „*Romantische Abend*" ist eine harmlos klingende Hausaufgabe, die es in Wirklichkeit in sich hat. Etwa gegen Mitte der Gesamttherapie wird diese Hausaufgabe gestellt. An dem einen Abend soll die Frau in ganz eigener Verantwortung und nach *ihren eigenen* Bedürfnissen und Vorstellungen einen gemeinsamen schönen Abend für sich und ihren Partner arrangieren. An dem anderen Abend werden die Rollen vertauscht und der Partner übernimmt die aktive Gestaltung. Diese Hausaufgabe ist eine nicht zu unterschätzende diagnostische und therapeutische Intervention. Sie legt schonungslos dar, was in der Partnerschaft noch möglich ist und was nicht. Schlagartig wird auch deutlich, welchen Anteil partnerschaftliche Beziehungsschwierigkeiten an der sexuellen Störung haben. In anderen Fällen, in denen zwar keine Störung, aber eine drastische Verarmung der Beziehung vorliegt, löst diese Übung einen intensiven Anstoß zur kreativen Neubelebung der Partnerschaft aus. In der darauffolgenden Gruppenstunde sollten sich die Therapeuten auf alle Fälle eingehend mit den Erlebnissen und Erfahrungen der einzelnen Klientinnen mit dem „Romantischen Abend" auseinandersetzen.

2. In Absicht und Auswirkung ganz ähnlich ist die Hausaufgabe des „*Sensate Focus*" (*Masters* & *Johnson*, 1970), einer gemeinsamen Streichel- und Zärtlichkeitsübung ebenfalls mit der unbedingt einzu-

haltenden Rollenverteilung von aktiv-passiv unter den beiden Partnern. Meistens mit einem Koitusverbot verbunden, liegt die hauptsächliche therapeutische Wirkung dieser Übung im Erlernen nongenitaler sexueller Verhaltens- und Erlebnismöglichkeiten; vor allem unter Wegfall aller sexuellen Leistungszwänge. Gleichzeitig kann damit die destruktive Klischeevorstellung abgebaut werden, die Sexualität mit Genitalität identisch sieht. Diese spezifische Verhaltensmaßnahme des „Sensate Focus" wird in der letzten Phase der Therapie eingesetzt, um den Tranfer des individuell gelernten auf die partnerschaftliche Situation zu ermöglichen.

3. Die Reihe der in der gesamten Fünf-Wochen-Therapie enthaltenen partnerbezogenen Übungen wird unauffällig, das heißt ohne Akzentuierung der *sexuellen* Begegnung, damit begonnen, daß die zunächst einzeln trainierten *bioenergetischen Atmungs- und Bewegungsübungen* (s. u. 6.) etwa ab der 4. Sitzung zu Hause gemeinsam *mit dem Partner* durchgeführt werden sollen. Bei dieser therapeutischen Anregung entscheiden sich meist schon zwei wichtige Punkte: 1. Wie ist es der direkt an der Therapie beteiligten Frau möglich, wichtige Therapieinhalte (Erkenntnisse und Verhaltensanregungen) an ihren Partner weiterzuvermitteln? 2. Wie kooperativ ist der Partner? Während die Antwort auf die zweite Frage grundsätzlich, so wie sie sich ergibt, hingenommen werden muß, ist die Antwort auf die erste Frage von sehr wesentlicher Bedeutung für den weiteren Ablauf und den Erfolg der Therapie.

4. Die letzte, partnerschaftlich-sexuell streng spezifische gemeinsame Übung mit dem Partner stellt das sogenannte *„Brückenmanöver"* („bridge maneuver", *Kaplan*, 1975, S. 87) dar. Dieses Brückenmanöver ist eine genauso simple wie extrem logische und effektive lerntheoretisch bedingte Angelegenheit. Sie basiert auf dem Prinzip des Lernens durch Klassische Konditionierung. Wenn ein neutraler Stimulus oft genug gemeinsam mit einem unkonditionalen Stimulus, der eine unkonditionale Reaktion hervorruft, dargeboten wird, so erhält der ehemals neutrale Stimulus ebenfalls diese funktionale Qualität, diese Reaktion auszulösen. Adäquate Stimulierung der Klitoris ist in diesem Fall der UCS (unkonditionaler Stimulus), der Orgasmus die UCR (unkonditionale Reaktion). Der neutrale Stimulus, der, nach genügender gemeinsamer Darbietungsfähigkeit mit dem UCS, ebenfalls die funktionale Qualität dieses UCS erhält und damit zum konditionierten Stimulus (CS) wird, besteht zum einen im tatsächlichen Einführen und Hin- und Herbewegen des Penis

in der Vagina, zum anderen aber auch in der bloßen Vorstellung davon. Wenn das nun so einfach klappt, dürfte es doch eigentlich keine koital anorgastischen Frauen geben. Die gibt es aber doch, und zwar aus dem Grund, daß eben das Erleben des Orgasmus und das Erleben der vorhergehenden Stimulusbedingungen früher oder später stets abgebrochen werden. Das heißt, hätten *Pawlows* Hunde sich die Augen und Ohren zuhalten können, hätte *Pawlow* sie nicht auf den berühmten Glockenton zum Speichelfluß konditionieren können. Das Brückenmanöver stellt die Grundlage dafür dar, daß als Konsequenz mehr oder weniger ausgiebiger Lernerfahrung die Frau auch durch den Koitus allein zum Orgasmus kommen kann. Bei eingeführtem Penis soll der Partner – oder die Frau selbst – gleichzeitig die Klitoris stimulieren. Dazu ist es meist zunächst sehr wichtig, eine entsprechende Stellung zum Sexualverkehr zu vermitteln, bei der der Partner oder die Frau eine Hand frei hat und die Möglichkeit, die Klitoris ohne Mühe zu erreichen. Anleitungen, auch mit bildlicher Darstellung, sind bei *Kaplan* (1974, S. 406) nachzulesen. In dieser Gruppentherapie wurde es so gehandhabt, daß Therapeut und Therapeutin vor der Gruppe diese Stellung simulierten und die Teilnehmerinnnen dazu anleiteten, sie untereinander simulierend auszuprobieren. Solches konkretes und beherztes Vorgehen dient zum einen zum wirklichen Lernen über Anschauung und zum anderen zum Abbau von Phantasien in bezug auf Unmöglichkeit, Lächerlichkeit oder Sich-Schämen-Müssen.

Zum Abschluß der Darstellung der partnerbezogenen therapeutischen Anregung soll grundsätzlich vermerkt werden, daß diese Partnerübungen im Rahmen der Gesamttherapie keine ‚conditio sine qua non' darstellen. Sie dienen lediglich als zusätzliche Möglichkeit auf Wunsch der Klientin, auch in die partnerschaftliche Beziehung neue Verhaltens- und Erlebensmöglichkeiten hineinzutragen. Auf keinen Fall sind diese partnerschaftsbezogenen Anregungen dogmatisch als Ausdruck der Ideologie einer Sexualität zu verstehen, in der nur Partnerbezogenheit und Koitus als alleinseligmachend angepriesen werden. Wenn diese Partnerübungen wirklich zur freien Wahl stehen und dabei das Prinzip der Eigenverantwortlichkeit dadurch nicht aus dem Vordergrund der Therapie verdrängt wird, ergibt sich erfahrungsgemäß auch kein Problem für diejenigen Teilnehmerinnen, die zur Zeit ohne Partner sind oder – aus bestimmten Gründen – zur Zeit ihren Partner nicht miteinbeziehen wollen.

## (6) Bioenergetische Atmungs- und Bewegungsübungen

Die Bioenergetik ist wohl die zur Zeit prominenteste Vertreterin körperzentriert ansetzender psychotherapeutischer Verfahren. Sie geht auf W. *Reich* („Charakteranalyse", 1931; „Die Funktion des Orgasmus", 1927) zurück. Die bekanntesten zeitgenössischen Vertreter der Bioenergetik sind *Alexander Lowen* („Bioenergetik", 1975) und *Stanley Keleman* (1975). Die Berechtigung zur körperzentrierten Psychotherapie wird aus der Grundannahme der Leib-Seele-Einheit des Menschen abgeleitet. Vergleichbare psychotherapeutische Ansätze sind zu finden in der Gestalt-Therapie *(Perls)* und in der Strukturellen Integration, auch „Rolfing" genannt, von *Ida Rolf*. Die Akzente der Bioenergetik als Körperpsychotherapie liegen hauptsächlich auf dem körperlichen Ausdruck, also hauptsächlich auf Atmung, Bewegung, Stimme. Atmung und Bewegung beeinflussen das Empfinden, und umgekehrt. Blockierungen der Erregung und des Erlebens drücken sich in entsprechenden körperlichen Blockierungen aus. Eine Indikation zu solcher körperzentrierten psychotherapeutischen Arbeit in der Sexualtherapie liegt immer dann vor, wenn die sexuelle Störung sich offensichtlich und überwiegend im Körperlichen ausdrückt. Aber nicht im Sinne des „Symptoms", sondern im Sinne korrespondierender Ereignisse von Leib und Seele! Erfahrungsgemäß drücken sich sexuelle Ängste und Hemmungen fast immer im „Steif-wie-ein-Brett-Syndrom" aus, d. h., die mit der sexuellen Erregung korrespondierenden Körperereignisse von Bewegung, Atmung und Stimme werden gedrosselt und blockiert. Und damit wird auch die sexuelle Erregung blockiert (das „tote Becken", *Reich*, 1927). Bei solcher Indikation dienen die bioenergetischen Atmungs- und Bewegungsübungen – weniger konfliktorientiert als vielmehr funktional – dazu, die körperlichen Blockierungen der sexuellen Erregung zu durchbrechen und aufzulösen. Denn jede Einschränkung der Atmung und der Bewegung während der sexuellen Interaktion wird das sexuelle Lusterleben vermindern.

Eine erfahrungsgemäß recht wichtige Vorinformation besteht in der Aufklärung, daß es sich bei diesen Atmungs- und Bewegungsübungen nicht um Entspannungsübungen handelt. Den Klientinnen muß zunächst einmal klargemacht werden, daß Entspannung sicherlich eine gute Voraussetzung für die Sexualität ist, letztlich aber unverträglich ist mit sexueller Erregung. Entsprechend werden die Übungen als „Anregungsübungen" bezeichnet.

1. *Einrichtung des Atemmusters:* Zunächst sammelt jeder in liegender Position Erfahrungen mit seiner Atmung. Ob sie zu flach, nur halb, zu steif oder wie auch immer ist. Dann wird eine tiefe und ruhige Brustkorb- und Zwerchfellatmung angeregt und erlernt. Dabei ist wichtig, die Erkenntnis zu vermitteln, daß Sauerstoff für die Funktion des Körpers so wichtig ist wie das Benzin für den Motor; und wie vermehrte Sauerstoffaufnahme zu stärkerer Anregung des Organismus führt, zu einer Aufladung – einer allmählichen Aufladung, die zu immer stärker werdender Spannung wird, die nach Entladung drängt. Schon *Freud* hat festgestellt, daß das Ausmaß an Lust, das jemand empfindet, mit dem Ausmaß der entladenden Spannung in Beziehung steht. In diesem Sinne wird auch im Verlauf der Gruppentherapie der Vergleich des Orgasmusreflexes mit dem Niesreflex (vgl. Informationsblatt) betont. Auch zur körperlichen Verdeutlichung des Unterschiedes zwischen Entspannungs- und Anregungs- und Aufladungsübungen werden in der liegenden Position nicht die Beine lang ausgestreckt, sondern mit angewinkelten Knien angezogen. Beim Einrichten des Atemmusters kann es eine gute Hilfe sein, sich vorzustellen, wie die Luft in meinen Körper wie in ein Gefäß, zum Beispiel eine Vase, tief eindringt, bis zum Beckenboden oder gar noch weiter bis zu den Füßen hinab.
2. *Durch die Genitalien ein- und ausatmen:* Diese einfache Übung führt oft schon auf Anhieb zu angenehmen Empfindungen sexueller Stimulierung, überhaupt zu dem Gefühl, die eigenen Genitalien näher und intensiver fühlen zu können.
3. *Die Kelchübung:* Nachdem das Atemmuster befriedigend eingerichtet ist, nachdem das Gefühl und die Vorstellung möglich sind, durch die Genitalien ein- und ausatmen zu können, läßt man die angezogenen Knie ganz allmählich, fast millimeterweise, auseinandergehen. Verbunden mit der Vorstellung, wie ein Blütenkelch im Zeitraffer aufzugehen.
4. *Die Beckenschaukel:* Wieder in liegender Stellung mit angezogenen Knien, die Hände in die Hüften gestützt, geht es nun darum, zum Ausdruck der Atmung den Ausdruck der Bewegung in Einklang zu bringen. Das Becken wird rhythmisch geschaukelt, d. h. beim Einatmen nach unten-zurück, beim Ausatmen nach oben-vorne gebracht. In der konzentrierten Vorstellung soll nun der Mittelpunkt des Körpers im Becken und in den Genitalien empfunden werden. Dazu sollte die Übung der Beckenschaukel mit der Übung

des Ein- und Ausatmens durch die Genitalien verbunden werden. Als letzte Übungskomponente kommt hinzu, daß der Atmung Stimme verliehen wird, d. h. lautes Röcheln beim Einatmen und Stöhnen beim Ausatmen. Stimmlicher Ausdruck, heftige Atmung und Schaukelbewegungen des Beckens sind die drei wichtigsten Ausdrucksarten sexueller Erregung. Die Art und Weise, wie gerade diese letzte Übung zunächst einmal fast ausnahmslos mit Panik und Peinlichkeit von den Teilnehmerinnen der Gruppentherapie aufgenommen wurde, verdeutlicht dramatisch die besondere Problematik bei den meisten sexuellen Dysfunktionen: Angst, Scham, Hemmung und Peinlichkeit in bezug auf den freien Ausdruck der eigenen sexuellen Erregung. Um so wichtiger ist es für die Seite der Therapeuten, bei der Durchführung dieser Übungen mit gutem Beispiel voranzugehen, keine Vermeidungen zuzulassen, sondern ganz fest hinter dieser therapeutischen Maßnahme zu stehen und schließlich alle die Ernte der Erfahrung einbringen zu lassen, daß die Welt davon nicht untergeht. Nachdem diese bioenergetischen Atmungs- und Bewegungsübungen etliche Male in den Gruppensitzungen geübt worden sind und ohne Scham und Peinlichkeit durchgeführt werden können, werden diese Übungen auch als „Hausaufgaben" mit dem Partner zusammen verschrieben.

(7) Bearbeitung spezieller *destruktiver Klischeevorstellungen* in bezug auf männliche und weibliche Sexualität und sexuelles Erleben
Der Begriff Klischee wird hier im Sinn von Aberglauben, Mythos, Stereotypie oder Vorurteil verwendet. Die Gemeinsamkeit aller dieser Phänomene liegt in deren psychohygienischem „Sinn" und Nutzen; individuelles kritisches Denken, Beurteilen und Entscheiden wird überflüssig, und zwar vor allem dort, wo konkrete Informations- und Erfahrungsmöglichkeiten fehlen. Sexualität ist auch heute noch für die meisten Menschen ein Gebiet, auf dem diese konkreten Informations- und Erfahrungsmöglichkeiten weitestgehend fehlen können. Auf keinem anderen den Menschen betreffenden Wissenschaftsbereich ist noch immer so viel an Aberglauben, Vorurteilen und Klischees zu finden wie in der Sexualität. Die Klischeevorstellung (Aberglaube, Mythos, Vorurteil usw.) ist im Kopf gespeichert. Gleichzeitig ist der Kopf wichtigste Umschaltstelle für die sensorisch-motorische sexuelle Reaktion. Und so sind es immer wieder ganz typische Klischees und Vorurteile über die Sexualität, die im Kopf die sexuelle Reaktion blockieren oder gar beim ersten Stimulierungsgeschehen im Keim

ersticken. Die Psychotherapie sexueller Dysfunktionen wird ohne die Aufhellung und Bearbeitung solcher destruktiver Klischeevorstellungen nur Stückwerk bleiben. Diese psychotherapeutische Aufklärungsarbeit ist auch gemeint, wenn *Mahoney* (1978, S. 74) in seinen Grundgedanken über die neue „Kognitive Verhaltenstherapie" von der „Verbesserung von assoziativen Fähigkeiten" spricht oder wenn *Perls* (oder andere Gestalttherapeuten) unverdaute, schädliche „Introjekte" über die Traumarbeit oder spezielle „Top-dog-Under-dog"-Dialoge auflöst. Trotz der zunehmenden sexuellen Aufklärung und Erfahrungsmöglichkeit ist kaum mit einer wesentlichen Reduzierung oder gar Eliminierung speziell der sexuellen Klischeevorstellungen zu rechnen. Sie verändern sich lediglich. Meist in der Art eines Pendels, das von einem Extrem zum andern schwingt (*Wendt*, 1978c, S. 42).

In der „fünfwöchigen Gruppentherapie für Frauen mit Orgasmusstörungen" wird jeder einzelnen Teilnehmerin ausreichend Zeit und Gelegenheit gegeben, im allgemeinen Erfahrungsaustausch in der Gruppe sich über ihre eigenen Klischeevorstellungen in bezug auf weibliche und männliche Sexualität und des sexuelle Erleben, hauptsächlich das Orgasmuserleben, klarzuwerden. Meistens reichen lebhafte Diskussionen mit den „Leidensgenossinen" und der Erfahrungsaustausch mit den Therapeuten im Sinne der kognitiven Umstrukturierung zur Korrektur aus.

Der erfahrene Sexualtherapeut lernt recht schnell die prominentesten, immer wiederkehrenden Stereotypien und Klischeevorstellungen in bezug auf „richtiges" und „normales" sexuelles Erleben und Verhalten kennen. Viele davon kennt er mit Sicherheit aus seiner eigenen sexuellen Entwicklungsgeschichte.

*(8) Filmmaterial in der Sexualtherapie*

In der dritten Sitzung der „fünfwöchigen Gruppentherapie für Frauen mit Orgasmusstörungen" werden zwei amerikanische Sexualtherapie-Lehrfilme gezeigt und in der 4. Sitzung wiederholt. Es handelt sich um folgende beiden Filme:

1. „The Squeeze Technique" (Dauer 10 Minuten, Farbe, 16 mm)
2. „Susan" (Dauer 16 Minuten, Farbe, 16 mm)

Beide Filme stammen aus dem Angebot der Firma „Multi Media Resource Center", 1525 Franklin Street, San Francisco, California 94109, und wurden speziell zum Einsatz in der Sexualtherapie und

Sexualtherapieforschung in Zusammenarbeit mit dem amerikanischen „National Drug and Sex Forum" hergestellt. Beide Filme haben sich bereits gut bewährt in der Praxis der Sexual Dysfunction Clinic der Universität von Kalifornien in Los Angeles (UCLA) und waren dem Autor von seiner dortigen Mitarbeit bekannt.

Der Film „The Squeeze Technique" zeigt die praktische Durchführung der gleichbenannten lerntheoretisch orientierten Behandlungsmethode der Ejaculatio Praecox von *Masters* & *Johnson* (1970, in deutsch 1973, S. 91 ff.). Abgesehen von der Tatsache, daß offensichtlich etliche anorgastische Frauen Partner mit dieser speziellen sexuellen Dysfunktion haben und von daher an dieser Darstellung interessiert sein könnten, sollte mit der filmischen Darstellung eines heterosexuellen Paares beim Sexualverkehr, mit der Darstellung des nackten männlichen und weiblichen Körpers und der Genitalien zu diagnostischen und therapeutischen Zwecken erfaßt und bewußtgemacht werden, ob und welche besonderen Angst- oder Ekelreaktionen die freie Entfaltung der eigenen Sexualität bei den Gruppenteilnehmerinnen blockieren.

Der Film „Susan" zeigt eine Frau alleine bei verschiedenen Methoden der Selbststimulierung. Diesem Film kommt, im gesamten Therapieprozeß gesehen, eine wichtige Funktion als „Eisbrecher" zu. Da in dieser Therapiekonzeption die Selbststimulierung eine bedeutende Rolle spielt, ist es von großer Wichtigkeit, anhand dieses Filmes die spezifischen rationalen und emotionalen Einstellungen der Klientinnen zur Selbststimulierung bewußt und deutlich zu machen, um sie dann möglichst im therapeutisch erwünschten Sinn zu verändern. Der Film vermittelt darüber hinaus viele neue Anregungen zum Thema Selbststimulierung und auch weitere Fakten über die weibliche sexuelle Reaktion und die weiblichen Genitalien, die zum Schluß in Großaufnahme gezeigt werden.

Wie vorausgesehen, lösten die Filme, vor allem der zweite, bei vielen Teilnehmerinnen beim ersten Mal heftigste Reaktionen von Ablehnung, Angst und Panik aus. Das vorher konzipierte Rational dieser psychotherapeutischen Intervention in Form der Darbietung dieses Filmmaterials sah diesen Therapieschritt im Sinne der verhaltenstherapeutischen Angsttherapie vor, wie sie als Reizüberflutung, Implosion oder Habituationstraining entwickelt und erprobt worden ist (*Ullrich* & *Ullrich de Muynck*, 1974). Unbedingt notwendig und für den Erfolg entscheidend ist dabei, daß Flucht und Vermeidung in bezug auf diese funktional aversiven Reizbedingungen verhindert wird. Das heißt, das Verlassen des Raumes, Wegschauen usw. wurde von den beiden Therapeuten verhindert. So wie diese erste Darbietung der beiden Filme der schwerste Krisenpunkt für viele Teilnehmerinnen war, ergibt sich als unbedingte Notwendigkeit, im Anschluß an die Filmvorführung ausgiebig über die Filme und die von ihnen ausgelösten Empfindungen mit den Gruppenteilnehmerinnen zu sprechen; und vor allem die betroffenen Frauen zu ermutigen, jetzt nicht aufzugeben und das nächste Mal wiederzukommen. Auf alle Fälle müssen die beiden Filme dann sofort in der folgenden Gruppensitzung wiederholt werden. Dabei ist es wichtig, die Klientinnen aufzufordern, bei der Wiederholung der Filme genau auf Unterschiede in ihren Reaktionen und Wahrnehmungen zu achten. Ausnahmslos (!) zeigte sich dabei, daß die Krise vorbei ist, daß die Filminhalte ohne Angst, mit größerem Interesse und akkuraterer Wahrnehmungsschärfe erlebt werden können. Wertvoll, auch für den weiteren Therapieverlauf, ist dabei, daß den Teilnehmerinnen daran verdeutlicht werden kann, wie schnell und positiv sich Einstellungsveränderungen ergeben können. Daß Sachverhalte, die heute noch unüberwindlich und beängstigend erscheinen, morgen schon in ganz anderem Licht erscheinen können. Zweifellos wichtig ist dabei jedoch die vorherige Instruktion der Gruppenteilnehmerinnen, daß mit diesen Filminhalten keine neuen oder anderen sexuellen Normen verbindlich gemacht werden sollen und daß niemand von sich selber oder von seiten der Therapeuten die Erwartung spüren soll, gleich mit Lust und Laune auf die Filme reagieren zu müssen. Denn im Sinne der Therapiekonzeption der ersten Phase ist zunächst nur die Beseitigung negativer Affekte und Reaktionen in bezug auf Sexualität anvisiert.

(9) *Aufklärungs- und Informationsmaterial*

Vom Autor wurde speziell für die „fünfwöchige Gruppentherapie für Frauen mit Orgasmusstörungen" ein Informationsblatt über die wesentlichsten Fakten der weiblichen und männlichen Sexualität verfaßt; und zwar in bezug auf Anatomie, Physiologie und den Prozeß der sexuellen Reaktion bei Mann und Frau (siehe Anhang S. 308).

Darüber hinaus kann den Klientinnen recht brauchbar auch die Lektüre der inzwischen in deutscher Übersetzung erschienenen Bücher von *Barbach* (1976) und *Hite* (1977) empfohlen werden.

(10) *„Self-disclosure" als psychotherapeutische Intervention*

Mit ‚self-disclosure', oder im deutschen Sprachgebrauch: Selbsteinbringung des Psychotherapeuten, wird eine psychotherapeutische Maßnahme bezeichnet, die sich wahrscheinlich für den Laien aus dessen gesundem Menschenverstand und spontanem Lebensgefühl heraus als kommunikative Selbstverständlichkeit darstellt: die einfache Tatsache, daß man sich als Psychotherapeut auch wirklich als Gesprächspartner versteht und auch etwas über sich selbst erzählt. Diese Selbstverständlichkeit ist jedoch in der Tradition der Psychotherapie keineswegs so selbstverständlich, da seit *Freud* und den sich anschließenden, vornehmlich tiefenpsychologisch orientierten Schulen die Rolle des Therapeuten als Gesprächspartner auf Abstinenz und neutrale Spiegelung in bezug auf den Patienten festgelegt war. So waren es erst die humanistisch-existentialistischen Psychotherapie-Schulen (*Frankl, Perls, Rogers, Ellis, Berne* u. a.), die m. E. den Patienten zum wirklichen Partner machten. Der „Patient" wurde zum „Klient"! Das mit ‚self-disclosure' bezeichnete Therapeutenverhalten ist zweifellos ein primäres Merkmal existentialistischer Psychotherapie.

Grundsätzlich können drei Arten des ‚self-disclosure' unterschieden werden:
1. Der Therapeut erzählt – spontan oder auf Nachfrage des Klienten –, wie er sich selber in bezug auf den Klienten erlebt. Dies geschieht meist im Rahmen des Hier und Jetzt und meist auf die emotionale Ebene bezogen.
2. Der Therapeut erzählt – spontan oder auf Nachfrage des Klienten – über eigene und persönliche Belange. Er gibt damit Einblick in seine persönlichen Vorstellungen, Wertungen und Erlebnisse.
3. Der Therapeut erzählt – spontan oder auf Nachfrage des Klienten – über eigene und persönliche Belange, die speziell mit eigenen Problemen, Konflikten und deren Bewältigung zu tun haben. Die stärkste Art des ‚self-disclosure' ist dabei zweifellos, wenn der Therapeut über solche eigenen Probleme und Konflikte spricht, die denen des Klienten ähneln oder gar gleichen.

So selbstverständlich solches Therapeutenverhalten dem Laien auch erscheinen mag, so kann es sich doch in der psychotherapeutischen Situation sehr problematisch auswirken, wenn zwischen dem Klienten und dem Therapeuten (noch) keine stabile und tragfähige Vertrauensbeziehung besteht. Was unter diesen Umständen für den Klienten sehr befreiend, vertrauenswürdig und als Modell angstfreien Umgangs (*Bandura*, 1965) mit bestimmten Problembereichen und Konflikten wirkt, kann unter anderen Umständen, wenn das ‚self-disclosure' zu früh und/oder zu massiv erfolgt, den Klienten schokkieren und ihn das Vertrauen zum Therapeuten verlieren lassen.

Das ‚self-disclosure' als konkrete therapeutische Maßnahme wird inzwischen als unverzichtbar sowohl von bestimmten Kreisen der Klient-zentrierten-Psychotherapie (Gesprächspsychotherapie) als auch von der Gestalttherapie angesehen (*Cochran* & *Holloway*, in: *Wexler* & *Riche*, 1974) und wird in seiner Bedeutung für die Therapie bereits vereinzelt auch von den lerntheoretisch orientierten Sexualtherapeuten diskutiert. *Lobitz* & *Lo Piccolo* (1972, S. 269) schreiben dazu: „Our most common stratagem for disinhibiting clients to sexual responses is therapist self-disclosure." Und weiter: „In particular, self-disclosure about masturbation and oral-genital sex facilitates changes in the client's attitudes toward these behaviors." Aus der Berücksichtigung der psychotherapeutischen Bedeutung des ‚self-disclosure' ergibt sich logisch die Forderung, daß es eine der wichtigsten Ausbildungsvoraussetzungen und Qualitäten des Sexualtherapeuten sein muß, daß er sich mit seiner eigenen Sexualität genau auskennt, daß dort, wo „es" war, nun „ich" ist, und daß er nicht nur angstfrei, sondern auch lustvoll mit seiner eigenen Sexualität umzugehen vermag.

„Self-disclosure" ist die Voraussetzung für „guten Kontakt" (im Gegensatz zu schlechtem Kontakt = „Deflektion", vgl. *Polster* & *Polster*, 1973, S. 93). „Guter Kontakt" ist die Voraussetzung für das „encounter", die echte Begegnung zweier Menschen. Das „encounter" ist das Wesen der humanistischen Psychotherapie (z. B. Gestalttherapie): „Die flexible und kreative Anwendung von Gestalt-Methoden kann die Effektivität des Sexualtherapeuten stärken. Es ist jedoch die einzigartige Qualität des Therapeuten als Person und seine Beziehung zum Klienten, die der Therapie Bedeutung und Wert geben" (*Mosher*, 1977, S. 241).

Im Verlauf der „fünfwöchigen Gruppentherapie für Frauen mit Orgasmusstörungen" galt für die Therapeuten als Faustregel, daß sie sich mit ‚self-disclosure' anfangs sehr zurückhielten, um sich etwa ab „Halbzeit" zunehmend stärker mit dem eigenen Erleben und der eigenen Sexualität (verbal!) einzubringen.

Dazu gehört in meiner Arbeitsweise seit einiger Zeit unverzichtbar auch eine weitere, ganz spezielle Form und Art des Psychotherapeuten, sich selber in die psychotherapeutische Situation und Beziehung einzubringen: die Vermittlung des ganz persönlichen Eindrucks des Therapeuten von Potential und Kapazität, von den noch nicht genutzten Möglichkeiten und Fähigkeiten des Patienten in dessen speziellen Problembereichen („Zukunftsphantasien des Therapeuten über seine Patienten", *Mandel*, 1978). „Wer als Therapeut keine Ideen übermittelt darüber, was einer werden könnte, der motiviert zu wenig, bringt Selbstheilungs- und Selbstentfaltungskräfte zu wenig in Bewegung", schreibt *Mandel* 1978. Eine Rückbesinnung darauf, daß einer Psychotherapie bzw. Sexualtherapie wohl letztlich nur dann Erfolg beschieden sein kann, wenn der Therapeut solche positiven Gefühle, Phantasien und Ahnungen über seine Patienten hat, halte ich gerade in dieser Zeit, in der die Psychotherapie so sehr vermarktet zu werden droht, für ausgesprochen wichtig zu betonen! Das gezielte Einbringen solcher Phantasien über Kreativität und Potential des Patienten als Motor einer Sexualtherapie bezeichnet *Mandel* (1978) als „dialogische Psychotherapie"; im Mittelpunkt einer solchen Behandlungsweise steht die Beeinflussung des Selbstwertgefühls und des Beziehungsgefühls beim Patienten – und möglicherweise auch bei dessen Partner – durch kognitive Umstrukturierung (neben dem ‚self-disclosure' gehören dazu auch Methoden der Umdeutung, Paradoxien, Symptomverschreibung).

(11) *Gruppendynamik und Gruppentherapie*

Die Gründe, die zur Durchführung dieser Sexualtherapie in Gruppenform (in Abhebung zur Einzeltherapie oder Paartherapie!) führten, beruhten keineswegs *nur* auf ökonomischen Gesichtspunkten. Vielmehr soll damit die Wirksamkeit spezifisch gruppenbezogener Dynamik als spezielles Merkmal dieser Sexualtherapie provoziert und betont werden. Diese Wirksamkeit spezifisch gruppenbezogener Dynamik zeigte sich sehr eindrucksvoll in der fast bei allen Therapiegruppen durchgängigen Erfahrung, daß die Teilnehmerinnen sich spontan (!) privat zusammenschlossen, d. h. sich im Anschluß an die einzelnen Therapiesitzungen „noch auf ein Bier" zusammensetzten und sich in den Monaten nach offiziellem Abschluß der fünfwöchigen Therapie weiterhin regelmäßig zum Erlebnis- und Erfahrungsaustausch trafen (und wohl noch immer treffen). Was sich für den traditionellen Psychoanalytiker wie einen groben Verstoß gegen die psychoanalytische Abstinenzregel in bezug auf den Kontakt der Patienten untereinander ausmachen mag, war hier ein durchaus erwünschter Effekt. Ganz offensichtlich entwickelten sich spontan die von Sozialpsychologen für kleine Gruppen beschriebenen Gruppenstrukturen und -prozesse: „Überschaubarkeit für jedes Mitglied, Möglichkeit zum unmittelbaren (face-to-face) Kontakt und das Gefühl der Zusammengehörigkeit, das Bewußtsein der Einheit" *(Kruse,* 1972, zitiert in *Däumling* et al., 1974, S. 18). Und damit verbunden ein Netz emotionaler Beziehungen, nämlich auf dem Hintergrund des Bewußtseins der Einheit, des „gemeinsamen Schicksals" in dieser sexuellen Problematik.

Bei der Konzeption dieser Sexualtherapie wurde die Erfahrung und die daraus resultierende Überzeugung zugrunde gelegt, daß sexuelle Störungen im weitesten Sinn auch als „durch Erziehung, Sozialisation und herrschende Normgefüge verursachte Persönlichkeitsbeeinträchtigungen" aufzufassen sind. Und daß im Sinne von *Däumling* (1974, S. 11) die Gruppendynamik die geeignete Methodik darstellt, „die die durch Erziehung, Sozialisation und herrschende Normgefüge verursachte Persönlichkeitsbeeinträchtigungen auszugleichen versucht".

Ganz angenehm wäre es zweifellos, die Gruppenformation dieser Sexualtherapie nicht als Therapiegruppe, sondern als „kreative Gruppe" *(Däumling* et al., 1974, S. 17) aufzufassen. Damit könnte der Makel der Krankheit und Psychopathologie vermieden und der Akzent auf persönliches Wachstum gesetzt werden. Und tatsächlich, wenn man sich die Entwicklung des Gruppenprozesses – formal und inhaltlich – dieser Sexualtherapiegruppen ansieht, so paßt darauf durchaus die von *Bales* (1970) dargestellte Interaktionsanalyse und die damit verbundene Drei-Phasen-Hypothese: (1) zunächst Prozesse der Orientierung und Informationssuche, (2) dann Prozesse der Um- und Neubewertung und (3) schließlich Prozesse der Kontrolle der Durchführung bei stetiger Zunahme positiver Emotionen und Aktionen und der Abnahme negativer. Genauso ist der fünfwöchige Therapieprozeß zunächst gefüllt mit Orientierungs- und Informationshilfen in bezug auf alles das, was mit Sexualität zusammenhängt und was in der Sexualität möglich ist. Dies führt nahtlos über in die Phase der Um- und Neubewertung relevanter sexueller Aspekte (z. B. Selbststimulierung ist verboten – Selbststimulierung ist O. K.); und führt schließlich über in die Phase der systematischen Abnahme negativer Emotionen (Tabus, Ekel, Angst) und negativer Aktionen (Streit, Vermeidung der Sexualität) in bezug auf Sexualität allgemein und auf den Sexualpartner im besonderen. Damit geht schließlich die Zunahme positiver sexueller Emotionen und Aktionen einher. Besonders wichtig erscheint dabei die mittlere Phase der Um- und Neubewertung. Waren die bisherigen sexuellen Bewertungen Folge des Konformitätszwangs in bestimmten sozialen Gefügen, wie z. B. der Familie oder einer bestimmten sozialen Klasse oder Schicht, so ist es zweifellos wichtig, ein anderes soziales Gefüge, eine andere „Bezugsgruppe", wie es die Therapiegruppe darstellen kann, als Gegengewicht einzusetzen; ein Gegengewicht, das gewichtig genug ist, um als neue Bezugsgruppe die Normen, Tabus und Verbote der alten Bezugsgruppe aufzuheben. Ein erfahrener Gruppentherapeut weiß dabei, neben seiner eigenen Autorität und Einflußmöglichkeit, sehr wohl die Autorität und Einflußmöglichkeit der anderen Gruppenteilnehmer (als Schicksals- und Leidensgenossen) auf das einzelne Individuum zu schätzen.

Die sehr direkte, strukturierte und zeitlich sehr begrenzte Organisation und Konzeption dieser Sexualtherapie und die deutliche Abwesenheit typisch gruppentherapeutischer Merkmale (wie zum Beispiel die Nutzung von speziellen Interaktionsprozessen wie bei der Übertragung und Gegenübertragung oder wie beim Encounter) legen den Gedanken nahe, diese Sexualtherapie zwar durchaus und natürlich in erster Linie als Therapie zu sehen, einen tragenden Pfeiler dieser Therapie jedoch in der Gemeinsamkeit mit einem Gruppendynamischen Laboratorium zu würdigen. So wie es als allgemeine Ziele der Gruppendynamik verstanden wird, „eigene und fremde Verhaltensweisen aufeinander abzustimmen" und „Bewußtseinserweiterung und Verhaltensänderung" zu erreichen (*Däumling*, 1968 bzw. 1970, zitiert aus *Däumling* et al., 1974, S. 101), erscheinen insgesamt die Gemeinsamkeiten von Gruppendynamik und Gruppentherapie gewichtiger als deren Unterschiede. So auch im sicherlich gemeinsamen Ziel, offene Kommunikationsstruktur, offenen Kommunikationsfluß, Reversibilität der Interaktionen zu schaffen. Wichtig als Unterschied zur Gruppentherapie traditioneller Art ist lediglich zu beachten, daß nicht langwierige non-direktive, unstrukturierte und hauptsächlich auf verbale Interaktion begrenzte Interaktionsprozesse abgewartet werden, sondern von Anfang an auf das Herstellen einer Basis von Solidarität und gegenseitigem Vertrauen hingearbeitet wird, die den Betroffenen den Rücken stärkt und die Hände zum tatkräftigen Anpacken der Probleme freigibt: „Neue Verhaltensweisen werden gefunden und erprobt, wobei das soziale Klima den Wandel begünstigt und vor den vollen praktischen Konsequenzen schützt, die innovierendes Verhalten in bestehenden realen Organisationen außerhalb des Laboratoriums hätte" (*Däumling* et al., 1974, S. 101).

(12) *Selbstsicherheitstraining*

„Selbstsicherheitstraining ist ein Verfahren der Verhaltenstherapie, das gezielt und systematisch die Behandlung gestörter sozialer Interaktionen bezweckt" (*R. Ullrich de Muynck & T. Forster*, 1974). Erfahrungsgemäß spielt die verbale Kommunikation über sexuelle Wünsche und Bedürfnisse zwischen den Sexualpartnern eine bedeutsame Rolle für das Erreichen sexueller Zufriedenheit. Wie eine Untersuchung (*Wendt*, 1978, unveröffentlicht) an Personen ohne und mit sexuellen Dysfunktionen zeigte, liegt gerade dieser verbale Aspekt sexueller Kommunikation und Interaktion sehr im argen. Dazu wurde als Meßverfahren das Sexual Interaction Inventory (*Lo Piccolo & Steger*, 1974) benutzt, bei dem die Skalen 7 und 8 (vgl. S. 200 f.) darüber Aufschluß geben, wie präzise beide Partner ihre gegenseitigen sexuellen Wünsche und Bedürfnisse kennen. Dabei ergab sich, daß die meisten Sexualpartner (egal ob verheiratet oder unverheiratet, egal ob bei längerer oder kürzerer Beziehungsdauer als ein Jahr) nicht nur einfache Wissenslücken, sondern auch grobe Fehleinschätzungen mit zum großen Teil genau gegensätzlichen Beurteilungen der sexuellen Wünsche und Bedürfnisse ihres jeweiligen Sexualpartners aufwiesen. In der erwähnten Untersuchung schnitten beide Gruppen schlecht ab, wesentlich schlechter jedoch noch die Gruppe der Paare, bei denen der eine oder beide unter einer sexuellen Dysfunktion litten. Wie die therapiebegleitenden diagnostischen Untersuchungen (SII, Skalen 7 u. 8) der direkt und indirekt an der „fünfwöchigen Gruppentherapie für anorgastische Frauen" beteiligten Personen zeigten, konnten als Folge dieser Therapie gerade im Bereich der Wahrnehmung der sexuellen Wünsche und Vorlieben des Partners wesentliche Verbesserungen erzielt werden. Viele Frauen berichteten, sie hätten sich aufgrund der Therapieanregungen zum ersten Mal in der Geschichte ihrer Partnerschaft oder sogar in ihrem Leben mit ihrem Partner über Sexualität unterhalten können. Auch auf die Gefahr der Trivialität hin soll nochmals hervorgehoben werden: die sexuelle Zufriedenheit bis hin zur Orgasmusfähigkeit hängt ganz offensichtlich von der Fähigkeit und Offenheit der beiden

Partner ab, sich über Sexualität und gegenseitige sexuelle Bedürfnisse auszusprechen. Diese spezielle Kommunikation stellt jedoch nach wie vor ein stark angstbesetztes Tabu dar. Deshalb sollen hier ein paar besondere Anmerkungen darüber gemacht werden, wie dieses Tabu, das für viele den Charakter einer Phobie aufweist, psychotherapeutisch angehbar ist. Dieses Tabu wird aufrechterhalten einmal durch ganz simple Verhaltensdefizite und zum anderen durch die phobieartige Vermeidung von Angst und Peinlichkeit. Gerade diese Kombination ergibt eine spezielle Indikation für den Einsatz der Prinzipien des Selbstsicherheitstrainings, das die Vorzüge der Systematischen Desensibilisierung und der sog. Sukzessiven Approximation, des schrittweisen Aufbaus adäquater Verhaltensweisen durch positive Verstärkung, verbindet.

Meistens läßt sich diese Tabu-Hürde dadurch überwinden, daß die Therapeuten „mit gutem Beispiel vorangehen", d. h. ein Modell für den angstfreien Umgang mit sexuellen Inhalten bieten (Modell-lernen, vgl. *Bandura*) und im übrigen keinerlei Vermeidungen beim Ansprechen sexueller Belange dulden, vielmehr stets auf lautstarken, präzisen und konkreten Ausdruck drängen. In manchen Fällen ist jedoch auch damit zu rechnen, daß diese Tabu-Hürde durch die geballte Kraft von Verhaltenslücken und Verhaltensängsten einfach zu hoch zum Überwinden ist. Deshalb möchte ich es nicht versäumen, hier einen Vorschlag nach den lerntheoretischen Prinzipien des Selbstsicherheitstrainings zur Bewältigung dieses so entscheidenden „Detail"-Problems zu machen:

*1. Schritt:*
Der Therapeut gibt die Wörter „Penis" und „Vagina" vor und bittet die Gruppe (oder den einzelnen Patienten), vergleichbare Ausdrücke zu finden. Diese werden dann noch abgestuft danach, als wie vulgär sie gelten. Z. B. Vagina, Scheide, Möse, Fotze. Dabei kann der Therapeut durchaus aktiv mithelfen. In derselben Weise werden andere sexuelle Begriffe erarbeitet; je nach Angst evtl. erst mal nur schriftlich.

*2. Schritt:*
Diese Ausdrücke können zunächst gemeinsam im Chor gesprochen werden, wobei wichtig ist, auf Lautstärke und Festigkeit des Ausdrucks zu achten. Deshalb kann es unter Umständen ein guter Vorschlag sein, diese Ausdrücke brüllen zu lassen. Danach kann auf den einzelnen Patienten eingegangen werden. Wichtig ist dabei stets die

„soziale Verstärkung", das Lob, für die richtige Bewältigung der Schwierigkeiten.

*3. Schritt:*
Die Gruppenteilnehmer(innen) bilden einzelne Paare und besprechen mit Hilfe der erarbeiteten Ausdrücke ihre eigenen sexuellen Bedürfnisse. Möglicherweise sollten Therapeutin und Therapeut dazu erst mal ein Modell im Rollenspiel geben.

*4. Schritt:*
Einzelne Gruppenteilnehmer(innen) üben das Ansprechen eigener sexueller Belange mit dem anwesenden gegengeschlechtlichen Therapeuten. Dabei ist zu beachten, daß die Lösung der Aufgabe so lange wiederholt wird, bis sie gelungen ist und nach den Regeln des SST systematisch verstärkt werden kann.

*5. Schritt:*
(nur in hartnäckigen Fällen nötig)
In der nächsten Therapiesitzung können die einzelnen aufeinander aufbauenden Übungsschritte nochmals wiederholt werden und dann darin gipfeln, daß eingeweihte, den Patienten/innen jedoch fremde Personen als Gesprächspartner hinzugezogen werden. Diese „Helfer" sollten wiederum gegengeschlechtlich und auf diese spezielle Aufgabe vorbereitet sein.

# 6. Modell der „fünfwöchigen Gruppentherapie für anorgastische Frauen" — Forschungsergebnisse

## 6.1 Die Teilnehmerinnen an der „fünfwöchigen Gruppentherapie"

In der Zeit von Ende Mai 1977 bis Ende Februar 1978 wurden acht Therapiegruppen in Düsseldorf, Köln und Bonn durchgeführt. Aufgrund verschiedener Veröffentlichungen und Ankündigungen in lokalen Tageszeitungen in Düsseldorf, Bonn und Koblenz, einer kurzen Information in Form eines Leserbriefes in der Zeitschrift „STERN", eines ausführlichen Artikels des Autors in der Fachzeitschrift „PSYCHOLOGIE HEUTE", vor allem aber aufgrund der Vermittlung verschiedener PRO-FAMILIA-Beratungsstellen (PRO FAMILIA, Deutsche Gesellschaft für Sexualberatung und Familienplanung) in Düsseldorf, Köln, Bonn und Koblenz, meldeten sich bis Ende des Jahres 1977 insgesamt 234 Frauen mit der Bitte um weitere Informationen. Interessant ist, daß der in diesem Zusammenhang aufgenommene Kontakt zu Gynäkologen mit persönlichem Anschreiben und ausführlichen Informationen sich als völliger Fehlschlag erwies. Von 42 im Großraum Bonn angeschriebenen Gynäkologen meldete sich nur ein einziger. In die Therapie vermittelt wurde jedoch auf diesem Wege keine einzige Frau!

Alle 234 Interessentinnen erhielten Informationsmaterial, zwei Fragebögen zur Vororientierung über die spezielle Problematik und relevante psychotherapeutische und gynäkologische Fragen und einen „Therapievertrag", in welchem detailliert spezielle mit der Therapie verbundene Verpflichtungen und Rechte dargelegt wurden, zugeschickt (s. Anhang). 168 Frauen schickten diese Unterlagen ausgefüllt und unterschrieben zurück. Aufgrund des in diesen Anmeldungsunterlagen enthaltenen Fragebogens zur Abklärung der Orgasmusfähigkeit wurden 53 Frauen aus der Wahl gezogen, weil sie eindeutig nicht das Kriterium „primäre Anorgasmie" erfüllten, d. h., es zeigte sich, daß sie lediglich in bestimmten Situationen oder bei bestimmten Stimulierungsbedingungen in ihrem Orgasmuserleben eingeschränkt waren und/oder sich nur auf dem Hintergrund ganz unrealistischer Vorstellungen über ihre Sexualität als therapiebedürftig erlebten.

Die Zahl der verbliebenen 115 Frauen reduzierte sich um weitere 27, die in der in Frage kommenden Zeit aus einfachen organisatorischen Gründen (Zeit und Ort) keiner Therapiegruppe zugeordnet werden konnten.

Mit einer durchschnittlichen Teilnehmerzahl von 11 Frauen pro Gruppe wurden insgesamt 88 Frauen in die Therapie aufgenommen. Davon beendeten nur zwei Frauen vorzeitig und nach Rücksprache mit den Therapeuten die Therapie, drei weitere mußten aus der Endauswertung ausgeschieden werden, weil die Daten der ersten oder zweiten Nachuntersuchung nicht mehr zu erhalten waren. Weitere vier Fälle wurden vorsichtshalber aus der Endauswertung ausgeschlossen, weil in diesen Fällen nicht ganz sicher festgestellt werden konnte, ob die betroffenen Frauen zu Beginn der Therapie wirklich das Kriterium der primären Anorgasmie erfüllten. Die Ergebnisse weiterer 12 Frauen wurden ebenfalls von der statistischen Auswertung ausgeschlossen, weil von ihnen keine diagnostischen Unterlagen vom Partner vorlagen. In den meisten Fällen aus dem Grund, daß diese Frauen zur Zeit keinen Partner hatten, keinen festen Partner hatten („fest" verstanden als eine Dauer der Beziehung von mindestens einem Jahr), zwar einen Partner hatten, dieser aber nicht kooperationswillig war, oder daß die Frauen selber diese Kooperation nicht wünschten.

In die statistische Endauswertung gelangten damit die Ergebnisse von 67 Frauen und deren Partnern; 35 in der Experimentalgruppe und 32 in der Kontrollgruppe. Diese 67 Fälle waren damit homogen in den beiden wichtigsten Kriterien, die für die Ausgangssituation festgesetzt worden waren:

1. Diagnose: „primäre Anorgasmie";
2. soziales Bezugssystem: Zusammenleben mit einem Partner, der in dem Sinn als fest verstanden werden konnte, daß die Beziehung mit ihm mindestens 1 Jahr andauerte, plus einem Mindestmaß an Kooperationsbereitschaft in dem Sinn, daß er die therapiebegleitenden diagnostischen Unterlagen beisteuerte.

Die Zuordnung zur Therapie- oder Wartegruppe, Experimental- bzw. Kontrollgruppe erfolgte pragmatisch nach dem Gesichtspunkt, wer sich bis Ende des Jahres 1977 wann und an welchem Ort zur Therapie anmeldete, und wann und wo für diese betreffende Person die Teilnahme an einer Therapiegruppe organisatorisch möglich gemacht werden konnte. Aus dieser speziellen organisatorischen Problematik kann von einer zufälligen Zuordnung im echtesten Sinn also nicht gesprochen werden. Auf der anderen Seite ging der Autor aber auch von der Annahme aus, daß nicht angenommen zu werden bräuchte, daß Ort und Zeitpunkt der Anmeldung und der Teilnahme an einer Therapiegruppe sich als signifikante Variablen für den Therapieerfolg auswirken würden.

Es versteht sich von selbst, daß die Wartegruppe als Kontrollgruppe eine echte Wartegruppe in dem Sinne darstellte, als sie nach Ablauf der Wartezeit die „fünfwöchige Gruppentherapie für Frauen mit Orgasmusstörungen" zu den gleichen Bedingungen erhielt wie die Teilnehmerinnen der Experimentalgruppe.

Alle in die Therapie aufgenommenen Frauen hatten zuvor die Bedingungen zu erfüllen, daß sie längstens vor $1/4$ Jahr zum letzten Mal eine gynäkologische Untersuchung hatten durchführen lassen und daß sich dabei keine relevanten gynäkologischen Auffälligkeiten ergeben hatten. In Zweifelsfällen und zur Abklärung besonderer diagnostischer Fragen wurden einige Frauen kurz vorher oder noch im Verlauf der Therapie gebeten, einen Gynäkologen aufzusuchen.

Die Unterschrift unter den Therapievertrag (siehe Anhang) stellte eine weitere Aufnahmebedingung dar. Schließlich auch noch die Versicherung der Klientin, daß sie ausschließlich aus eigener Initiative und hauptsächlich auf eigenen Wunsch die Therapie mitmachen wolle. Im übrigen wurden jedoch keine weiteren Selektionskriterien zur Voraussetzung für die Teilnahme gemacht. Lediglich wurde zur rechtlichen Absicherung die untere Altersgrenze mit der Volljährigkeit festgesetzt. Eine Selektion der Stichprobe anhand bestimmter „psychopathologischer" und/oder „neurotischer" Merkmale wurde mit Absicht nicht unternommen. Es versteht sich jedoch von selbst, daß akute „psychotische" Zustände oder sich anbahnende „psychotische" Zustände als absolute Kontraindikation festgelegt waren und, nach Rücksprache, zum Ausschluß und zur anderweitigen psychiatrisch-psychotherapeutischen Behandlung führten (wie in einem Fall geschehen).

Im folgenden sind die wichtigsten demographischen und biographischen Daten der Experimental- und der Kontrollgruppe dargestellt. Zunächst getrennt voneinander, um damit auch einen Eindruck von der Vergleichbarkeit beider Gruppen zu vermitteln, und dann im Gesamt:

Demographische und biographische Daten (im Vergleich der Experimentalgruppe zur Kontrollgruppe) und im Gesamt:

| | Experimentalgruppe | Kontrollgruppe | Gesamt |
|---|---|---|---|
| 1. Zahl der Versuchspersonen: | 35 | 32 | 67 |
| 2. Altersspanne: | 20–46 | 21–46 | 20–46 |
| 3. Durchschnittsalter: | 29,6 | 30,0 | 29,8 |
| 4. SD des Durchschn.alters: | 5,8 | 6,4 | – |
| 5. verheiratet: | 24 | 24 | 48 |
| 6. mit festem Partner unverheiratet (mind. 1 Jahr): | 11 | 8 | 19 |
| 7. Durchschnittl. Zeitdauer der Beziehung (verh./unverh.): | 7 Jahre | 8 Jahre | 7,5 Jahre |
| 8. Spanne der Beziehungsdauer: | 1–22 J. | 1–22 J. | 1–22 J. |
| 9. Zahl der Frauen mit Kindern: | 18 | 17 | 35 (52%) |
| 10. Zahl der Frauen mit Kindern über 9 Jahren: | 10 | 10 | 20 (30%) |
| 11. Religionszugehörigkeit: | | | |
| – katholisch | 18 (51%) | 16 (50%) | 34 (51%) |
| – evangelisch | 12 (34%) | 12 (37%) | 24 (36%) |
| – keine | 5 (15%) | 4 (13%) | 9 (13%) |
| 12. Berufstätigkeit: | | | |
| – Beruf | 21 (60%) | 15 (47%) | 36 (54%) |
| – Hausfrau | 7 (20%) | 9 (28%) | 16 (24%) |
| – Studium | 7 (20%) | 8 (25%) | 15 (22%) |
| 13. Schulabschluß: | | | |
| – Volksschule | 6 (17%) | 7 (22%) | 13 (19%) |
| – Realschule | 2 (5%) | – (–) | 2 (3%) |
| – mittlere Reife | 13 (36,5%) | 6 (19%) | 19 (28%) |
| – Abitur | 13 (36,5%) | 18 (56%) | 31 (46%) |
| – Fachhochschulreife | 2 (5%) | 1 (3%) | 3 (4%) |
| 14. Aktivität in Religionszugehörigkeit in der Kindheit und Jugend: | | | |
| – eher aktiv | 32 (91%) | 28 (86%) | 60 (90%) |
| – eher passiv | 3 (9%) | 4 (14%) | 7 (10%) |
| 15. Aktivität in Religionszugehörigkeit heute: | | | |
| – eher aktiv | 11 (31%) | 11 (34%) | 22 (33%) |

|  | Experimentalgruppe | Kontrollgruppe | Gesamt |
|---|---|---|---|
| – eher passiv | 24 (69%) | 21 (66%) | 45 (67%) |
| 16. Erste Erlebnisse mit Sex.: | | | |
| – eher angenehm | 10 (28%) | 16 (50%) | 26 (39%) |
| – eher unangenehm | 25 (72%) | 16 (50%) | 41 (61%) |
| 17. Einschätzung der elterl. Ehe: | | | |
| – eher glücklich | 7 (20%) | 8 (25%) | 15 (22%) |
| – weder noch | 14 (40%) | 14 (43%) | 28 (42%) |
| – eher unglücklich | 14 (40%) | 10 (32%) | 24 (36%) |
| 18. Einschätzung der Bedeutung d. früheren Religionserziehung für heutige Einstellungen und Wertvorstellungen in bezug auf Sexualität: | | | |
| – sehr wichtig | 10 (29%) | 10 (31%) | 20 (30%) |
| – einigermaßen wichtig | 9 (26%) | 9 (28%) | 18 (27%) |
| – hin und wieder wichtig | 12 (34%) | 8 (25%) | 20 (30%) |
| – gar nicht wichtig | 4 (11%) | 5 (16%) | 9 (13%) |
| 19. Sexuelle Dysfunktionen beim Partner (vor Therapie): | | | |
| – Ejaculatio Praecox | 12 (34%) | 8 (25%) | 20 (30%) |
| – Erektionsstörungen | 6 (17%) | 2 (6%) | 8 (12%) |
| 20. Orgasmusfähigkeit durch jegliche Stimulierung (Anzahl der Vpnen) | 0 | 0 | 0 |
| 21. Vorherige Sexualtherapie: | 0 | 0 | 0 |
| 22. Vorherige Psychotherapie bei anderer Indikation: | 2 (5,7%) | 2 (6,3%) | 4 (6%) |

*Ein besserer Einblick in die Situation dieser Frauen und in die Frage, weshalb sie sich um eine Sexualtherapie bemühen, wird durch ihre eigenen Berichte möglich:*

Dazu einige wörtliche Zitate, die typisch sind für viele, viele andere Schreiben, die bei uns in Verbindung mit den Anmeldungen zur Therapie eingingen:
„Ich bin seit 12 Jahren verheiratet, habe 2 Kinder. Meine Ehe ist u. a. auch daran gescheitert, daß ich beim Zusammensein mit meinem Mann absolut nichts empfunden habe. Im Gegenteil, ich kriegte manchmal direkt eine Gänsehaut. Um aus diesem Elend rauszukommen, habe ich mich mit einem

anderen Mann eingelassen. Mit ihm ging es zwar ein bißchen besser oder weniger schlecht, aber die Geschichte kam raus, und mein Mann bestand auf Scheidung. Er hält mich für unmoralisch und sittlich verkommen, hätte mir nach altem Scheidungsrecht, da ich ‚schuld' bin, auch die Kinder weggenommen. Ich habe die Sache aber ins neue Scheidungsrecht überretten können und stehe jetzt einen verheerenden Kampf um die Kinder durch. Das alles, weil ich unfähig bin, sexuell normal zu empfinden. Wenn ich in der Hinsicht Hilfe bekommen könnte, wäre ich überglücklich!"

„Ich bin 48 Jahre alt und seit 25 Jahren bis auf die sexuelle Seite glücklich verheiratet. Ich habe drei Kinder im Alter von 18–23 Jahren. Da es mir noch nie gelungen ist, mit meinem Mann zum Orgasmus zu kommen, bin ich wohl meinem Mann gegenüber zu zurückweisend gewesen, und jetzt hat er mit 52 Jahren schon lange kein sexuelles Interesse an mir. Ich leide sehr unter Schuldgefühlen ihm gegenüber und habe auch insgesamt ziemlich starke Minderwertigkeitsgefühle, die inzwischen dazu geführt haben, daß ich mich auch gesellschaftlich ganz zurückziehe. Ich wäre dankbar für jede Hilfe, falls eine möglich ist noch in meinem Alter."

„Wir sind beide unverheiratet, in der Altersgruppe Ende 20 und Anfang 30. Meine Schwester hatte schon vor langer Zeit versucht, mit ihrem Gynäkologen über ihre Schwierigkeiten im sexuellen Bereich zu sprechen, was leider schon nach den Einleitungsworten abgebrochen wurde mit dem Hinweis, daß dies nicht in seinen Bereich falle. Dieses Ereignis nahm uns beiden allen Mut, weiter zu versuchen, Hilfe zu erhalten. Daß wir beide heute noch unverheiratet sind, hat sicherlich auch einiges mit unseren sexuellen Schwierigkeiten zu tun, da wir uns beide sehr schwer tun im Umgang mit Männern."

„Ich bin 38 Jahre alt, seit 14 Jahren verheiratet, wurde mehrfach wegen Depressionen ambulant und stationär behandelt. Ich habe zwei Kinder, 14 und 12 Jahre alt. Meine sexuellen Schwierigkeiten stellten von Anfang an eine ständige Belastung in unserer Ehe dar. Nicht unerfahren und unbelastet durch Literatur, Selbsterfahrungsgruppe und Therapiegruppe, konnte ich zwar vieles begründen und erklären, nicht aber konstruktiv für mich, Ehe, Freundschaften und Umwelt umsetzen. Allerdings halfen zwei Ehepaartherapien nach Masters und Johnson auch nichts. Einen festen sexuellen Partner habe ich zur Zeit nicht, da wir es in der Ehe schon seit langen Jahren aufgegeben haben, uns gegenseitig zu frustrieren, und sich meine sich immer wieder bietenden Freundschaften ebenfalls an meinen mangelnden ‚Fähigkeiten' und inzwischen auch Wünschen immer wieder auflösen."

„Ich bin nunmehr seit fünfzehn Jahren verheiratet. Ich habe noch nie einen Orgasmus erlebt. Mein Mann hat Potenzstörungen seit Beginn unserer Ehe (ejaculatio praecox), die auch durch gezielte Kurbehandlung nicht behoben werden konnten. Durch diese ständigen und jahrelangen Frustrationen habe ich nun ganz erhebliche sexuelle Schwierigkeiten und Hemmungen, auch mit anderen Partnern. Irgendwie ist mein ganzes Leben davon betroffen, und meine persönliche Situation spitzt sich immer kritischer zu."

„Mein Alter beträgt 30 Jahre, seit 8 Jahren verheiratet, kinderlos. Die Sexualstörung bedeutet für mich eine sehr große psychische Belastung und gefährdet meine Ehe bereits beträchtlich."

„Noch nie habe ich mich überwinden können, offen mit einem anderen Menschen über meine sexuellen Probleme zu sprechen. Seit fast neun Jahren bin ich verheiratet und habe zwei Töchter von 8 und 5 Jahren. Wir führen eine recht harmonische Ehe, doch auch mein Mann weiß nicht, daß ich ihm den Orgasmus immer nur vorspiele. Diese ‚Lüge' wächst sich allmählich für mich zu einer ungeheuren Strapaze aus. Mein Mann kann ja eigentlich nichts dafür, und so richte ich alle Wut und Enttäuschung gegen mich selber. Ich bin auch mit meinem Selbstbewußtsein allmählich am Ende. Habe immer weniger Lust, noch mit meinem Mann zu schlafen, was immer als stiller Vorwurf von seiner Seite im Raum steht. Seit langem suche ich einen Ausweg aus dieser festgefahrenen Situation, doch schaffe ich es nicht, mir selber zu helfen. Vor Jahren machte ich mal einen Anlauf bei meinem Frauenarzt, doch der tat so, als hätte er wohl nicht richtig gehört, so daß mich sofort wieder der Mut verließ und ich mich anschließend ziemlich schämte. Ich bin 27 Jahre alt und berufstätig. Ich setze sehr große Hoffnung darauf, daß Sie mir helfen können!"

„Ich bin 28 Jahre alt, verheiratet und habe seit kurzem einen Sohn. Ich gehöre zu den 10–20% der Frauen, die nicht fähig zu einem Orgasmus sind. Es wäre ein billiges Alibi zu behaupten, daß die Geburt und die damit zusammenhängende Hormonumstellung daran schuld wären oder sein könnten. Ich habe wohl festgestellt, daß es durch diesen Prozeß verstärkt wurde. Tatsache ist, daß ich nicht mehr in der Lage bin, ein Gefühl für meinen Mann zu empfinden. Das liegt mit Sicherheit auch an einer Reihe von Vorfällen, die ich vor meiner Ehe erlebt habe (unglückliche Ehe der Eltern, sexualfeindliche Erziehung, ungeschickte oder rücksichtslose Sexualpartner usw.). Mein größtes Problem mit meiner sexuellen Gefühllosigkeit liegt darin, daß ich versuche, es mit Alkohol zu verdrängen. Es darf niemals dazu kommen, daß ich süchtig werde. Ich denke an meinen Sohn! Noch trinke ich zwar „nur" abends, weil ich weiß, daß ich dann hemmungsloser bin. Wenn ich dann mit meinem Mann ins Bett gehe, bilde ich mir ein, etwas empfinden zu können. Diese elende Lügerei muß endlich aufhören! Mein großes Glück ist die Toleranz meines Mannes, der mich niemals zu etwas zwingen würde und irrsinnig rücksichtsvoll ist. Er liebt mich und daher ist es verständlich, daß er nicht nur 1–2mal im Jahr (!) mit seiner Frau schlafen will. Bitte helfen Sie mir!"

„Ich bin bereits 53 Jahre alt, nicht verheiratet, ein Kind, vor ca. 7 Jahren uterus-operiert. Die partnerschaftlichen Beziehungen sind für mich immer ohne Erfüllung geblieben, was mir freilich in jungen Jahren nicht bewußt war. So habe ich mich inzwischen intensiv damit auseinandergesetzt, habe aber selbst in einer mit 45 Jahren eingegangenen, sehr innigen Verbindung keinen Erfolg gehabt. Diese Beziehung ist dann nicht zuletzt auch daran wohl gescheitert, daß ich sexuell nichts empfinden konnte. Ich weiß wohl, daß erfüllte Sexualität nicht *allein* der Grundstock einer glücklichen Partnerschaft ist, aber eben doch sehr wichtig, und irgendwie fühle ich mich betrogen und verkümmert. Auch mit 53 Jahren ist eine neue Partnerschaft nicht unmöglich, und ich möchte zumindest versuchen, auch auf dem Gebiet der Sexualität hierfür eine gute Voraussetzung zu schaffen."

„Ich bin 44 Jahre alt, 20 Jahre verheiratet, habe zwei Kinder. Mein Mann ist 51. In meinem ganzen Leben habe ich noch keinen Orgasmus mit einem Mann erlebt, auch nicht mit meinem. Zur Selbstbefriedigung fehlt mir der Mut. Starke sexuelle Gefühle habe ich aber – selten genug – während erotischer Träume gehabt. Vor der Ehe habe ich es mit meinen Jugendfreunden aus religiösen und erzieherischen Gründen nie zu einem Koitus kommen lassen. Da ich unter meinem Zustand sehr leide, habe ich viel gelesen und mit Ärzten gesprochen, aber außer einer ausgiebigen Anamnese und guten Ratschlägen ist nichts dabei herausgekommen. Mein Mann liebt mich auch so und ist immer treu geblieben. Er hat aber inzwischen selber sexuelle Störungen entwickelt, an denen ich mich wiederum schuldig fühle. Dieses Gebiet ausgenommen, führen wir, was man eine „gute Ehe" nennt. Aber es ist wohl nicht das, was eine Ehe sein sollte, und entwickelt sich mehr und mehr zu einer bloßen Arbeitsgemeinschaft. Ekel, Angst vor Selbstaufgabe und mangelnde Erotik spielen bei mir wohl die Hauptrolle. Und, daß man mit niemandem darüber richtig sprechen kann."

„In Ihrem Artikel wurden die Orgasmusstörungen bei Frauen und ihre Behandlung beschrieben. Das hat mich nun ziemlich ins Schleudern gebracht. Dort wurde beschrieben, wie die Männer in die Therapie miteinbezogen werden. Und zwar durch manuelle Reizung der Klitoris bis zum Orgasmus beim Geschlechtsverkehr! Jetzt meine Frage: Gibt es etwa gar keinen vaginalen Orgasmus??? Ich quäle mich schon seit langem damit herum, diese Frage zu klären, weil ich nämlich nie etwas beim Geschlechtsverkehr empfinde. Vielleicht können Sie mich dahingehend aufklären und vielleicht auch in die Therapie aufnehmen?"

„Ich bin 23 Jahre alt ... usw. Jetzt aber zum eigentlichen Kernpunkt: seit etwa einem Jahr habe ich zunehmend sexuelle Schwierigkeiten. Zuerst habe ich dieser Sache gar keine Bedeutung beigemessen. Mein jetziger Freund ist nämlich mein erster wirklicher Sexualpartner. Es fing damit an, daß ich mich beim Geschlechtsverkehr sehr stark anspannte und verkrampfte, Schmerzen hatte und das Lustgefühl ständig abnahm. Dies führte ich anfänglich auf die starke berufliche Beanspruchung zurück. Mein Freund und ich schliefen dann immer seltener miteinander, und ich fing an, Situationen zu vermeiden, die evtl. zum Geschlechtsverkehr hätten führen können. Ich täuschte Müdigkeit, Nervosität und Konzentrationsschwäche vor, um nur ja nicht in diese schmerzliche Situation zu geraten. Als wir jedoch merkten, daß die Abstände bis zu zwei Monaten betrugen und ich unfähig war, auch nur eine kleine Regung von Lustgefühl zu entdecken, haben wir versucht, das Problem in stundenlangen Gesprächen auseinanderzupflücken. Dies half jedoch überhaupt nichts, im Gegenteil, wir verrannten uns immer mehr darin. Ich merke jetzt, daß ich anfange, mich gegen dieses ganze Problem zu sträuben, und daß ich mich zunehmend unwohler fühle. Mein Selbstbewußtsein ist inzwischen fast auf den Nullpunkt gesunken. Zeitweise möchte ich das Thema Sexualität am liebsten völlig aus meinem Leben streichen, da es für mich nur noch eine Belastung darstellt, andererseits fühle ich auch wieder, daß mir viel verlorengeht und daß es sehr schön sein müßte, in einer Partnerschaft sexuell voll erleben zu können. Deshalb hoffe ich sehr auf Ihre Therapie."

Die Auswahl der Therapie-Teilnehmerinnen nach diesen beiden Selektionskriterien (1. Diagnose: primäre Anorgasmie und 2. „feste" heterosexuelle Partnerbeziehung) geschah lediglich aus Gründen der Exaktheit in der Forschungsmethodik und nicht aus irgendwelchen moralischen und ideologischen Gesichtspunkten. Ohne diese Eingrenzungen wären nämlich kaum Aussagen möglich gewesen über Zusammenhänge von Einwirkungen bestimmter Therapiemaßnahmen und Auswirkungen auf die Therapie-Teilnehmerinnen. In späteren Gruppentherapien wurden diese Selektionskriterien aufgehoben, und es fanden sich in den Gruppen Frauen zusammen, die feste, wechselnde oder gar keine Partner hatten. Die meisten davon heterosexuell, einige wenige homosexuell. Auch in bezug auf die Art der sexuellen Schwierigkeiten wiesen die späteren Gruppen mehr Verschiedenheiten auf: einige hatten noch nie einen Orgasmus erlebt (primäre Anorgasmie), einige hatten früher schon mal Orgasmus erlebt (manche davon waren sich darin unsicher), jetzt aber nicht mehr (sekundäre Anorgasmie), einige erlebten sich nur in speziellen Situationen als anorgastisch, meist leider mit ihrem festen Partner (situative Anorgasmie), und einige litten unter sexueller Appetit- und Lustlosigkeit (generelle sexuelle Dysfunktion). Viele dieser Frauen zeigten überdies Mischformen, wobei meist die generelle sexuelle Dysfunktion mit Anorgasmie einhergeht.

Mit dieser Öffnung der Teilnahmevoraussetzungen für Frauen mit gemischten sexuellen Problemen und gemischten sozialen Voraussetzungen (Partner) ergaben sich einige interessante Fragen zu prognostischen Faktoren und zu speziellen Indikationen und Kontraindikationen dieser Form der Integrativen Sexualtherapie:

(1) Für welche sexuelle Dysfunktion weist diese Gruppentherapie die günstigste Erfolgsaussicht auf?

Mit dem Vorbehalt, daß offensichtlich die generelle sexuelle Dysfunktion grundsätzlich die größeren psychotherapeutischen Probleme aufwirft, da meist eine Kombination von Anorgasmie und allgemeiner sexueller Lustlosigkeit vorliegt – was das Problem potenziert –, haben wir kaum mehr als individuelle Unterschiede darin erlebt, welche Frau mit welcher sexuellen Beeinträchtigung mehr aus dieser Therapie machen kann. Je nachdem, auf welchem individuellen Stand die einzelne Patientin ist, d. h. wie weit sie bereits die sexuelle Erregung zulassen kann, bis „die Klappe fällt", wie weit sexuelle Lust und Appetit schon oder noch vorhanden sind, wie begrenzt oder offen das bisherige sexuelle Verhaltensrepertoire (z. B. Selbstbefriedigung) ist usw., kann sie früher oder später in das „Programm" sexualtherapeutischer Anregungen „einsteigen". Absolute oder weitgehende Wirkungslosigkeit oder gar Kontraindikationen waren nicht zu entdecken.

(2) Macht es einen Unterschied für die psychotherapeutische Erfolgsaussicht, ob die Patientin einen festen, wechselnden oder gar keinen Partner hat? Einleuchtend ist natürlich, daß die Patientin, die zum Zeitpunkt der Therapie keinen Sexualpartner hat, auf einzelne Übungs-, Erlebnis- und Erfahrungsbereiche verzichten muß. Darüber hinaus ist jedoch eindeutig festzustellen, wie wenig Grundsätzliches gerade zu dieser Frage gesagt werden kann. Da erfahrungsgemäß viele „feste" Partner in bezug auf die Sexualtherapie der Partnerin (und umgekehrt auch) entweder nicht mitarbeitswillig sind und/oder die sexualtherapeutischen Bemühungen der Partnerin verängstigt (oder auch beleidigt!) miterleben und möglicherweise zu vereiteln suchen, kann m. E. kaum prinzipiell entschieden werden, welche

Frau – mit oder ohne Partner – mehr von dieser Sexualtherapie profitiert. Eine sichere Aussage läßt sich jedoch treffen: Diese Sexualtherapie, die sich nicht nur am bürgerlichen Klischee vom „Glück zu zweit" und vom „Orgasmus ist das halbe Leben!" orientiert, ist auch für Alleinstehende eine Reise wert! Denn irgendwo muß der Teufelskreis: ich habe keinen Mann, weil ich anorgastisch bin – ich bin anorgastisch, weil ich keinen Mann habe – ich habe keinen Mann, weil ... usw. unterbrochen werden.

## 6.2 Diagnostik in der Sexualtherapie

Sowohl für ein sexualtherapeutisches Forschungsvorhaben als auch für die individuelle sexualtherapeutische Praxis des Einzelfalls erscheinen folgende Dimensionen zur Gewinnung relevanter diagnostischer Vorinformationen und zur Erfassung psychotherapeutischer Veränderungen wichtig. Dazu werden Vorschläge zum Einsatz bestimmter diagnostischer Verfahren gemacht, die im nachfolgenden beschrieben, in den Gütekriterien diskutiert und im Anhang abgedruckt werden:

1. *Sexuelle Funktionstüchtigkeit*
   - Sexual Interaction Inventory (SII)
   - Fragebogen zur allgemeinen Information
   - Fragebogen zu sexuellen Aktivitäten
   - Orgasmus-Fragebogen (für Frauen)

2. *Selbstsicherheit und Selbstbewußtsein*
   - *Lazarus*-Assertive-Questionnaire
   - *Rosenberg*-Self-Esteem-Scale

3. *Selbstvertrauen und Selbstkontrolle*
   - *Rotter*-I-E-Skala

4. *Bezug zum eigenen Körper (spez. sexuellen Körpermerkmalen)*
   - Body Cathexis Scale

5. *Partnerschaftliche Beziehung*
   a) sexuell:        – Sexual Interaction Inventory, Skala 11

b) allgemein, non-sexuell:  – Interpersonal Relationship Scale (IRS)
 – Relationship Change Scale (RCS)
 – *Locke-Wallace*-Marital-Adjustment-Test

c) familiär:  – Family Life Questionnaire

Bei den meisten Verfahren fehlen Normen zur (angeblich) verläßlichen Einordnung des individuellen Ergebnisses im Vergleich zu einer Normalgruppe = Normgruppe. Wegen der methodischen Kompliziertheit wurde meist auch auf detaillierte Hinweise zur Verrechnung und Berechnung von Skalenwerten und Gesamtwerten verzichtet. Was herkömmliche Wissenschafts- und Erkenntnistheorie, Methodik und Statistik angeht, teile ich nämlich die Einschätzung des amerikanischen Wissenschaftskritikers *Paul Feyerabend* (1973, 1976), wenn er die streng kodifizierten und dogmatischen Methoden zur sogenannten richtigen Erkenntnis als eine „bisher unbekannte Form des Irrsinns" (1973, Titel) bezeichnet. Wenn die Testwerte nicht gerade dazu dienen sollen, um in einem Indizienprozeß mittels eines psychologisch-forensischen Gutachtens einen Sexualdelinquenten zu überführen (oder zu entlasten), so bietet die inhaltliche Auswertung der zu den Fragen gegebenen Antworten – meist ganz einfach auf der einzelnen Item-Ebene – Hinweise genug, um im redlichen Dialog mit dem Klienten fruchtbare psychotherapeutische Arbeit zu leisten. Zum Beispiel: In der Body Cathexis Scale nachzuschauen, wo der einzelne Klient seine verschämten, verhaßten oder auch geliebten Körperteile und -funktionen hat, wird gewiß ergiebiger sein, als mit Hilfe eines Gesamt-Scores eine Aussage darüber treffen zu können, wie gut oder wie schlecht der Klient insgesamt im Vergleich zu einer anonymen Normengruppe abschneidet. Schließlich, zur Erfassung psychotherapeutisch bewirkter Veränderungen – was ja für den Sexualtherapeuten auch von großem Interesse sein kann –, werden nicht die absoluten Werte gebraucht, sondern die relativen. Sollte der Leser dieses Buches sich früher oder später enttäuscht darüber finden, keine einzige Definition des Phänomens „Orgasmus" gefunden zu haben, so entspringt diese Nachlässigkeit und Unterlassungssünde der Überzeugung des Autors, daß dasjenige, was hier in bezug auf die diagnostischen Verfahren und deren Aussagen geäußert wurde, noch in ganz besonderer Weise auf die Normierung und Definition eines solchen Phänomens, wie den Orgasmus, zutrifft!

(1) Das *Sexual Interaction Inventory*
(*Lo Piccolo* & *Steger*, 1974) SII ist ein Papier- und Bleistift-Test, der entworfen wurde, um über die subjektive Selbst- und Fremdeinschätzung jeweils beider Partner getrennt voneinander, die sexuelle Zufriedenheit und Übereinstimmung eines heterosexuellen Paares zu erfassen. Der Test besteht aus einer Liste von 17 heterosexuellen Verhaltensweisen. Diese Liste gehen beide Partner, jeder für sich, sechsmal unter dem Aspekt einer anderen Fragestellung durch. Diese sechs Fragestellungen sind im einzelnen:
1. Wie häufig ereignen sich diese 17 sexuellen Aktivitäten zur Zeit?
2. Wie häufig hätten Sie es am liebsten, daß sich diese sexuellen Aktivitäten ereigneten?
3. Wie angenehm finden Sie zur Zeit diese sexuellen Aktivitäten?
4. Wie angenehm, glauben Sie, sind diese sexuellen Aktivitäten für Ihren Partner?
5. Wie angenehm sollten Ihres Erachtens diese sexuellen Aktivitäten idealerweise für Sie sein?
6. Wie angenehm sollten Ihres Erachtens diese sexuellen Aktivitäten idealerweise für Ihren Partner sein?

Jede dieser 17 sexuellen Verhaltensweisen gilt es anhand einer 6stufigen Rating-Skala einzuschätzen, die, mit verbalen Etikettierungen bezeichnet, von „nie" bis „immer" oder von „äußerst unangenehm" bis „äußerst angenehm" reicht. Diese so gegebenen Antworten zu jeder der 6 übergeordneten Fragestellungen können über die jeweils 17 Items summiert werden und ergeben absolute Werte in Hinsicht auf die spezielle Fragestellung. Wesentlicher geht es jedoch, nach den Vorschlägen der Autoren, darum, auf der spezifischen Item-Ebene Differenzwerte zu ermitteln, die sich aus dem Vergleich des *einen* Item-Werts der *einen* Fragestellung mit dem Wert desselben Items einer *anderen* Fragestellung ergeben. So ergibt z. B. der so durchgeführte Vergleich der einzelnen Item-Werte zur Frage „Wie häufig ereignet sich diese Verhaltensweise zur Zeit?" mit den Item-Werten zur Frage „Wie häufig hätten Sie diese sexuellen Verhaltensweisen am liebsten?" den Skalenwert „Zufriedenheit der Frau/des Partners mit der Häufigkeit sexueller Aktivitäten". Dabei muß unbedingt beachtet werden, daß sich dieser Skalenwert erst aus den über alle 17 Items ermittelten und *dann erst* summierten Differenzwerten ergibt!

Insgesamt erfaßt das SII auf 11 solchen, meist über Differenzwerte ermittelten Skalen folgende Aspekte der partnerschaftlich-sexuellen Interaktion:
1. Die Unzufriedenheit des Mannes damit, wie häufig sich die aufgeführten sexuellen Verhaltensweisen zwischen ihm und seiner Partnerin ergeben.
2. Die Unzufriedenheit der Frau damit, wie häufig sich die aufgeführten sexuellen Verhaltensweisen zwischen ihr und ihrem Partner ereignen.
3. Das Ausmaß, in dem sich der Mann in seinem eigenen sexuellen Verhalten und Erleben selber nicht akzeptieren kann.
4. Das Ausmaß, in dem sich die Frau in ihrem eigenen sexuellen Verhalten und Erleben selber nicht akzeptieren kann.
5. Die durchschnittliche Zufriedenheit des Mannes mit seinem eigenen sexuellen Erleben und Verhalten.
6. Die durchschnittliche Zufriedenheit der Frau mit ihrem eigenen sexuellen Erleben und Verhalten.
7. Die Ungenauigkeit der Wahrnehmung des Mannes über die sexuellen Vorstellungen und Bedürfnisse seiner Partnerin.
8. Die Ungenauigkeit der Wahrnehmung der Frau über die sexuellen Vorstellungen und Bedürfnisse ihres Partners.
9. Das Ausmaß, in dem der Mann die Partnerin in deren sexuellem Verhalten und Erleben nicht akzeptiert.
10. Das Ausmaß, in dem die Frau ihren Partner in dessen sexuellem Verhalten und Erleben nicht akzeptiert.
11. Das Ausmaß der gesamten Disharmonie und Problematik in der sexuellen Beziehung beider Partner untereinander. (Gebildet aus der Summe der Differenzwerte der Skalen 1–10, mit Ausnahme der Skalen 5 und 6.)

*Lo Piccolo* & *Steger* weisen für das SII insgesamt gute Reliabilität und Validität nach. Die Berechnung der „discriminant validity" erwies, daß das SII brauchbar ist, um zwischen Klienten und Nicht-Klienten zu unterscheiden; in diesem Sinne also zwischen Personen mit und ohne sexuelle Beschwerden. Die absolute Höhe der statistischen Werte für die Test-Retest-Reliabilität zeigt sich zwar nicht als ideal, dennoch aber als noch abgesichert. Der Grund dafür liegt zweifellos darin, daß die so befragten Partner häufig wie noch nie zuvor in ihrem Leben nach Ausfüllen der Fragebögen zu entscheidenden und meist klärenden Aussprachen über ihre gegenseitige sexuelle Beziehung angeregt werden. Das SII erfüllt damit das Ideal eines diagnostischen Meßverfahrens, das zur Erfassung von Veränderungen herangezogen werden soll: im statistischen Sinn noch reliabel, zeigt es sich gleichzeitig als äußerst sensibel und reaktiv in bezug auf Veränderungen. Dieses Phänomen deckt sich auch mit anderen, meist verhaltenstherapeutischen Erfahrungen der Verhaltensanalyse, daß nämlich schon das bloße Registrieren des eigenen Verhaltens (self monitoring) zu signifikanten Veränderungen führen kann. Dies gilt sicherlich um so mehr, als beim SII zwei Personen gleichzeitig in bezug auf ihr Verhalten untereinander berührt werden.

Da eine deutsche Normierung noch nicht vorliegt, muß als vorläufiger Notbehelf auf die amerikanische zurückgegriffen werden. Das mag zunächst einmal damit entschuldigt werden, daß hier ja weniger der absolute als vielmehr der relative Wert von Wichtigkeit ist. Der Standard-Mittelwert von 50 bei einer Standardabweichung von 10 ergab sich aus den Werten von 124 Paaren, die eine befriedigende, überwiegend problemlose sexuelle Beziehung zueinander hatten (*Lo Piccolo* & *Steger*, 1974).

Die hier vorgenommene provisorische Bezugnahme auf die amerikanische Standardisierung von *Lo Piccolo* & *Steger* (1974) erscheint vorläufig gerechtfertigt durch die Ergebnisse mehrerer Untersuchungen über die deutschsprachige Anwendung des Sexual Interaction Inventory in bezug auf Reaktivität, Reliabilität und Validität.

*Krause* & *Wendt* (1978) untersuchten eine Stichprobe von deutschen Versuchspersonen (N = 40 = 20 Paare), die keine sexuellen Dysfunktionen aufweisen, mit dem SII und fanden dabei folgende Ergebnisse:
1. Die Daten wiesen auf allen 11 Skalen annähernd Normalverteilung auf.
2. 75% der Versuchspersonen ordneten sich mit den erzielten Werten auf allen 11 Skalen innerhalb der Vertrauensgrenzen um den Mittelwert ($\bar{x} \pm 1$ SD) an.
3. Die Mittelwerte und Standardabweichungen der Werte auf allen 11 Skalen, getrennt nach „weiblich" und „männlich", zeigen im Vergleich mit den Mittelwerten und Standardabweichungen der amerikanischen Stichprobe keine nennenswerten Unterschiede, mit der einen Ausnahme bei der Skala 3 „männliche Selbstakzeptanz". Die männlichen Versuchspersonen dieser deutschen Stichprobe weichen darin signifikant negativ ab.

4. Ähnlich wie bei der amerikanischen Studie zeigt sich bei einer nach 2 Monaten wiederholten Durchführung des SII eine relativ niedrige Test-Retest-Reliabilität im Zusammenhang mit einer spürbaren Reaktivität.

Bei einer weiteren Untersuchung zur Absicherung der Validität des SII (*Wendt,* 1978) zeigte sich, daß das SII zuverlässig in der Lage ist, auf allen 11 Skalen zwischen Paaren zu unterscheiden, bei denen der eine oder beide eine sexuelle Dysfunktion aufweisen, und Paaren, die keine sexuellen Beeinträchtigungen berichten (Diskriminanzvalidität).

Weitere Hinweise auf eine statistischen Kriterien gut genügende Validität des SII ergaben sich aus Korrelationsberechnungen zwischen den Werten der Skala 11 (Sexuelle Harmonie) und Werten anderer diagnostischer Meßverfahren (Interpersonal Relationship Scale, Family Life Questionnaire, *Locke-Wallace*-Marital-Adjustment-Test), die allgemeine partnerschaftliche Harmonie messen (*Reda,* 1979) (Kriterien-Validität).

Die folgende *Abbildung* verdeutlicht die Anwendungsmöglichkeiten des SII in der sexualtherapeutischen Arbeit. Sie zeigt deutlich die Veränderungen eines Klienten-Paares in seinen Werten auf den 11 Skalen des SII als Folge der Teilnahme der Partnerin an der „fünfwöchigen Gruppentherapie für anorgastische Frauen": Meßzeitpunkt 1 direkt vor Beginn der Therapie = durchgezogene Linie, Meßzeitpunkt 2 direkt nach Beendigung der Therapie = gestrichelte Linie, und Meßzeitpunkt 3 sechs Monate nach Beendigung der Therapie = gepunktete Linie. An den Ausgangswerten zeigt sich deutlich:

1. wie unzufrieden beide Partner mit der Häufigkeit ihrer sexuellen Aktivitäten sind,
2. wie der Mann sich wesentlich besser selbst akzeptiert als die Frau (die ja schließlich auch „Symptomträgerin" ist!),
3. wie der Mann durchschnittlich zufrieden ist mit seiner eigenen Sexualität, die Frau schon wesentlich weniger,
4. wie die Genauigkeit der Wahrnehmung der sexuellen Wünsche und Bedürfnisse des Partners bei beiden im argen liegt,
5. wie der Mann seine Partnerin gar nicht akzeptieren kann, während sie ihn wohl akzeptiert (schließlich hat er ja in diesem Fall auch nicht die Dysfunktion!),
6. wie schließlich (auf Skala 11) der aus allen vorherigen Skalen

berechnete Gesamtwert sexueller Disharmonie überdurchschnittlich hoch ausfällt.

Damit ergibt sich ein ganz typisches SII-Profil für ein Paar, bei dem die Partnerin unter Anorgasmie leidet. Nach der erfolgreichen Sexualtherapie war sie in der Lage, durch Selbststimulierung stets und befriedigend zum Orgasmus zu kommen, durch manuelle Stimulierung der Klitoris durch den Partner oder durch sich selber in Gegenwart des Partners öfters, und schließlich bei bloßer Stimulierung durch den Koitus hin und wieder. Drei Monate nach Therapieende hatten sich die Therapieerfolge weiterhin stabilisiert in dem Sinn, daß sich ihre Orgasmusfähigkeit auch zuverlässig und befriedigend durch koitale Stimulierung einstellte. Zusätzlich zu ihrer „sexuellen Funktionstüchtigkeit" hatte sie, wie verschiedene andere diagnostische Meßverfahren anzeigten, mehr Selbstvertrauen und Selbstbewußtsein erworben. Auch die SII-Werte zeigen zuverlässig diese Veränderungen an.

(2) Der *Fragebogen zur allgemeinen Information* basiert auf dem „Background Information Inventory" (*Steger*, 1972; *Mc Govern, Stuart* & *Lo Piccolo*, 1975), wie es im University of Oregon Sex Research Projekt benutzt wurde, und dem „General Information Questionnaire", wie er an der Sexual Dysfunction Clinic der University of California in Los Angeles benutzt wird. Dieser Fragebogen erfaßt in der Einleitung verschiedenste demographische Daten zur eigenen Situation, zur elterlichen Situation und zur eigenen Situation in Kindheit und Jugend. Danach wird mit der Methode der subjektiven Selbsteinschätzung auf 7-Punkte-Rating-Skalen nach verschiedenen Aspekten des sexuellen Erlebens und Verhaltens gefragt. In dieser Weise wird der Fragebogen weniger als ein diagnostisches Meßmittel verstanden als vielmehr als eine Art Leitfaden zur Exploration und Beschreibung des einzelnen Klienten. Dementsprechend liegen von diesem Fragebogen auch keine testtheoretischen Gütemaße vor.

(3) Der *Fragebogen zu sexuellen Aktivitäten* wurde an der Sexual Dysfunction Clinic der University of California in Los Angeles entwickelt (*Zucker*, 1976), um ein Meßmittel zur Verfügung zu haben, das in sensibler Weise in der Lage ist, Veränderungen des sexuellen Erlebens und Verhaltens zu erfassen, so wie sie sich durch

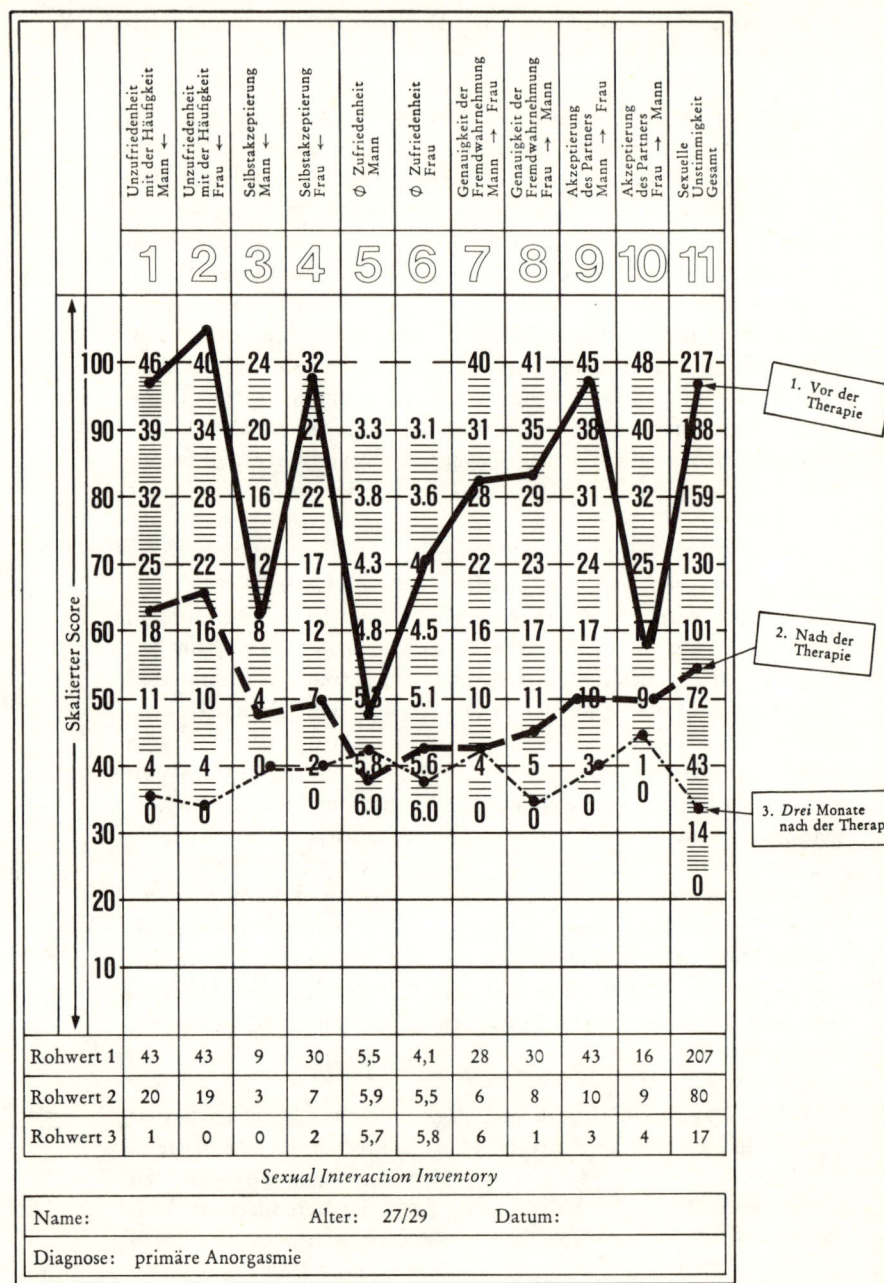

eine Sexualtherapie ergeben könnten. Dementsprechend zerfällt der Fragebogen in zwei Teile. Im ersten Teil wird der Klient gebeten einzuschätzen, wie häufig sich jede einzelne der im Fragebogen vorgegebenen 21 spezifischen sexuellen Verhaltensweisen zur Zeit ergibt. Dies geschieht jeweils auf einer 7-Punkte-Rating-Skala, die von „nie" bis „immer" reicht. Im zweiten Teil schätzt der Klient nach dem gleichen System das Maß seiner subjektiven Zufriedenheit mit diesen spezifischen sexuellen Verhaltensweisen ein. Dies geschieht wieder auf 7-Punkte-Rating-Skalen, die dieses Mal von „sehr unangenehm" bis „sehr angenehm" reichen. Die Items in Teil I und Teil II repräsentieren eine Bandbreite möglicher selbstbezogener und partnerbezogener sexueller Aktivitäten. Der Autor geht davon aus, daß dieser Fragebogen Meßwerte auf dem Intervallskalen-Niveau liefert. Seinem Vorschlag entsprechend, werden aus den einzelnen Items Gesamt-Scores berechnet. Der Autor wies befriedigende Korrelationen der einzelnen Items untereinander nach.

Zu den testtheoretischen Gütekriterien ist folgendes zu vermerken: Mit derselben Tendenz, wie bereits in dieser Hinsicht beim SII konstatiert, erweist sich dieser Fragebogen als im statistischen Sinn gerade noch ausreichend reliabel, sehr sensibel für situative Bedingungen und Veränderungen und von hoher Reaktivität. Die Berechnung der ‚discriminant validity' zeigt, daß dieser Fragebogen verläßlich zwischen Probanden mit und ohne sexuelle Dysfunktionen diskriminiert, gleichermaßen zwischen Klienten vor und nach einer Sexualtherapie (*Zucker*, 1976) (vgl. auch *Wendt*, 1979 a).

(4) Die *Internal-External-Locus of Control Scale* (*Rotter*, 1966) war als Skala ursprünglich zu dem Zweck entwickelt worden, zu erfassen, wie ein Individuum bestimmte Kontingenzen in seinem Leben, d. h. die spezielle Beziehung zwischen seinem Verhalten und den darauffolgenden Konsequenzen, einschätzt. Diese amerikanische I-E-Skala ist konzeptionell aus der Sozialen Lerntheorie von *Rotter* (1954) entwickelt. Nach dieser Theorie ist die Wahrscheinlichkeit eines Verhaltens Funktion des antizipierten Verstärkungswerts und der Erwartung, daß dieses Verhalten zum angestrebten Ziel führt. Solche Erwartungen sind zunächst spezifisch an bestimmte Situationen und Verhaltensweisen gebunden, werden jedoch im Verlauf der individuellen Lerngeschichte generalisiert. Solche Prozesse haben dann eine verallgemeinerte Erwartung in bezug auf das Ausmaß der persönlichen Kontrolle zum Ergebnis. Dabei bedeutet „internale

Kontrolle" die Erwartung, daß günstige oder ungünstige Ereignisse primär das Ergebnis des eigenen Verhaltens sind, d. h. der persönlichen Kontrolle unterliegen. „Externale Kontrolle" bedeutet, daß die Kontrollen von Instanzen abhängig gesehen werden, die außerhalb der eigenen Person liegen, z. B. vom Schicksal. Diese generalisierte Erwartungseinstellung soll mit Hilfe der I-E-Skala gemessen werden.

Die sexualtherapeutische Erfahrung zeigt immer wieder, wie stark sexuelle Dysfunktionen, hier die Anorgasmie, mit externalen Erwartungshaltungen darüber, von wo die Kontrolle über das eigene sexuelle Erleben und Verhalten erfolgt, zusammenhängen. Deshalb, und aus der grundsätzlichen Überzeugung, daß psychotherapeutische Veränderungen stark zusammenhängen mit der Übernahme von „internaler Kontrolle", d. h. Eigeninitiative und Selbstverantwortlichkeit, wurde die Konzeption dieser hier empirisch überprüften Sexualtherapie ganz zentral auf die existentialistische Philosophie der Selbstverantwortung abgestellt. Aus empirischen Gründen erschien es deshalb auch besonders interessant, ein verläßliches diagnostisches Meßmittel zu haben, das in der Lage sein würde, Veränderungen hin zur internalen Kontrolle zu erfassen.

In bezug auf die testtheoretischen Grundlagen der I-E-Skala ist insgesamt zu vermerken, daß die statistischen Gütemaße Reliabilität und Validität den Anforderungen entsprechen, die im Rahmen der Klassischen Testtheorie an Persönlichkeitsfragen üblicherweise gestellt werden (*Osselmann*, 1976). Trotz der methodologischen Probleme der I-E-Skala (1. mangelnde thematische Breite, 2. Zweidimensionalität, 3. Einfluß von Social Desirability und 4. Einfluß eines sog. ‚mood response set') kann sie als brauchbar zur Messung der generalisierten I-E-Erwartung angesehen werden (*Osselmann*, 1976; *Robinson & Shaver*, 1973). *Mirels* (1970) versuchte die Anwendbarkeit der I-E-Skala dadurch zu verbessern, daß er die Faktorenstruktur der Skala klärte. Dabei identifizierte er alle diejenigen Items, die mit mehr als $\pm \cdot 30$ in Faktor I und Faktor II, für Männer und Frauen getrennt, geladen waren. Da die I-E-Skala hier nur Frauen vorgelegt werden sollte, wurden also nur diejenigen Items ausgewählt, die in diesem Sinne für Frauen hoch geladen waren. Deshalb besteht die I-E-Skala hier nur aus 20 der ursprünglich 27 Items. Die allgemeine deutschsprachige Version stellt *Osselmann* (1976) vor.

(5) Der *Orgasmus-Fragebogen* wurde vom Autor selber erstellt. In seiner kurzen Form dient er lediglich dazu, in detaillierter Weise

Auskunft über das Orgasmuserleben bei spezifischen Stimulierungsbedingungen zu geben und damit mögliche Veränderungen des Orgasmuserlebens über die drei Meßzeitpunkte kategorial anzuzeigen.

(6) *Lazarus-Assertive-Questionnaire*
*Ciminero, Calhoun & Adams* (1977) geben eine Übersicht über diagnostische Verfahren, die Selbstsicherheit („assertiveness") messen. Diese Verfahren erfassen hauptsächlich die Möglichkeit und Fähigkeit, Selbstsicherheit im Sinne von aggressivem feindseligen Sich-zur-Wehr-Setzen aufzubringen, und überschlagen meist die Art von Selbstsicherheit im Sinne der Möglichkeit und Fähigkeit des Zustimmens und Lobens. Daneben geht es in all diesen Verfahren hauptsächlich um den Ausdruck positiver und negativer Emotionen. Wie die Autoren feststellen, sind Angaben über Reliabilität und Validität in den seltensten Fällen, und dann auch nur wenig befriedigend, vorhanden. Kreuzvalidierungen wurden nicht unternommen. In bezug auf klinische Anwendungsmöglichkeiten von Selbstsicherheitsfragebögen geben *Ciminero, Calhoun & Adams* nur drei Verfahren an (*Lazarus*, 1971; *Wolpe & Lazarus*, 1966; *Eisler, Miller & Hersen*, 1973). Der *Lazarus*-Assertive-Questionnaire besteht aus 20 Items mit den oben beschriebenen grundsätzlichen Inhalten. In bezug auf Normierung, Validierung und Reliabilität gibt es – genau wie bei den beiden anderen angeführten Verfahren – keine Angaben.

(7) *Body-Cathexis-Scale (Secord & Jourard)*
„Mit Body Cathexis ist das Ausmaß an Zufriedenheit bzw. Unzufriedenheit mit einzelnen Teilen und Funktionen des eigenen Körpers gemeint" (*Secord & Jourard*, 1953, S. 343). Die Bedeutung dieser Skala ergibt sich aus der Persönlichkeitstheorie der Autoren und der damit verbundenen Überzeugung, daß die Einstellung zum eigenen Körper ein wesentlicher Bestandteil des Selbst-Konzepts und der Persönlichkeit ist. Die Bedeutung der Body-Cathexis-Scale wird speziell im Rahmen dieser Untersuchung zum Thema Sexualtherapie unterstrichen durch die Integration der deutlich körper-therapeutisch orientierten Konzepte der Gestalttherapie und der Bioenergetik und schließlich durch den übergreifenden Rahmen der Sexualtherapie. Denn eine Sexualtherapie ohne diagnostische und therapeutische Berücksichtigung des Körpers wäre sicherlich ein Unding!

Die Body-Cathexis-Scale besteht aus 40 Items, die jeweils bestimmte Körperteile und Körperfunktionen darstellen. 10 Items davon sind speziellen sexuellen Charakters (Item 7, 11, 12, 21, 22, 29, 32, 35, 38, 40) und bilden eine Subskala zur Erfassung speziell der Zufriedenheit bzw. Unzufriedenheit mit den eigenen sexuellen Körperteilen und -funktionen.

Jedes einzelne Item wird auf einer 5-Punkte-Skala eingeschätzt, die von der verbalen Etikettierung „dazu habe ich starke positive Gefühle" über „weder-noch" bis „dazu habe ich starke negative Gefühle" reicht.

Zur *Reliabilität* der Gesamtskala wird ein Splithalf-Reliabilitätskoeffizient von ,78 bei Männern und ,83 bei Frauen berichtet (*Secord & Jourard*, 1953, S. 345). In bezug auf die Reliabilität auf der einzelnen Item-Ebene verweisen dieselben Autoren auf ähnlich abgesicherte Ergebnisse. Eine weitere Reliabilitätsüberprüfung über das Test-Retest-Verfahren ergab einen Koeffizienten von ,72 (*Johnson*, 1956, S. 147).

Zur *Validität* der Gesamtskala liegen folgende Hinweise vor:
1. Die Korrelation zwischen der Body-Cathexis-Scale und der Self-Cathexis-Scale (*Secord & Jourard*) beträgt ,58 und ,66 auf dem 1%-Signifikanzniveau für Männer bzw. für Frauen.
2. Die Korrelation zwischen Body-Cathexis-Scale und dem *Maslow*-Test of Psychological Security-Insecurity beträgt ,37 auf dem 1%-Signifikanzniveau.
3. Die Korrelation zwischen der Body-Cathexis-Scale und der *Taylor*-Manifest-Anxiety-Scale (MAS) beträgt –,40 und –,53 auf dem 1% Signifikanzniveau für Männer bzw. Frauen.

Diese Ergebnisse verweisen auf die statistisch abgesicherte Validität der Body-Cathexis-Scale in dem Sinn, daß signifikante Zusammenhänge von allgemeiner Selbstbewertung und Selbstsicherheit (*Secord & Jourard*, 1953) und manifester Angst (*Johnson*, 1956) mit der Einstellung zum eigenen Körper bestehen. Speziell in bezug auf diese Untersuchung über Sexualtherapie bei Frauen erscheint der Befund interessant, daß Frauen der Einschätzung ihres eigenen Körpers im Zusammenhang mit Selbstbewußtsein und Selbstsicherheit größere Bedeutung beimessen als Männer (*Secord & Jourard*, 1953).

Die eigene empirische Untersuchung (*Wendt*, 1979) konnte unter der speziellen Voraussetzung der Psychotherapie-Forschung, daß nämlich eine Therapie- und eine Therapie-Wartegruppe untersucht wurden, keine Beiträge zur Reliabilitätsüberprüfung der Body-Cathexis-Scale leisten. Wichtige Beiträge jedoch zur Validierung dieser Skala stellen die auf dem 1%-Niveau nachgewiesenen signifikanten Zusammenhänge mit der allgemeinen partnerschaftlich-sexuellen Harmonie im Sexual Interaction Inventory (r = 0,36 bis r = 0,61) dar, des weiteren mit den Werten des *Lazarus*-Assertive-Questionnaire (r = 0,58) und der *Rosenberg*-Self-Esteem-Scale (r = 0,46).

Abschließend soll noch einmal darauf hingewiesen werden, daß hier gerade der Darstellung der Konstruktion und der test-theoretischen Gütekriterien der Body-Cathexis-Scale besondere Aufmerksamkeit gewidmet wurde. Aus einsichtigen Gründen kommt gerade der Erfassung der Zufriedenheit mit dem eigenen Körper in der Sexualtherapie ganz besondere Wichtigkeit zu. Vergleichbare diagnostische Verfahren zur direkten und verläßlichen Erfassung dieser Persönlichkeitsvariable existieren nicht.

(8) Die *Rosenberg Self-Esteem-Scale* (*Rosenberg*, 1965)
In seiner Arbeit „Society and the Adolescent Self-image" (1965) beschreibt *Rosenberg* Konstruktion und Anwendung dieser Skala zur Erfassung der Persönlichkeitsdimension Selbsteinschätzung/Selbstbewußtsein. Über die testtheoretischen Gütekriterien werden vom Autor nur vage Angaben gemacht in dem Sinn, daß sie einigermaßen befriedigend seien.
Die Skala besteht aus 19 Items, die jeweils sehr deutlich Bezug nehmen zum selbsterlebten Wert der eigenen Person. Die 10 Feststellungen werden auf einer 4-Punkte-Skala eingeschätzt, die von „damit stimme ich voll überein" bis zu „damit stimme ich ganz und gar nicht überein" reicht. Diese Selbsteinschätzungen über die 10 Items hinweg führen zur Berechnung eines Gesamt-Scores. Diese Skala „Selbstbewußtsein" wird im Gesamt des diagnostischen Aufwandes zusätzlich noch abgesichert durch den *Lazarus*-Assertive-Questionnaire, der zweifellos etwas sehr Ähnliches mißt, was jedoch – typisch verhaltenstherapeutisch – streng auf die Verhaltensebene bezogen ist. Da die *Rosenberg*-Skala dagegen stärker die Ebene des kognitiven Selbstkonzepts akzentuiert, ergänzen sich beide Meßverfahren gut.
Signifikante Korrelationen nach *Spearman* auf dem 1%-Signifikanzniveau ergaben sich bei einer Stichprobe von anorgastischen

Frauen (N = 67) mit den Werten des *Lazarus*-Assertive-Questionnaire (r = 0,44 vor der Therapie, r = 0,62 nach der Therapie) und mit den Werten der Body-Cathexis-Scale (r = 0,48 vor der Therapie, r = 0,58 nach der Therapie). Schließlich mit den Werten der Skala 11 des Sexual Interaction Inventory (r = 0,46 vor der Therapie und r = 0,48 nach der Therapie) (vgl. *Wendt*, 1979 a).

(9) *Interpersonal Relationship Scale (IRS)*
Der IRS wurde von *S. Schlein* in Zusammenarbeit mit *B. Guerney* jr. und *L. Stover* entwickelt (vgl. *Guerney* jr. et al., 1977). Er soll die Qualität zwischenmenschlicher Beziehungen messen, speziell die Komponenten Vertrauen (trust) und Nähe (intimacy).

Der IRS besteht aus insgesamt 52 Items. 30 Items sind positiv gepolt, d. h., die Antwort „sehr richtig" erhält den positiven Zahlenwert 5. Die restlichen 22 Items sind negativ gepolt, d. h., die Antwort „sehr richtig" erhält den negativen Wert 1.

*Rappaport* fand in bezug auf die Reliabilität positive Ergebnisse nach einem 2-Monats-Intervall. Er berichtet einen Produkt-Moment-Korrelationskoeffizienten von ,92 (Test-Retest bei 20 verheirateten Paaren). Zudem fand *Rappaport* positive Ergebnisse beim Messen des Trainingserfolges eines „Relationship Enhancement-Programms" mit dem IRS, so daß hier ein Hinweis auf die Konstruktvalidität besteht.

*Schlein* fand Korrelationen (bei N = 96) zwischen dem IRS und einer Anzahl verschiedener anderer Kommunikations- und Beziehungsmaße. So ergaben sich signifikante Korrelationen in der erwarteten Richtung zwischen dem IRS und
dem Premarital Communication Inventory (,69, $p < ,001$),
dem Relationship Scale – selbst     (,79, $p < ,001$) und
dem Relationship Scale – Partner    (,70, $p < ,001$).

(10) *Relationship Change Scale (RCS)*
Der RCS wurde von *Schlein* und *Guerney* jr. (1977) entwickelt als Maß für *Veränderungen* in der Qualität zwischenmenschlicher Beziehungen. Diese Items implizieren in ihrer Formulierung schon die „Änderungssensitivität" (vgl. *Bastines* Hinweis auf die Skalen von *Mehnert, Bastine*, 1970 in: *Petermann*, 1977, S. 153). Der RCS besteht aus 26 Items, die folgende Bereiche ansprechen: Zufriedenheit mit sich selbst und dem Partner, Kommunikationsmöglichkeit und -fähigkeit, Vertrauen, Intimität, Verständnis, Offenheit, Eingehen

auf den anderen und Anteilnahme. Die Bewertung der Skalen reicht von „viel geringer geworden" bis „viel besser geworden", wobei die erste Feststellung den Punktwert 1 erhält und die zuletzt genannte den Wert 5. So ergibt der RCS einen Gesamt-Score von mindestens 26, maximal einen von 130. Je höher, desto besser.

Untersuchungen von *Schlein* und *Rappaport* (alle in *Guerney* jr., 1977) zeigen eine adäquate Reliabilität und Validität auf, da der RCS mit zwei Maßnahmen korreliert, die spezifische Komponenten einer Beziehungsveränderung messen: der „handling-problems-scale" (,29, p < ,01) und der „satisfaction-change-scale" (,49, p < ,01). Diese Skalen werden alle in *Guerney* jr. (1977) beschrieben.

## (11) *Locke Wallace Marital Adjustment Test*

Dieser Test wurde von *Locke-Wallace* (1959) entwickelt. Er untersucht die Übereinstimmung in der allgemeinen häuslichen Situation, wie Regelung der gemeinsamen Freizeitgestaltung, Umgang mit Geld etc. und einer allgemeinen Einschätzung der Güte der partnerschaftlichen/ehelichen Beziehung.

Die Skala der Einschätzungen besteht aus sieben Punkten. Für die allgemeine Einschätzung der Güte der Partnerschaft reicht sie von sehr glücklich bis sehr unglücklich, bezogen auf die Übereinstimmung in allgemeinen häuslichen Fragen von: Darin stimmen wir immer überein bis darin haben wir immer Meinungsverschiedenheiten.

*Reliabilität:* Der Test zeigt eine hohe Test-Retest-Reliabilität. Ein kritisches Moment ist dabei die soziale Erwünschtheit und Selbsteinschätzung. In bezug auf partnerschaftliche und sexuelle Harmonie teilen sie 64% der Varianz, d. h., die soziale Erwünschtheit hat eine starke Tendenz (*Ciminero, Cachoun* & *Adams*, 1977).

*Validität:* Zur Überprüfung wurde hierzu die vorliegende empirische Untersuchung benutzt. Der *Locke-Wallace* wurde hierzu zum Zeitpunkt t1 mit dem Interpersonal Relationship Change Scale (IRS) korreliert, da beide der Überprüfung der Partnerschaft/Ehe konkret zum Zeitpunkt der Untersuchung dienen (*Reda*, 1979).

Für die Experimentalgruppe:

IRS-LW:  Frau   $R = -0{,}4435$, $P < {,}001$
           Mann   $R = -0{,}4757$, $P < {,}001$ nach *Kendall*
           Frau   $R = -0{,}5594$, $P < {,}001$
           Mann   $R = -0{,}6473$, $P < {,}001$ nach *Spearman*.

Es zeigt sich, daß eine Korrelation besteht von $R = -0{,}4435 - -0{,}6473$ und $P < {,}001$. Dies ist ein Hinweis darauf, daß beide die Güte der Partnerschaft/Ehe messen und sich somit ergänzen.

*Validität:* Die Validität wurde an Hand der vorliegenden Untersuchung überprüft, und zwar zum Zeitpunkt t1, d. h., eine Woche vor der Therapie, in der Experimentalgruppe. Dabei ergaben sich folgende Korrelationen:

FLQ  Mann–Frau   : 0,6358, < ,001
     Frau–Kind   : 0,6982, < ,002
     Mann–Kind   : 0,8572, < ,001 nach *Kendall*

und

FLQ  Mann–Frau   : 0,8037, < ,001
     Frau–Kind   : 0,8670, < ,001
     Mann–Kind   : 0,9356, < 001 nach *Spearman*.

Es zeigt sich, daß eine Korrelation besteht, $R = 0{,}6358-0{,}9356$ und $P < {,}001-{,}002$. Dies ist ein Hinweis darauf, daß der Test gleichermaßen für Mann, Frau und Kind valide dasselbe mißt, nämlich die familiäre Harmonie.

Der Test wurde auch von *McGovern* und *Steward* und *Lo Piccolo* (1975) zum Vergleich verschiedener Gruppen verwendet.

(12) *Family Life Questionnaire* (FLQ)
Der FLQ wurde von *B. Guerney* jr. (1977) entwickelt als ein Maß, das Harmonie und Zufriedenheit innerhalb des Familienlebens messen soll. Er soll auch ein Maß für familientherapeutische Erfolge sein, jedoch wurde er bisher in keiner empirischen Studie zur Familientherapie verwendet.

Der FLQ besteht aus insgesamt 24 Items, und die Antwortmöglichkeiten reichen von „sehr richtig" bis „sehr falsch", wobei die höchste Bewertung 4 Punkte zählt, die niedrigste 1 Punkt. So ergibt sich ein Maximum-Gesamt-Score von 96 und ein Minimum-Gesamt-Score von 24. Tendenz: je höher, desto mehr Harmonie. Es wird aufgefordert, den Hier-und-Jetzt-Zustand des subjektiv erlebten Familienlebens festzuhalten. *Ellis* (1970) fand bei 22 Verheirateten eine Retest-Reliabilität von ,61 bei einem 8wöchigen Intervall: Wegen des „langen" Intervalls wird dies als eine Minimalschätzung der Reliabilität angesehen.

*Rappaport* fand ebenfalls nach acht Wochen einen Koeffizienten von ,84.

*Grando* (1971 a) untersuchte die Reliabilität weiter. Ein Konsistenzkoeffizient (*Cronbachs Alpha*) ergab ,84 (n = 29). Eine Faktoranalyse bestätigte die interne Konsistenz des FLQ. Die Faktorenladung des Total-Scores auf dem ersten Faktor war sehr hoch. Alle Items bis auf das vierte (Item Nr. 56) luden hoch auf dem ersten Faktor.

Auch *Ginsberg* fand in seiner Studie (in *Guerney*, 1977) eine Retest-Korrelation von zumindest ,77 in 10 Wochen. *Collins* (Bewertung einer 6monatigen Ehetherapie mit einem „Relationship-Enhancement-Programm") fand in seiner Untersuchung (n = 90) signifikante Korrelationen in der erwarteten Richtung mit anderen Maßen ehelicher Anpassung bzw. Kommunikation.

Angaben zur Validität sind in der Literatur nicht zu finden. Deshalb wurde diesem Aspekt in der eigenen Arbeit besondere Aufmerksamkeit gewidmet. Hier ergaben sich zwischen dem FLQ und dem SII nach *Spearman* Korrelationskoeffizienten in ausreichender und signifikanter Stärke (*Reda*, 1979).

Zwischen dem FLQ und dem IRS ergaben sich Korrelationskoeffizienten zwischen 0,38 und 0,47 ($P < ,01$). Und zwischen dem FLQ und dem *Locke-Wallace*-Marital-Adjustment-Test zwischen 0,39 und 0,61 ($P < ,01$) (*Reda*, 1979).

Diese Ergebnisse verweisen insgesamt auf eine gute Validität des FLQ und damit auf seine Brauchbarkeit als Meßmittel partnerschaftlich-familiärer Harmonie in verschiedenen Aspekten.

(13) *Der Stunden-Begleitbogen*
Der Stunden-Begleitbogen ist vom Autor verfaßt worden, um detaillierte Informationen darüber zu erhalten, wie die einzelnen Gruppenteilnehmerinnen an der „fünfwöchigen Gruppentherapie für Frauen mit Orgasmusschwierigkeiten" einzelne Ereignisse der psychotherapeutischen Sitzungen als hilfreich oder als störend empfinden und wie sie ihren Zustand und therapeutischen Fortschritt nach jeder Gruppensitzung einschätzen. Grade für ein gruppentherapeutisches Setting erscheint es mir wichtig, über das Gesamt des gruppentherapeutischen Prozesses nicht das Erleben und Verhalten des einzelnen zu übersehen. Dazu wurde eine Liste von 30 Items aufgestellt, die nach allgemeiner Erfahrung und Übereinkunft als relevante psychotherapeutische Aspekte und Interventionen gelten können (z. B. gesprächstherapeutische Basisvariablen). Aufgenommen wurden darin auch spezifische sexualtherapeutische Maßnahmen wie das

Konfrontieren mit bestimmten Materialien (wie z. B. Filme) und spezifischen sexuellen Handlungsanweisungen („Hausaufgaben").

Daran schließen sich im Stunden-Begleitbogen Selbsteinschätzungen an, die sich hauptsächlich mit dem individuellen Erleben des gruppentherapeutischen Prozesses (Zusammenhalt und Zugehörigkeit, Verhalten der Therapeuten und anderer Teilnehmer usw.) und mit dem Erleben des eigenen Fortschritts befassen.

Dieser Stunden-Begleitbogen ist nicht quantitativ auswertbar, dafür inhaltlich um so aufschlußreicher. Er hat sich hervorragend bewährt, den Nachteil der Gruppentherapie, nämlich daß der einzelne eher „untergeht", mit deren vielen Vorteilen zu verbinden. Außerdem hat er geholfen, Einsichten darin zu gewinnen, welche spezifischen therapeutischen Maßnahmen zu welchem Zeitpunkt wertvoll sind.

So spiegelt der Stunden-Begleitbogen die hervorragende psychotherapeutische Bedeutung des ‚self-disclosure' ab dem Zeitpunkt wider, zu dem sich eine solide und vertrauensvolle Beziehung zwischen Patienten und Therapeuten gebildet hat.

## 6.3 Ergebnisse: Statistik

Die zuvor beschriebene „fünfwöchige Gruppentherapie für anorgastische Frauen" (vgl. S. 150 f.) wurde nach den einschlägigen Methoden der Psychotherapieforschung im Vergleich einer sog. Experimentalgruppe mit einer sog. Kontrollgruppe auf ihre psychotherapeutische Wirksamkeit überprüft. Die Experimentalgruppe bestand aus den Teilnehmerinnen der ersten vier Therapiegruppen, die Kontrollgruppe aus den Frauen weiterer vier Gruppen, die zunächst einmal eine Wartezeit ohne irgendwelche direkten therapeutischen Einflußnahmen verbrachten, bevor sie in die Sexualtherapie genommen wurden. Durch den Vergleich der diagnostischen Ergebnisse der Therapiegruppe mit den Werten der Wartegruppe verspricht man sich Aufschlüsse über die Wirkung der verabreichten Therapie. Aus methodischen Gründen reduzierte sich die Zahl der Patientinnen, die in die statistische Verrechnung genommen wurden, in der Therapiegruppe (= Experimentalgruppe) auf 35, in der Wartegruppe (= Kontrollgruppe) auf 32. Alle 67 in diese Untersuchung aufgenommenen Frauen litten vor Therapiebeginn unter „primärer Anorgasmie" und hatten einen „festen" heterosexuellen Partner, den sie seit mindestens 1 Jahr kannten. Die Festlegung des Teilnehmerinnen-

Kreises auf diese beiden primären Merkmale geschah – wie schon einmal betont – nicht aus ideologischen moralischen Gründen, sondern lediglich aus Gründen der methodischen Eindeutigkeit und Exaktheit! Die Frauen in der Experimentalgruppe wurden zu vier verschiedenen Zeitpunkten mit den beschriebenen diagnostischen Verfahren untersucht: $t1$ = eine Woche vor Therapiebeginn, $t2$ = direkt nach der fünfwöchigen Therapie, $t3$ = drei Monate nach Therapieende und $t4$ = ca. 1 Jahr nach Therapieende. Mit den gleichen Testverfahren und nach demselben Zeitplan wurden die Frauen der Kontrollgruppe untersucht, lediglich eben mit dem Unterschied, daß sie während dieser Zeit keine Therapie erhielten. Auch entfiel bei ihnen der Untersuchungszeitpunkt $t4$, da wir sie aus ethischen Gründen nicht länger als die allernotwendigste Zeit auf die Therapie warten lassen wollten – nämlich 5 Wochen plus 3 Monate = 17 Wochen.

Alle weiteren, mir interessant erscheinenden Merkmale dieser 67 Frauen sind aus der Übersichtstabelle ersichtlich (S. 190).

(1) Veränderungen im Bereich des Selbstwertgefühls, des Selbstbewußtseins und

(2) der Selbstsicherheit:

Diese drei Persönlichkeitsaspekte werden hier gemeinsam abgehandelt aufgrund ihrer nach allgemeinem Verständnis bestehenden begrifflichen Nähe. Nach Einschätzung der entsprechenden Fragebögen, mit deren Hilfe diese drei Persönlichkeitsaspekte gemessen wurden, handelt es sich bei den beiden erstgenannten Konstrukten eher um ein intrapsychisches und kognitives Phänomen der Wertschätzung der eigenen Person, während mit dem letzteren eher der sich im Verhalten und Auftreten ausdrückende Selbstwert gemeint ist. Es geht hier also um den inneren und äußeren Ausdruck dieses Faktors, dem in Psychologie und Psychotherapie so zentrale Bedeutung beigemessen wird. „Ein Mensch, dessen Selbstwertgefühl angemessen ist, wird fähig sein, in allen zentralen Bereichen von Freude, Ärger, Zorn und Sexualität voll zu erleben und sich auszudrücken", schreiben die Familientherapeuten *Luthman* & *Kirschenbaum* (1977) und verweisen – wie viele andere auch (z. B. *Satir*) – auf die Bedeutung gesunden oder gestörten Selbstwerts beim einzelnen für Familien- und Sexualtherapie. Gemessen wurden die Werte dieser Persönlichkeitsaspekte mit der *Rosenberg*-Skala bzw. dem *Lazarus*-

Assertive-Questionnaire. Von dem Untersuchungszeitpunkt t1 vor der Therapie zum Untersuchungszeitpunkt t2 nach der Therapie und schließlich zum Untersuchungszeitpunkt t3 drei Monate nach Therapieende ergaben sich für die Experimentalgruppe als Folge der Therapie bedeutsame Verbesserungen in bezug auf Selbstwertgefühl und Selbstsicherheit. Diese positiven Veränderungen waren signifikant auf dem statistischen 1%-Niveau, was zufällige Unterschiede deutlichst ausschließt. Ein Jahr nach der Therapie unterschieden sich die Untersuchungsergebnisse nicht von denjenigen, die bereits drei Monate nach Therapieende vorgelegen hatten, d. h., der Therapieerfolg war zuverlässig und stabil geblieben. Diese Schlußfolgerungen auf den Therapieerfolg in puncto Selbstwertgefühl, Selbstbewußtsein und Selbstsicherheit ließen sich um so eindeutiger ziehen, als die Frauen in der Kontroll- und Wartegruppe keinerlei Veränderungen zeigten.

(3) Veränderungen im Bereich der Selbstverantwortlichkeit und Selbstkontrolle:

„Sexuelle Befreiung ist ein Aspekt der persönlichen Befreiung. Sein Leben auf intimster, persönlichster und grundlegendster Ebene selber in die Hand zu nehmen – der Ebene der eigenen Sexualität –, scheint dazu zu führen, daß diese Kontrolle auch auf andere Lebensbereiche ausgedehnt wird. Die Frauen in den Gruppen bekamen nicht nur Orgasmen, sondern fanden in vielen Fällen auch neue Arbeitsstellen, beendeten unbefriedigende Beziehungen und gingen neue Verbindungen ein. Im allgemeinen wurden sie, als ihre sexuellen und nicht-sexullen Bedürfnisse befriedigt wurden, sicherer und fühlten sich besser, was sie selbst und ihren Körper anging", schreibt *Barbach* (1975) über ihre eigenen Erfahrungen mit Gruppentherapien für anorgastische Frauen und hebt die Bedeutung der Fähigkeit und der Bereitschaft, selber Kontrolle und Verantwortung zu übernehmen, hervor. In dieser Untersuchung wurde dieser Aspekt erfaßt mit der *Rotter*-I-E-Skala (modifizierte Form für Frauen). Auch hierin zeigten sich bei den Frauen der Therapiegruppen – eben als Erfolg der Therapie – bedeutsame positive Veränderungen in bezug auf Eigenverantwortlichkeit und Selbstkontrolle, während bei den Frauen der Wartegruppe alles beim alten blieb. In diesem Zusammenhang ist sicherlich noch interessant zu erwähnen, daß diese 67 anorgastischen Frauen in ihren Werten auf der *Rotter*-I-E-Skala deutlich schlechter abschnitten in bezug auf Selbstverantwortlichkeit und Selbstkontrolle als eine Gruppe von Frauen, die keine sexuellen Beeinträchtigungen berichteten (*Wendt*, 1979, unveröffentlicht).

Dieser recht aufschlußreiche Unterschied in der Fähigkeit und Bereitschaft, Selbstverantwortung und Selbstkontrolle für das eigene Leben zu übernehmen, zeigte sich in dieser Deutlichkeit allerdings nur bei der Messung noch vor der fünfwöchigen Gruppentherapie. Drei Monate und ein Jahr nach Therapieende hatten sich diese Unterschiede ausgeglichen. Diese Befunde lassen sich eindeutig in dem Sinn auslegen, daß vor allem die gestalttherapeutische Komponente dieser Integrativen Sexualtherapie, nämlich die eindringliche Vermittlung des Geistes der Eigenverantwortlichkeit, ein tragendes Element der Gesamttherapie ist und daß diese philosophische Umorientierung zur Eigenverantwortlichkeit und Selbstkontrolle eine grundsätzliche Voraussetzung für sexuelle Zufriedenheit darstellt. Sicherlich stellt – über die allgemeinen gestalttherapeutischen Interventionen hinaus – auch die spezielle zeitliche Zwei-Phasen-Struktur der Gesamttherapie eine wesentliche Anregung zur Übernahme von Selbstkontrolle dar.

(4) Veränderungen im Bereich der Beziehung a) zum eigenen Körper allgemein und b) speziell zu den sexuellen Teilen und Funktionen des eigenen Körpers:

Diese Veränderungen wurden mit der Body Cathexis Scale gemessen. Der Erfassung dieser Dimension wurde gerade für die Therapieforschung im Bereich der Sexualtherapie besondere Bedeutung beigemessen. Auf dem Boden einer ganzheitlichen Persönlichkeitstheorie wird hier Sexualität als eine eigene Ausdrucksform der Persönlichkeit aufgefaßt und nicht als ein Wurmfortsatz, der eher ein lästiges Überbleibsel früherer Entwicklungsstufen darstellt. So wie sexuelle Ausdrucksmöglichkeiten sich vorwiegend im Körperlichen befinden, wird es um so wichtiger, das Körpergefühl der einzelnen Personen zu beachten. Ein Vergleich der Gruppe der 67 Frauen mit einer Gruppe von Frauen, die keine sexuellen Dysfunktionen berichteten, ergab bei der ersten Messung vor der Therapie ein deutlich ($1^0/0$-Signifikanzniveau) schlechteres Abschneiden der anorgastischen Frauen auf der Body Cathexis Scale (*Wendt*, 1979, unveröffentlicht). Dies läßt zum einen auf die Validität dieser Skala schließen, zum anderen auf die Bedeutung der harmonischen Einstellung zum eigenen Körper im Zusammenhang mit sexueller Zufriedenheit und Erlebnisfähigkeit. Dieser Unterschied glich sich mit der Zeit nach der Sexualtherapie wieder aus. Insgesamt zeigten die Werte auf der Body Cathexis Scale bei der Therapiegruppe deutliche Verbesserungen als Folge der Sexualtherapie. Der sich in diesen Werten niederschlagende Therapieerfolg war auch ein Jahr nach Therapieende (t4) nachzuweisen. In paralleler Entwicklung zeichneten sich diese positiven Veränderungen auch in der Subskala, mit welcher speziell die Beziehung zu den eigenen sexuellen Körperteilen und -funktionen erfaßt wurde, ab. Die Interpretation dieser Veränderungen als Therapieerfolge erscheint um so zulässiger, als bei der Wartegruppe keine Veränderungen auftraten.

(5) Veränderungen im Bereich zwischenmenschlicher Beziehungen in Partnerschaft, Ehe und Familie:
Dieser spezielle Veränderungsbereich betrifft nun nicht mehr nur die einzelnen Patienten allein, sondern deren nähere soziale Umwelt und die Folgen der Sexualtherapie für sie. Im Mittelpunkt des Interesses stehen Veränderungen der Beziehungen zum (Ehe-)Partner und zu den Kindern. Dieser Veränderungsbereich wurde gesondert untersucht von *Reda* (1979) unter kommunikations- und familientherapeutischen Gesichtspunkten. Gemessen wurden die Veränderungen mit der Relationship Change Scale, der Interpersonal Relationship Scale, dem *Locke-Wallace*-Marital-Adjustment-Test, dem Family Life-Questionnaire und mit speziellen Subskalen des Sexual Interaction Inventory. Dieser Aufwand an diagnostischen Verfahren wurde deshalb notwendig, weil das ganze Spektrum partnerschaftlicher und allgemeiner nicht-sexueller, ehelicher und familiärer Beziehungen nicht von einem einzigen Verfahren gemessen werden kann. So erfassen die verschiedenen Tests die betroffenen Personen auch in entsprechenden Rollen, nämlich als Erwachsene, als Sexualpartner, als Eltern, als Kinder, als Partner im Haushalt usw. Auf dem Hintergrund einer Persönlichkeitstheorie, die den einzelnen Menschen nicht als isoliertes binnenpsychisches Phänomen auffaßt, sondern ihn in ständigem Kontakt und wechselseitigem Austausch mit seiner Umwelt begreift, wird die Erfassung und Berücksichtigung dieses Veränderungsbereichs wichtig. Schließlich strotzt inzwischen auch die sexual- und familientherapeutische Literatur von Hinweisen auf die wechselseitige Bedeutung von sexueller Zufriedenheit und partnerschaftlicher Harmonie: „Eine Frau sollte imstande sein, den Sex zu genießen, nicht nur, weil ihr Körper für sexuelles Vergnügen bestimmt ist, sondern weil eine befriedigende sexuelle Beziehung dazu verhilft,

eine engere und emotional befriedigendere Beziehung zu einem anderen Menschen zu schaffen – einem Geliebten im besten Sinn", schreibt *Barbach* (1977), und weiter: „Sex war und ist auch weiterhin ein ernster Streitpunkt bei vielen Liebesbeziehungen." Wenn auch immer wieder durch Klischees und Tabus verzerrt und unterdrückt, so erscheinen diese Aussagen doch irgendwie nicht mehr allseits bekannte Binsenwahrheiten zu sein. Abenteuerlicher erscheint dagegen schon die Überlegung, wie sich die Art und Zufriedenheit der elterlichen Sexualität auf das Wohlbefinden des Kindes im Familienrahmen auswirkt. Gerade in diesem Punkt treten Tabus am stärksten auf: Abgesehen davon, daß Kinder (und meist auch noch Jugendliche) keine Sexualität haben und äußern dürfen, so verschweigen auch Eltern ihre Sexualität vor ihren Kindern bis hin zu ihrer völligen Verleugnung. Der Familientherapeut *Skynner* (1978) schreibt dagegen: „Die Sexualität (der Eltern) sollte sich schließlich so äußern, daß sie zum Vorbild für alle anderen Aspekte der Familienbeziehungen dienen kann, daß diese Aspekte von ihr her verständlich und durch sie verwandelt werden." Oder wie es *James L. Framo* (1973) ausdrückt: „Die Erfahrung mit der Familientherapie hat gezeigt, daß die eheliche Beziehung der Eltern der Kern der Familie ist. Das großartigste Geschenk, das Eltern ihren Kindern machen können, besteht in zwei Erwachsenen, die einen klaren und guten Sinn für sich selber haben, die das Leben genießen können und die eine lebendige Beziehung zueinander haben, die charakterisiert ist durch Liebe, sexuelle Zufriedenheit, offene Kommunikation und gegenseitigen Respekt." Deutlicher und eindrucksvoller kann es wohl nicht mehr gesagt werden! Ausnahmslos zeigten alle verwendeten diagnostischen Verfahren in diesem Bereich bei den Teilnehmerinnen der Therapiegruppe und bei deren Partnern deutliche (1%-Signifikanzniveau) positive Veränderungen an, sowohl direkt nach der Therapie als auch bei den Nachfolge-Untersuchungen. Von den 35 Frauen der Therapiegruppe trennten sich 5 in der auf die Therapie folgenden Zeit von ihren bisherigen Partnern; bei der Untersuchung nach einem Jahr lebten vier davon wieder mit einem anderen Partner zusammen und berichteten Wendungen zum Besseren. Die untersuchten Kinder aus den Familien der Mütter, die an der Sexualtherapie teilnahmen, waren – entsprechend dem gesetzten Untersuchungskriterium – älter als 9 Jahre, also schon nicht mehr ganz so unmündig. Nach Rückfragen bei den Müttern stellte sich heraus, daß keines davon über die Sexualtherapie der Mutter informiert worden war. Dennoch zeigten die von den Kindern ausgefüllten Fragebögen eine auf ihrer Seite erlebte Verbesserung des Familienklimas an. Interessanterweise allerdings nicht so unmittelbar wie die Erfolge bei den direkt bzw. direkter betroffenen und informierten Eltern, sondern mit einer zeitlichen Verzögerung. Die positiven Konsequenzen für die Kinder schlugen sich erst in der Untersuchung nach drei Monaten nieder (und „nur" auf dem 5%-Signifikanzniveau). Immerhin stellte sich dieses auf seiten der Kinder gefundene Ergebnis als ein besonders erfreulicher Erfolg dar, der uns darin bestätigte, wie Kinder in besonders sensibler Weise die Zufriedenheit bzw. Unzufriedenheit der Eltern miterleben, und uns schließlich auch darin bestätigte, wie wichtig die Berücksichtigung sexualtherapeutischer Maßnahmen im Rahmen der Familientherapie sein kann. Grade darin ist in der bisherigen Familientherapie wohl die gröbste Vernachlässigung zu finden, nicht unbedingt in der Theorie, sehr wohl aber in der Praxis.

(6) Veränderungen im Bereich sexueller Zufriedenheit:
In bezug auf dieses Kriterium zur Messung des Erfolgs dieser Sexualtherapie braucht wohl nicht viel gesagt zu werden. Im Bereich sexuellen Erlebens und Verhaltens nimmt es den zentralen Platz ein. Im Verlauf der Therapie und danach wurden zwar auch Veränderungen in bezug auf Häufigkeit sexueller Aktivitäten gemessen, auf die Wiedergabe der Werte in diesem Kriterium wurde jedoch verzichtet, da die bloße Häufigkeit einer Handlung kaum etwas auszusagen vermag. So erscheinen auch die im Anschluß noch zu berichtenden Veränderungen im Bereich der sexuellen Funktionstüchtigkeit, der Orgasmusfähigkeit, nebensächlich im Vergleich mit der sexuellen Zufriedenheit. Die Erfahrung hat gezeigt, daß bloße Häufigkeit und Möglichkeit, zum Orgasmus zu kommen, noch lange nicht unbedingt die Zufriedenheit ausmachen! Im Spiegel der subjektiven Selbsteinschätzungen der Frauen, die an der Sexualtherapie teilnahmen, zeigen sich von einem Meßzeitpunkt zum anderen deutliche positive Veränderungen in bezug auf sexuelle Zufriedenheit. Dieses Ergebnis erweist sich auch ein Jahr danach als stabil. Um nicht nur auf die subjektiven Selbsteinschätzungen der betroffenen Frauen zu vertrauen – da könnten nämlich mancherlei Verzerrungen sich einschleichen durch die bekannten Phänomene der „sozialen Erwünschtheit" und der Tendenz, einer „kognitiven Dissonanz" entgegenzuwirken –, wurden auch noch die Sexualpartner selber, die Männer, dazu befragt, wie sie wohl aus ihrer Sicht die sexuelle Zufriedenheit

ihrer Partnerin einschätzten: erfreulicherweise entsprach die subjektive Selbsteinschätzung der Frauen der Beurteilung durch ihre Partner so genau, daß keine Zweifel übrigblieben.

(7) Veränderungen im Bereich der sexuellen Funktionstüchtigkeit, der Orgasmusfähigkeit:

Möglicherweise, weil das Erfogskriterium „Orgasmusfähigkeit" noch am ehesten eindeutig „operational" zu definieren ist in dem Sinne, ob es bei dieser oder jener Stimulierungsweise „klappt" oder „nicht klappt", zeigen sich die Ergebnisse in diesem Veränderungsbereich besonders eindeutig und eindrucksvoll. Gegenüber den Erfolgen in der Therapiegruppe zeigte die Wartegruppe bis auf eine, allerdings recht interessante Ausnahme keine Veränderungen: Offensichtlich als Folge komplexer Einflüsse während der Wartezeit waren 19% (zum Zeitpunkt direkt nach der Therapie) und 23% drei Monate nach Therapieende orgasmusfähig geworden, allerdings nur durch Selbststimulierung. Die kritische psychotherapeutische Hürde, dies wird hiermit nochmals bestätigt, liegt offensichtlich bei der Therapie anorgastischer Frauen im Einbeziehen der Gegenwart des Partners. Dieser Effekt kam recht offensichtlich zustande durch die verschiedenen Fragebögen, in denen alle Betroffenen sehr konkret und unmißverständlich nach bestimmten sexuellen Praktiken, u. a. nach der Selbststimulierung, gefragt wurden. Diese Wirkung aus der „Autorität" der Fragebögen heraus, die im Sinne des „permission giving" verstanden werden kann, potenzierte sich durch die Tatsache, daß die entscheidenden Fragebögen, vor allem das SII, Stellungnahmen von beiden Partnern gemeinsam erforderten, so daß zwangsläufig nach dem getrennten Ausfüllen der Fragebögen ein Dialog über sexuelle Praktiken, Wünsche und Bedürfnisse entstand, der über erste Hürden von Angst und Scham hinweghalf.

Die folgende Tabelle informiert über die Entwicklung der Orgasmusfähigkeit bei verschiedenen Stimulierungsbedingungen zu den verschiedenen Meßzeitpunkten vor und nach der Therapie (Therapiegruppe) und während der Wartezeit (Wartegruppe):

|  | Experimentalgruppe | | | |
|---|---|---|---|---|
|  | t1 | t2 | t3 | t4 |
| Orgasmusfähigkeit (durch irgendwelche Stimulierung) allgem. | 0=0% | 34=97% | 35=100% | 35=100% |
| Orgasmusfähigkeit durch Selbststimulierung | 0=0% | 29=83% | 35=100% | 35=100% |
| Orgasmusfähigkeit durch irgendwelche Stimulierung in Gegenwart des Partners | 0=0% | 17=48% | 25=71% | 31=89% |
| Orgasmusfähigkeit allein durch koitale Stimulierung | 0=0% | 12=34% | 23=65% | 29=100% |

|  | Kontrollgruppe | | |
|---|---|---|---|
|  | t1 | t2 | t3 |
| Orgasmusfähigkeit (durch irgendwelche Stimulierung) allgem. | 0=0% | 6=19% | 7=22% |
| Orgasmusfähigkeit durch Selbststimulierung | 0=0% | 6=19% | 7=22% |
| Orgasmusfähigkeit durch irgendwelche Stimulierung in Gegenwart des Partners | 0=0% | 1=3% | 1=3% |
| Orgasmusfähigkeit allein durch koitale Stimulierung | 0=0% | 0=0% | 0=0% |

Diese Ergebnisse beweisen:
1. die deutliche Effizienz dieser Sexualtherapie im Erfolgskriterium Orgasmusfähigkeit;
2. die Bedeutung der auf die Therapiephase nachfolgenden Zeit für die Generalisierung der zunächst durch Selbststimulierung erlernten Orgasmusfähigkeit auf partnerbezogene sexuelle Aktivitäten; vorzugsweise auf den Koitus, der nach wie vor als Stimulierung Nr. 1 wertgeschätzt wird;
3. die deutlich sich abzeichnende Brauchbarkeit der als spezifische sexualtherapeutische Maßnahme vorgeschalteten Selbststimulierung als der ersten Lernstufe („Neun-Stufen-Programm der Selbststimulierung");
4. die Übernahme von Selbstkontrolle und Selbstverantwortlichkeit

durch die einzelnen Patienten. Darauf läßt die positive Weiterentwicklung in diesem entscheidenden Erfolgskriterium schließen, die trotz Abwesenheit der Therapeuten in der zweiten Phase (von t2 nach t3) andauerte. Diese Entwicklung entspricht der für diese Integrative Sexualtherapie allgemein ausgedrückten Erwartung, daß der Klient zu seinem eigenen Therapeuten herangebildet werden soll, indem er ein Basisverständnis für die Bedingungen seiner Störung und die Möglichkeiten der Veränderung erhält.

(8) Veränderungen im Bereich sexueller Dysfunktionen auf seiten der Partner der Frauen, die an der Gruppentherapie teilnahmen:
Vor Beginn der Therapie litten 42% (!) der männlichen Partner an einer sexuellen Dysfunktion. Davon 30% unter vorzeitigem Samenerguß und 12% unter Erektionsstörungen. Diese sexuellen Störungen waren, dem Vorschlag von *Masters* & *Johnson* folgend, definiert als Störungen mit einer Auftretenswahrscheinlichkeit von mehr als 50%.
Während *Schorsch* noch annimmt, daß die Erektionsstörungen den „Bärenanteil" an den männlichen sexuellen Störungen einnehmen, erlauben möglicherweise die hier vorgefundenen Zahlenverhältnisse die Schlußfolgerung, daß der vorzeitige Samenerguß die „prominente" Störung beim Partner einer anorgastischen Frau darstellt. Ohne damit unbedingt auf bestimmte Kausalitäten zu schließen, ergibt sich m. E. dieser Zusammenhang in nachfühlbarer Weise. Zuverlässig ist diese Schlußfolgerung jedoch erst, wenn die notwendigen Vergleichszahlen einer „Normal"stichprobe vorliegen.
Die Auswirkungen der „fünfwöchigen Gruppentherapie für anorgastische Frauen" auf deren zu Hause gebliebenen Männer verdeutlichen die folgenden beiden Abbildungen (*Abbildung* 1 u. 2 auf Seite 224):
Sowohl bei den Männern, die vorher noch unter Erektionsstörungen, als auch bei denen, die vorher noch unter vorzeitigem Samenerguß (Ejaculatio Praecox) litten, ereigneten sich als Folge der sexualtherapeutischen Veränderungen ihrer Frauen ebenfalls Veränderungen: nämlich ein deutlicher Rückgang ihrer sexuellen Dysfunktionen. Gleichzeitig berichteten auch die Männer über größere sexuelle Aktivitäten, größere sexuelle Zufriedenheit, wesentlich verbesserte sexuelle und nicht-sexuelle Partnerbeziehungen (ausgenommen die Männer derjenigen 5 Frauen, die sich als direkte oder spätere Folge der Therapie trennten oder scheiden ließen). In den Antworten ihrer eigenen

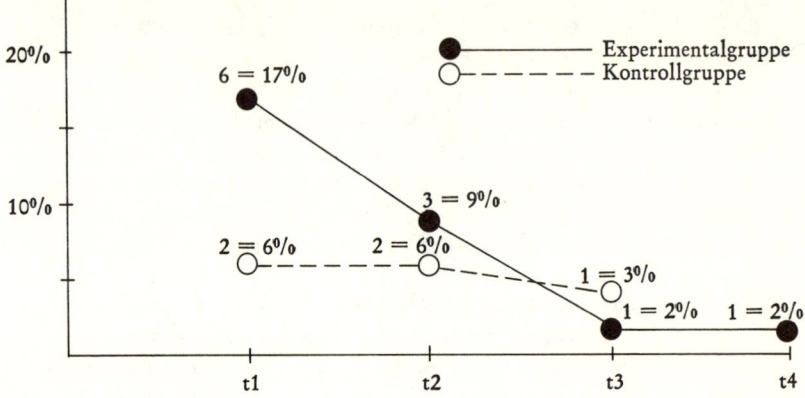

Abb. 1: Anzahl der männlichen Partner (%) mit sexuellen Dysfunktionen: *Erektionsstörungen*

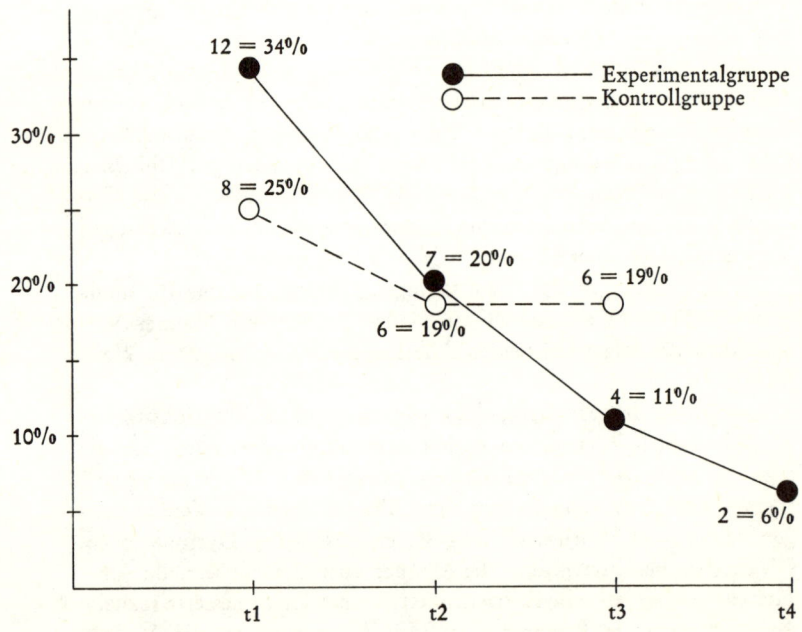

Abb. 2: Anzahl der männlichen Partner (%) mit sexuellen Dysfunktionen: *Ejaculatio praecox*

Fragebögen bestätigten sie aus ihrer Sicht die neugewonnene Orgasmusfähigkeit ihrer Partnerinnen (und leisten damit einen gewissen Beitrag zur Validierung dieser Angaben, bei denen ja einigermaßen die Gefahr besteht, daß sie „nur" auf „Einbildung" beruhen könnten).

Angesichts der Tatsache, daß sich traditionelle Psychotherapiemethoden (z. B. Psychoanalyse, Gesprächspsychotherapie usw.) nach wie vor fast hoffnungslos schwertun mit der erfolgreichen Behandlung solcher Störungen, interessierten mich ganz besonders die Gründe des Erfolgs dieser „Fern-Behandlung":

1. Indirekt waren die meisten Männer sehr intensiv über die Anregungen und Entwicklungen der Gruppentherapie von ihren Frauen unterrichtet worden. Zusätzlich dazu waren diese Männer durch die Beteiligung an den Fragebögen und an ein paar gezielten „Hausaufgaben" (vgl. Programm S. 158 ff.) wesentlich stärker engagiert, als man hätte vermuten können. Den Berichten vieler Frauen entsprechend, benahmen sich viele Männer ganz so, als sei dies „ihre Therapie" gewesen. Diese Begebenheiten und Phänomene lassen Spekulationen darüber zu, ob diese spezielle Organisationsform, die in direkter Weise nur die Frau beteiligte, nicht der absichtlich/unabsichtlich gelungenste Kompromiß darstellt, mit dessen Hilfe auch die männlichen Partner sexualtherapeutisch erreicht werden können, ohne daß sie sich „auf den Schlips getreten fühlen" (zitiert nach einer Gruppenteilnehmerin, die sich über ihren Mann und seine mögliche Therapie-Teilnahme ausließ). Ohne jeden Zweifel bleibt nämlich auch nach den gelungenen Ergebnissen dieser „Frauen-allein-Therapie" die Tatsache und Einsicht bestehen, daß der Partner eine ganz wesentliche Rolle bei der Aufrechterhaltung und entsprechend auch bei der Behebung der sexuellen Dysfunktion seiner Partnerin mitspielt!

2. Die Vermittlung der Philosophie der Selbstverantwortung an die Frauen wurde nach übereinstimmenden Aussagen der Frauen von den meisten Männern als ganz wesentliche Erleichterung und Entlastung von den offensichtlich immer noch so typischen männlichen Leistungs- und Versagensängsten im Sexualverkehr erlebt. Oder ganz konkret ausgedrückt: Die Tatsache, daß die Frauen aufgefordert wurden, durch Selbststimulierung ihr sexuelles Verhalten und Erleben energisch selber in die Hand zu nehmen, wurde nicht etwa – wie man auch hätte erwarten können – mit weiteren Versagens- und Verlustängsten von den Männern aufgenommen, sondern deutlich und offenherzig begrüßt. Manche mußten zunächst einmal eine kurze Phase

von Zweifeln und Eifersucht durchlaufen, konnten diese aber recht bald hinter sich lassen, sowie sie merkten, daß Masturbation (selbst mit Hilfe eines Vibrators) keine ernstliche Konkurrenz darstellte zur partnerbezogenen Sexualität. Immerhin sollte der erfahrene Sexualtherapeut darauf gefaßt sein, daß gerade hier immer wieder und stereotyp sich die gleichen destruktiven Klischeevorstellungen in den Weg stellen: „Werde ich dann nicht ganz vom Onanieren oder vom Vibrator abhängig, so daß ich dann an meinem Mann gar kein Interesse habe?" „Werde ich es je so gut machen können wie meine Frau, wenn sie sich selber stimuliert?" Diese Bedenken treten immer wieder auf, lösen sich recht bald dann wieder in Luft auf, wenn die neuen Erfahrungen einfach ausprobiert werden. In Verbindung mit diesen Bedenken tauchen auch stereotyp immer wieder Ängste vor dem angeblichen Suchtcharakter der Sexualität auf: daß Sexualität süchtig macht, abhängig macht, auf einen bestimmten und dann nicht mehr zu verändernden Reiz fixiert, zu Kontrollverlust und dem zwanghaften Bedürfnis nach stetiger „Dosis"-Steigerung führt und was so alles im Bedeutungsumfeld von Suchtvorstellungen auftaucht; bei manchen sogar die Angst vor dem sozialen Abstieg! Diese Ängste sind genauso lächerlich, wie sie im Erleben der Patienten ernstgenommen werden müssen. Dahinter steckt ein alter Trick unserer Zivilisation, nämlich das Schreckgespenst, daß alles, was guttut, schlecht ist, d. h. schlecht bekommt! Mit der Übernahme von Selbstverantwortlichkeit und Selbstkontrolle schwindet gleichzeitig die Kontrolle durch äußere Normen und Klischees. Der allgemeine Entlastungseffekt, den die Männer durch die verstärkte Eigeninitiative der Frauen erlebten, wurde verstärkt dadurch, daß die Frauen tatsächlich mehr Mut zu sexuellen Aktivitäten nach ihren eigenen Wünschen bekamen und damit gleichzeitig auch größere sexuelle Zufriedenheit ausstrahlten. Das alte Klischee: Du bist verantwortlich für meine sexuelle Zufriedenheit und für meinen Orgasmus, und ich bin verantwortlich für deine! wurde abgelöst durch: ich bin in erster Linie für mich selber verantwortlich und du für dich!

(9) Spezielle Ergebnisse zum Therapieverlauf und der Wirksamkeit einzelner psychotherapeutischer/sexualtherapeutischer Maßnahmen (Effektstruktur):
Einzelne psychotherapeutische Maßnahmen wurden differentiell daraufhin überprüft, ob, wie und wann sie im Verlauf der Gesamttherapie zur Wirkung kommen. Im Gesamt der Effektstruktur stellte

sich nach aufwendiger Korrelationsstatistik auf der Seite der verhaltensbezogenen-verhaltensverändernden Maßnahmen (hauptsächlich aus dem Bereich der „Hausaufgaben") die Anweisung und Ausführung des Erlernens effektiver Selbststimulierungsmethoden als zentral für das sexualtherapeutische Geschehen heraus; auf der Seite der kognitiv bezogenen Maßnahmen zur Veränderung von Einsicht und Bewußtsein nahm die Vermittlung und Umsetzung der Idee von Eigenverantwortlichkeit und Selbstkontrolle die zentrale Stellung ein. Diese beiden komplexen sexualtherapeutischen Maßnahmen wirken sich zentral und kräftig als unabhängige und als abhängige Variablen im Gesamt des Therapiegeschehens aus. Die Untersuchung des Zusammenspiels dieser beiden Faktoren brachte – vor allem in der Deutlichkeit des Befundes – eine Überraschung: die Maßnahmen, die auf Veränderungen von Einsicht und Bewußtsein (kognitive Umstrukturierung) abzielten, ließen sich in der Anfangsphase der ersten 5 aktiven Therapiewochen in ihrer Wirksamkeit so gut wie gar nicht nachweisen, dafür jedoch um so prägnanter und kräftiger in der Nach-Therapie-Phase der folgenden drei Monate. Demgegenüber nahmen die Auswirkungen der verhaltensverändernden Maßnahmen in den ersten 5 aktiven Therapiewochen viel Raum ein, verloren aber anschließend in der Nach-Therapie-Phase rapide und eindrucksvoll an Bedeutung. Natürlich sind nun manche Spekulationen möglich, die die Bedeutung dieser Erkenntnisse zu Binsenweisheiten degradieren könnten: Einsicht und Bewußtsein müssen nun einmal langsam wachsen: und schließlich ist es nun einmal eine nicht zu übersehende Tatsache, daß die ersten 5 aktiven Therapiewochen die Patientinnen derart mit Übungs- und Verhaltensanweisungen überschwemmen, daß der Gedanke an anderes – die Besinnung – kaum möglich erscheint. Die Gestaltpsychologie hat jedoch – mit Recht – eine andere Auffassung von Einsicht und Bewußtseinsveränderung: plötzliche Umstrukturierungen von Wahrnehmungsinhalten, von „Vordergrund" und „Hintergrund", die zu neuen und überraschenden Prägnanzen in der „Gestaltbildung" führen. Kurz ausgedrückt: das „aha-Erlebnis" („gestalt-switch"). Solche sich plötzlich ergebenden, bedeutungsvollen neuen Einsichten und langsame vorsichtige Wachstumsprozesse ergänzen sich zweifellos im Gesamt der Möglichkeiten von Bewußtseinsveränderungen. Für die andere Seite derselben Münze (nicht unbedingt die „Kehrseite"!) gilt zweifellos dasselbe: Verhalten kann sich genauso durch plötzliche Einsichten in effektive Bewegungsabläufe und deren Koordination ergeben wie durch langsames, manchmal mühevolles Wachstum. Über die „Binsenweisheit" hinaus scheint mir die hier gefundene und diskutierte Erkenntnis durchaus ein Beitrag zu sein zum hohen Anspruch der Psychotherapieforschung, der in der Frage gipfelt: „Welche Behandlung, durch wen, ist für dieses Individuum mit diesen spezifischen Problemen unter welchen Bedingungen am effektivsten?" (*Grawe*, 1976, S. 14) Die „fünfwöchige Gruppentherapie für anorgastische Frauen" (als *eine* mögliche Variante der Integrativen Sexualtherapie) ist für diese Frauen am wirksamsten *zunächst* durch die Vermittlung konkreter und verhaltensbezogener Lösungsmöglichkeiten und *dann* durch die Vermittlung von Ideen, Erkenntnissen und emotionalen Erlebnissen zur Veränderung von Einsicht und Bewußtsein in bezug auf das Problem und dessen Kontextbedingungen.

Diese Ergebnisse sind möglicherweise von besonderer Tragweite, als sie vielleicht von den spezifisch sexualtherapeutischen Maßnahmen zu allgemein psychotherapeutischen Maßnahmen von Verhaltensänderung einerseits und Einsichts- und Bewußtseinsänderungen andererseits verallgemeinert werden können. Dann nämlich könnten diese Ergebnisse vielleicht Aufschluß in der Frage bringen, ob eine effektive Psychotherapie konkrete Hilfeleistungen in Form von Verhaltensanweisungen und Verhaltenstrainings geben oder sich auf kognitive Beeinflussung von Einsicht und Bewußtsein als Repräsentanten intrapsychischer Systeme konzentrieren soll. Für diese Sexualtherapie scheint (um es vorsichtig auszudrücken, was nach wie vor in der Psychotherapie ein ideologisch brisantes Problem darstellt) folgendes zu gelten: Beides wird benötigt, um effektive Psychotherapie zu betreiben! *Erst* die konkrete Hilfeleistung zur Erweiterung der Verhaltensfreiheit, *dann* die Einsicht und Bewußtseinsveränderung zur Erweiterung der inneren Freiheit.

(10) Auswirkungen der zeitlich-formalen Struktur der Therapie
Damit ist die Diskussion derjenigen Ergebnisse beendet, die eher spezifisch inhaltlichen Charakter für die Beschreibung und Erklärung dieser Integrativen Sexualtherapie haben. Daran anhängen soll sich hier noch ein letzter wichtiger Diskussionspunkt, der – zumindest vordergründig – eher formalen Charakter aufweist: die strenge zeitliche Strukturierung des Ablaufs und der Beendigung dieser „fünfwöchigen Gruppentherapie für Frauen mit Orgasmusstörungen".

Wenig – oder eigentlich gar nicht – ist in der bisherigen Psychotherapieforschung der Aspekt der zeitlichen Befristung einer Psychotherapie berücksichtigt worden. Auch die beiden amerikanischen Vorlagen *(Barbach, Golden)* für das hier ausgearbeitete Konzept einer Gruppentherapie für anorgastische Frauen haben die Tatsache ihrer 5-Wochen-Begrenzung eigentlich nur vom Aspekt des ökonomischen Vorteils verstanden. M. E. steckt jedoch in der Tatsache, daß dem Klienten von Anfang an „nur" eine begrenzte Therapiezeit zur Verfügung gestellt wird, ein ganz besonderer motivationaler Anreiz zum Anstreben therapeutischer Veränderungen. Dies müßte m. E. auch besonders im Kontrast gesehen und gewürdigt werden zur traditionellen Vorstellung von Psychotherapie als „Endlostherapie", die erklärterweise eben unbefristet so lange dauert, wie Therapeut und/oder Klient dies für nötig halten. Wohl jeder erfahrene Psychotherapeut weiß die Gefahr einzuschätzen, die für ihn selber und den Klienten mit solchem diffusen Arrangement verbunden ist: Geldverdienst, Macht und Autorität auf der einen Seite, Anlehnungsbedürfnisse und Vermeidung, der „neurotische" Wunsch, lieber möglichst lange dem Problem aus dem Weg zu gehen und den leidvollen, aber eben gut-gewohnten Status quo zu erhalten, auf der anderen Seite.

Diese Sexualtherapie wurde mit voller therapeutischer Absicht mit einem Minimum an zeitlichem Aufwand geplant; dafür aber mit einem Maximum an Intensität und psychotherapeutischen Initiativen innerhalb der gesetzten Zeit. Damit ist m. E. die redliche Auffassung verbunden, daß es meist eine Grenze gibt, von wo an auch der größte weitere Aufwand an Zeit, Ratschlägen, Empathie usw. nichts mehr bewirken kann. Mit dieser zeitlich-formalen Struktur dieses Therapiekonzepts ist inhaltlich die Vermittlung der „Philosophie der Selbstverantwortlichkeit" sehr eng verzahnt: ab einem bestimmten Zeitpunkt *muß* der Klient für sich selber weitersorgen. Diese Ansicht ist jedoch nicht identisch mit der traditionellen Auffassung von der „Hilf-dir-selber-Therapie". Denn bis zu dieser kritischen Grenze wird dem Klienten jede denkbar mögliche Hilfestellung gegeben (kognitiv-, verhaltens- und körpertherapeutisch – nicht zu vergessen die gruppendynamische Solidarität!).

Wenn dies die psychotherapeutische Vorplanung war, so ist deshalb jetzt die Klärung der Frage von besonderem Interesse, wie sich die therapeutischen Veränderungen über die 2 Phasen ergaben, zunächst nämlich während der fünfwöchigen Therapiephase und dann in den drei Monaten bzw. 12 Monaten danach. Waren die Hypothesen dazu erst einmal so vorsichtig formuliert, daß sie lediglich überprüfen sollten, ob die mit der Therapie erreichten Erfolge auch in der Folgezeit stabil bleiben, so beweist die nähere Analyse der Ergebnisse nicht nur diese erwartete Stabilität, sondern sogar eine überraschend deutliche und positive Weiterentwicklung!

Als Bilanz dieser Ergebnisse ist die sicherlich nicht für jede Psychotherapie selbstverständliche Tatsache hervorzuheben, daß nicht nur die direkt mit der Therapie verbundenen Erfolge gewahrt werden konnten, sondern daß diese Therapie eine der wesentlichsten, an sich selbst gestellten Anforderungen erfüllen konnte: nämlich den Klienten von der „Fremdkontrolle" der Anfangsphase in die „Selbstkontrolle" der Folgezeit erfolgreich überzuleiten. Das ist der Kern der Angelegenheit, wenn man von „emanzipatorischer Relevanz" einer Psychotherapie redet!

So bleibt zum Abschluß der Diskussion dieser statistischen Ergebnisse noch der Hinweis darauf, daß zu fast allen Abschluß- und Nachbesprechungen der einzelnen Therapiegruppen Tonbandprotokolle und schriftliche Protokolle der Berichte dieser Frauen vorliegen, die hier aus räumlichen Gründen nur beispielhaft erwähnt werden können, jedoch in noch ganz anderer Weise als die statistischen Ergebnisse der Fragebogenuntersuchungen Zeugnis von der Differenziertheit und Reichhaltigkeit der Therapieerfolge dieser Frauen und deren Partner geben.

Die Teilnehmerinnen einer Therapiegruppe schrieben in einem gemeinsam verfaßten Leserbrief an eine Frauenzeitschrift, die sich in einem Artikel über die neuen amerikanischen Sexualtherapiemethoden lustig machte: „Wir sind zehn Frauen, die hier in Düsseldorf an einer Gruppentherapie für Frauen mit Orgasmusproblemen teilnehmen. Diese Therapie hat uns zum ersten Mal eine wirkliche Chance geboten, mit dieser speziellen Schwierigkeit fertig zu werden. Die meisten von uns haben vor dieser Therapie noch nie einen Orgasmus erlebt und haben diesen ‚Makel' als tiefgreifende und ernsthafte Beeinträchtigung sowohl des eigenen persönlichen Lebens und Selbstbewußtseins als auch der Partnerschaft empfunden. Unter diesen Voraussetzungen finden wir, daß die Tendenz dieses Artikels (‚Die Gier nach möglichst vielen Orgasmen', ‚Ersatzreligion' usw.) eine ziemlich taktlose Entgleisung und zynische Diskriminierung all der Frauen darstellt, die den Makel der sexuellen Empfindungslosigkeit endlich loswerden wollen."

Ohne Absender, zehn Unterschriften
(„petra" 10/77)

Dieser Leserbrief leitet über zur Darstellung der Ergebnisse dieser Sexualtherapie – nicht so wie es der Computer aufgrund statistischer Verrechnungsprogramme (hier das SPSS 7) und in der Vermengung aller individueller Daten zu einem Kollektivbrei von Mittel- und Medienwerten meint, sondern wie es die einzelnen Frauen frei von der Leber weg meinten*.

## 6.4 Ergebnisse
*Wörtliches Protokoll der 10. Gruppensitzung (Abschlußsitzung)*

*Therapeut:* Guten Abend. Wie geht es euch denn heute zum Abschluß der Therapie? Mir kommt es eigentlich unwahrscheinlich lang vor, seit wir vor 5 Wochen begannen. Gerade wenn ich auch daran denke, wie lange es mir vorkommt, daß wir damals die Filme zeigten.

*Anke:* Also bei mir ist das ziemlich zwiespältig. Auf der einen Seite bin ich froh, daß die Abende jetzt aufhören, daß ich die jetzt wieder zu Hause ganz für mich habe, auf der anderen Seite habe ich die Gespräche hier sehr genossen. Vor allem, das Gespräch hier mit mehreren, daß ich mehrere Meinungen hören konnte. Das fand ich also sehr gut.

*Anna:* Also mir geht das ganz ähnlich. Ich glaube auch, daß ich die Gruppe vermissen werde. Ich fand das sehr schön, wenn ich hier war. Ich habe mich auch immer sehr darauf gefreut. Aber so allmählich merke ich auch, daß das eine ziemlich große Belastung ist, zumal ich auch aus M. komme. Insofern bin ich also auch wiederum froh, daß ich die Zeit für mich allein habe.

*Therapeutin:* Ja, zwei ganze Abende pro Woche wieder ganz zur Verfügung zu haben, das ist ja eine Masse Zeit.

*Angela:* Ich habe dann wieder besonders viel Zeit zur Verfügung. Ich hatte ja einen besonders langen Weg.

*Erika:* Woher kommst du?

*Angela:* Aus R. Ja, und da habe ich mir vorgenommen, mich auf alle Fälle einen Abend davon mit dem Thema zu beschäftigen. Ich bin da auch sehr optimistisch, weil ich, wie ich meine, große Fortschritte gemacht habe.

*Therapeut:* Große Fortschritte?

*Angela:* Erst mal, daß ich jetzt frei über Sexualität sprechen kann, das finde ich besonders gut. Und ich merke, daß das von außen nach innen immer weiter wirkt, daß ich mich jetzt in jeder Beziehung freier fühle,

---

* Alle genauen und detaillierten Angaben zum methodischen Vorgehen und zu den statistischen Berechnungen sind den beiden Dissertationen von *Wendt* (Bonn, 1979) und *Reda* (Berlin, 1979) zu entnehmen.

gerade was meine Gefühle betrifft, darüber zu sprechen und überhaupt, auch sie hochkommen zu lassen. Und das wirkt sich in meiner Partnerschaft schon aus, als auch persönlich für mich in fast allen Bereichen. Also ich bin in jeder Beziehung sehr optimistisch.

*Erika:* Ich habe ja einen Abend verpaßt. Und Angelika hat mir netterweise und verständlich nachzuvollziehen erzählt, was ihr da besprochen habt. Kann sein, daß der mir gefehlt hat. Dieses Wort „Eigenverantwortung"...

*Angela:* Ja, der Abend war besonders wichtig für mich. Der hat mein ganzes Weltbild umgeschmissen!

*Therapeut:* (überrascht) ... tatsächlich! Das finde ich sehr gut, das freut mich irgendwie ganz besonders.

*Erika:* Was war das denn?

*Angela:* Das Beispiel mit der Karin, als sie jedem hier in der Runde sagen sollte, wie sie meint, daß sie mit keinem hier über ihr Problem reden könnte ... Also ganz unabhängig von mir, aber daran ist mir das so deutlich geworden. Vorher hatten wir ja zwar auch schon über Selbstverantwortlichkeit gesprochen. Aber da hatte ich das noch so einseitig nur in bezug auf Sexualität verstanden. Das hat jetzt wirklich mein ganzes Weltbild verändert.

*Erika:* Einfach indem du jetzt nicht mehr so anerzogen rücksichtsvoll bist und so ...

*Angela:* Einfach so, daß ich jetzt mehr darauf achte, was ich wirklich fühle und was ich wirklich will. Ich tue jetzt alles viel mehr mit vollem Bewußtsein, in allen Bereichen, möchte ich sagen.

*Erika:* Nun kann sie das ja wohl auch freier als wir, weil sie ungebunden ist.

(lautstarker Protest, Nein-Gerufe, lautes Lachen aus der Gesamtgruppe)

*Therapeut:* (zu Edith) ... wenn du jetzt die Verantwortung dafür übernehmen möchtest, daß du jetzt einen Trick versuchst, um nicht Selbstverantwortung übernehmen zu müssen ...

*Angela:* Ich hatte das zunächst nur auf die Sexualität bezogen verstanden, das mit der Selbstverantwortung, ich hatte das noch nicht richtig verstanden, und erst seit diesem Abend, da ist mir das richtig klargeworden.

*Anna:* Ich kann das bestätigen ... auch gerade weil ich ja verheiratet bin (zu Edith) und gebunden. Mir ging das ähnlich. Ich habe bisher immer für das eigene Versagen den anderen die Verantwortung zugeschoben, also die Schuld zugeschoben, ich war immer wütend auf andere und habe doch im Grunde selbst etwas unterlassen oder falsch gemacht. Und seitdem mir das klargeworden ist, kann ich mich wirklich besser entscheiden. Jetzt fällt es mir auch nicht mehr so schwer zu sagen, das will ich wirklich. Ich frage mich jetzt bei einer Entscheidung immer: Will ich das nun oder will ich das nicht? Und wäge das genau ab, und dann kann ich das entscheiden. Nur bei spontanen Entscheidungen, da passiert es mir noch mal, daß ich den alten Weg einschlage. Aber das wird dann gleich auch bewußt.

*Karla:* Also, zum Beispiel hast du gesagt, du stehst zu deinen Gefühlen.

Aber ... natürlich kann man das, man kann auch sagen: ich übernehme die Verantwortung dafür, und trotzdem ist die Sache verkehrt ...
*Angela:* Das soll ja nicht heißen, daß ich jetzt nur egoistisch vorgehe oder wie ein Elefant im Porzellanladen: Jetzt fühle ich das, jetzt will ich das, jetzt tue ich auch das. Natürlich bin ich auch konzessionsbereit, aber dann entscheide ich mich auch bewußt für das.
*Therapeut:* (zu Karin) ... aber bring doch mal bitte ein Beispiel für das, was du meinst, dann können wir deine Schwierigkeit sicher besser verstehen.
*Karla:* Sagen wir mal, mit dieser Sache, daß ich mal tatsächlich einen anderen Mann eine Zeit mehr mag oder bevorzuge, ja? Ich bleibe aber trotzdem dann trotz meiner Gefühle, die ich ja gerne verantwortlich übernehmen und tragen will, trotzdem bei dem anderen, dem Ehemann, weil ich weiß, es ist in sämtlichen Augen falsch.
*Angela:* Ja, wenn sich das nicht vereinbaren läßt, dann mußt du überlegen, was zu tun bleibt.
*Karla:* Aber dann stehe ich schön da. Entweder ich stehe zu meinen Gefühlen, dann ist die Sache für die Gesellschaft verkehrt ...
*Tina:* Das ist aber sehr vordergründig!
*Anna:* Nein, du kannst dich ja dann für deinen Ehemann entscheiden oder für sonst was, dann kannst du aber niemandem anderen böse sein, daß du dich so entschieden hast. Das ist dann deine Entscheidung gewesen.
*Angela:* Du fühlst dich dann nicht unzufrieden und dazu gezwungen. Du hast dich dann selber frei dazu entschieden!
*Karin:* Ja natürlich, aber ...
*Marion:* So ist dir das natürlich unerträglich, so wie du das handhabst jetzt.
*Karla:* Na, ich sage mir eben, es steht manchmal dem daß man – insbesondere eben auf diesem Gebiet von Sexualität und Gefühlen, meines Erachtens, Verantwortung übernimmt, vielleicht nicht so sehr in anderen Bereichen, da halte ich die Sache vielleicht für etwas anders gelagert ... aber gerade in der Sexualität ...
*Therapeutin:* Karin, versuche doch einfach mal in deinen Überlegungen ganz konkret zu bleiben, sag uns, wie es in deiner Situation aussieht, dann können dir die anderen noch am deutlichsten sagen, wie sie die Situation handhaben würden.
*Karla:* Ja gut, dann nehmen wir eben das Beispiel mit dem anderen Mann. Ich fühle mich zu dem wesentlich mehr hingezogen, ich möchte auch gerne meine Gefühle zu ihm äußern. Ich sehe auch, das geht so von dem anderen genauso aus. Und trotzdem übernehme ich nicht ... aus irgendwelchen anderen Gründen ...
*Therapeut:* Du meinst, du gehst nicht auf deine Gefühle ein, du läßt sie nicht zu!
*Karla:* Ja, ich gehe nicht auf sie ein, ich verleugne sie ja praktisch ... und dann schiebe ich diese Verantwortung ...

*Angela:* Du mußt dich eben bewußt entscheiden, und nicht die Verantwortung abschieben. Wenn du dich dafür entscheidest, deinen Gefühlen nicht nachzugehen, dann kannst du aber auch andere nicht dafür verantwortlich machen. Dann hast eben *du* dich dafür entschieden.
*Karla:* Mmhh!
*Angela:* Wenn du dich nicht selber entschiedest, würdest du dich eingeengt fühlen, dir sagen, die Umstände haben dich dazu gezwungen ... alles Mist!
*Karla:* Ja, das tue ich eben nicht, ich lehne einfach die Verantwortlichkeit für mich selbst ab.
*Therapeut:* Und was dabei rauskommt ist Ärger, Frustration, Langeweile oder irgendso was Ähnliches.
*Edith:* Mir geht das jetzt auch so, ich bin aber meinen Gefühlen gegenüber mißtrauisch und hin- und hergerissen. Aber ich glaube jetzt, daß meine Entscheidung, abzuwarten, richtig war. Gerade durch diesen Kursus entdecke ich ... ich habe mich mal so richtig auf meinen Mann konzentriert ... und da entdecke ich neue Seiten, und ich glaube, das wäre ganz schrecklich gewesen, wenn ich ihn verloren hätte, wenn ich auf ihn hätte verzichten müssen. Wenn ich ihn verletzt hätte. Und ich bin sehr zuversichtlich, daß ich dieses Kapitel meines Lebens ganz prima abschließen werde.
(Lachen in der Gruppe)
Also das war schon ein ziemlicher Kampf, und ich bin euch allen dankbar, daß ihr mir da zugehört habt und mir geholfen habt. Also ich mag den anderen Mann genauso gerne und er mich auch, aber ich kann jetzt auch darauf verzichten. Ich schaffe das jetzt. In aller Freiheit zu verzichten. Ich habe gemerkt, daß, wenn ich da meinem Gefühl nachgehe, das soviel Unruhe bringt.
*Therapeut:* So hast du dich jetzt bewußt und selbstverantwortlich entschieden?! Dann wirst du wohl zehn Jahre später nicht mit Reue über irgendeine verpaßte Chance festhängen.
*Edith:* Ja, ich fühle mich jetzt, da ich entschieden habe, freier. Ich schaffe das jetzt.
*Gabriele:* Also die Sache mit der Karin neulich hat mir das mit der Selbstverantwortung auch ganz deutlich gemacht. Da wurde mir das auch irrsinnig deutlich. (an die Therapeuten gewandt:) Wenn ihr nur darüber geredet hättet, dann wäre das nicht so bei mir durchgedrungen.
*Therapeut:* Was du und was ihr jetzt so sagt, ist mir sehr wichtig, es freut mich. Denn uns kommt es in dieser Therapie wirklich darauf an, nicht nur einen sexuellen Defekt zu reparieren, wie so ein Klempner ... aber in diesem Zusammenhang möchte ich euch doch mal bitten, hier auch mal zu euren Veränderungen im sexuellen Bereich Stellung zu nehmen. Diese Gruppentherapie ist ja schließlich als Therapie von Orgasmusstörungen etikettiert. Was habt ihr denn auf diesem Sektor erreicht? Könnt ihr mal Bilanz ziehen?
*Edith:* Ich habe vorher überhaupt noch nie einen Orgasmus erlebt. Ich weiß jetzt, daß ich das durch Selbststimulierung erreichen kann. Ich habe

noch Schwierigkeiten, das so mit meinem Mann zu erleben. Aber dieser ganze Bereich ist jetzt so intensiviert, für mich und meinen Mann, der auch sehr glücklich darüber ist, so daß wir jetzt insgesamt und gerade im Sexuellen viel bewußter leben und erleben können. (ringt mit den Worten) ... das ist was Großartiges ... (längere Pause)

*Anke:* Ich will mich da gleich anschließen. Auch wir leben jetzt bewußter und intensiver, und wir haben festgestellt, daß wir jetzt viel freier sind und daß unsere Bindung aneinander noch enger geworden ist. Wir haben uns vorher eigentlich gar nicht mal eingeengt gefühlt. Aber irgendwie hat sich der sexuelle Bereich jetzt so erweitert, daß wir uns also noch viel freier vorkommen. Was wir also *sehr* genießen!

*Therapeut:* (zu Antje) Wie steht es denn jetzt mit deinen Möglichkeiten, in der partnerschaftlichen Sexualität einen Orgasmus zu erleben?

*Anke:* Also wir versuchen das jetzt öfters, auch mit dem Vibrator. Und das geht nicht immer, aber schon ab und zu. Und da geht das mit dem Vibrator ganz gut. Und sonst hat mich auch schon mein Mann manuell stimuliert, und das geht auch.

*Therapeut:* (zu Antje) Das war vorher ja nicht so.

*Anke:* Nein, überhaupt nicht. Früher habe ich auch schon mal masturbiert, aber immer mit sehr schlechtem Gewissen, und deshalb konnte ich das auch überhaupt nicht genießen. Ich wußte gar nicht, was damit passiert. Und jetzt, wo das hier durch die Therapie bewußtgemacht worden ist, da merke ich überhaupt erst, was das ist. Ich merke, ich habe kein schlechtes Gewissen mehr, das gehört jetzt einfach mit dazu.

*Klara:* Ich glaube, ich mache zur Zeit die negativste Entwicklung durch. Wie gesagt, mein Problem war ja etwas anders gelagert, und meine Ansprüche ...

*Therapeut:* Karin, ich möchte dich mal fragen, wieso dein Problem anders gelagert war?

*Klara:* Ja, weil ich mir sage, ich war fähig, einen Orgasmus zu erleben, aber nicht mit meinem Partner.

*Therapeut:* Du, ich habe vor dieser Besprechung noch einmal die ganzen Fragebögen überflogen, und da habe ich bei dir gesehen ... ich weiß jetzt nicht genau, ob du damit einverstanden bist, daß wir mal darüber reden ...

*Karla:* (lacht) ... ja, darf ich das mal kurz erklären. Also die Sache war so, als ich die Fragebögen ausfüllte, vor allem den ersten, da hatte ich das noch nie gemacht, noch nie einen Orgasmus erlebt, und ... (lacht bedeutungsvoll ... die Gruppe begreift und alle lachen herzlich) ... ich bin dadurch also sehr neugierig geworden ... (weiteres Lachen in der Gruppe)

*Therapeutin:* ... Gott sei Dank ...

*Klara:* ... und da habe ich angefangen, ein paar Sachen, die darin angesprochen wurden, zu machen. Also auch ohne eure direkte Anleitung, und das hat dann auch ziemlich sofort gut funktioniert, daß ich also durch Selbststimulierung zum Orgasmus kam. Und ich konnte aber im weiteren viele Fragen, die sonst noch so im Fragebogen standen, nur mit „Nein" beantworten.

*Therapeutin:* ... was die partnerschaftliche Sexualität angeht? ...

*Karla:* Und dann ging ich in die Therapie, um mich noch zu vergewissern, ob alles, was ich da so Neues erlebte, auch tatsächlich so war, weil ich da auch noch sehr vorsichtig war. Und ehe ich ein Kreuz hinter eine Sache mache, dann möchte ich erst felsenfest davon überzeugt sein. Und ich bin tatsächlich auch sehr weit gekommen, aber das war nun eigentlich am Anfang der Therapie schon so, allein schon durch die Fragebögen bewirkt, die wir vorher bekommen hatten. Und das war nachher meine Wunschvorstellung gewesen, daß ich das neue Erleben auch in die Partnerschaft einbringen konnte.

*Therapeut:* Und nun bist du enttäuscht. Und da möchte ich dich zuerst noch mal fragen: Du hast also dein ganzes bisheriges Leben noch keinen Orgasmus erlebt, und nun auf einmal gelingt dir das. Wird das einfach so von dir registriert und geht ansonsten spurlos an dir vorbei??

*Karla:* Natürlich nicht! (etwas sarkastisch)

Ich fürchte, mein ganzes Ego ist dadurch noch mehr gestärkt worden. Und (wieder ernst) ich bin in mir sehr zufrieden, in mir! Nur mit meinen sonstigen äußeren Umständen ... aber in mir bin ich sehr zufrieden. Und ich bringe es jetzt doch (seufzt) fertig, immer noch mal zu lachen. Und das hat mir die Therapie hier sehr viel gegeben, und selbst wenn die Partnerbeziehung ganz, ganz schlecht ist, ich meine auch sexuell, so habe ich zur Zeit die Ruhe, meine Arbeit richtig zu machen, meine Kinder richtig zu versorgen, und alles eben so zu erledigen, wie *ich* denke, daß es sein soll. Und ich stehe also den Ansprüchen, die mein Partner an mich stellt, mit einer Frechheit entgegen, schon beinah, die ihn also zum Wahnsinn bringt (lacht dabei). Was mir natürlich wieder neue Konflikte bringt, aber ich ... ich weiß nicht ... ich bin mehr ich selbst. Es ist sicher so, daß ich ihn früher zu seiner diktatorischen Art ermutigt habe, dadurch daß ich zurückgesteckt habe, weil ich mir selbst sehr unsicher war, durch dieses sein Reden: Du sitzt im Glashaus. Wirf nicht auf andere mit Steinen! Das ist so ein geflügeltes Wort in unserer Ehe und dadurch habe ich mich also maßlos zurückgezogen. Ich habe nun immer schon versucht, meine Orgasmusschwierigkeiten auszuräumen, wobei mich mein Mann immer restlos im Stich ließ. Sobald ich es mal wieder gewagt hatte, etwas zu unternehmen, dann ging er einfach nicht mit zur Therapie oder sonst was. Und durch diese Therapie hier habe ich erfahren: Ich bin es nicht, die schuld ist. Und das schafft mir viel mehr Sicherheit und Selbstbewußtsein. Ich bin eigentlich noch unabhängiger geworden, und das ist eben etwas, was in unserer Partnerbeziehung nicht paßt und nie passen wird, daß ich unabhängig bin.

*Therapeut:* Wenn ich das, was du jetzt alles erzählt hast, mit unserer „Therapie-Wunschliste" vergleiche, dann meine ich, hast du unheimlich

viel erreicht. Nur darin haben wir wohl unterschiedliche Wahrnehmungen ...
*Angela:* Ja, weil du ja vorhin von einer negativen Phase gesprochen hast!
*Karla:* (nachdenklich) hmmh!
*Edith:* Weißt du, ich fühle mich jetzt in dieser Abhängigkeit und Nähe zu meinem Mann eigentlich ganz wohl, ich finde das gar nicht so schlimm.
*Karla:* Doch! Das finde ich schlimm! Ich bin keine Funktion meines Mannes! Da ist ein X und da ist ein Y. Und das heißt nicht XY, sondern X und Y.
*Erika:* Tscha, ich will mich auch nicht selber aufgeben, das wiederum auch nicht. Aber ich putze ihm ruhig die Schuhe, ich winke ihm nach und ich stehe an der Tür, wenn er kommt.
*Karla:* Das sind Kleinigkeiten, die ich eventuell auch tun würde, wenn das vom anderen auch richtig gewürdigt würde. Das ist für mich nicht irgendwas Abwertendes oder so. Aber es gibt eine andere Art, etwas zu fordern, die mich unbedingt abwertet, ja? Wenn zum Beispiel jemand sagt: Halt den Mund! Und dann habe ich den Mund zu halten. Und jetzt habe ich die Frechheit zu sagen: Ich rede, wenn es mir paßt. Und das ist eine andere Sache. Ja? Ob ich die Schuhe für jemanden putze, oder ob ich mich diktatorisch durch irgend jemanden zu etwas zwingen oder bringen lasse.
*Anke:* Du sagtest aber: „Frechheit". Meinst du das denn auch, daß das eine Frechheit ist?
*Karla:* Nein, das ist es nur für ihn. Und ich bin jetzt tatsächlich noch sicherer, und die Ablösung geht jetzt ziemlich schnell. Nur die Sache mit dem fehlenden Orgasmus, das war die letzte Sache, die ich noch auszuräumen hatte. Und ich wäre echt sauer gewesen, wenn (zu den Therapeuten gewandt) mir damals zur Therapie abgeschrieben worden wäre (lacht). Also ich war sehr froh, daß ich da reinkam in die Therapie. Nur, wie gesagt, für meine Ehe beschert sie mir unwahrscheinliche Konflikte.
*Marion:* Diese Wandlung bei dir ist mir wirklich sehr aufgefallen. Damals bei der ersten Vorbesprechung, da warst du ganz anders. Ja, da bist du mir aufgefallen, du und die Edith. Und wie du dann gesagt hast: Ich möchte nicht, daß mein Mann mitmacht, und ich muß jetzt gehen, damit er nicht auf mich wartet! Und dann bis du so da weggehuscht. Und sonst auch, wie du da immer gesessen hast und machtest so einen sicheren Eindruck, und ich dachte: Mensch, das ist die doch gar nicht!
*Therapeutin:* (zu Manuela) Und welche Karin ist dir nun lieber?
*Marion:* Diese hier! (allgemeines fröhliches Lachen)
*Therapeut:* Also Karin, mir bist du auch im Laufe der Zeit unheimlich sympathisch geworden (Zustimmendes Gemurmel in der Gruppe), und ich finde auch, du hast dich sehr verändert.
*Tina:* ... immer menschlicher!
*Karla:* Also das hebt mich nun wirklich ungemein, diese Menschwerdung.

(Lachen in der Gruppe) Ein neuer Schöpfungsprozeß. Im Grunde genommen bin ich natürlich immer Mensch gewesen, und was ich hier erlebt habe in der Therapie, wird ja auch nicht mehr zu vergessen sein. Nur, im Moment ist es wirklich unheimlich schwer. Ein Konflikt löst den anderen ab. Und im Moment ist mein Mann auch regelrecht darauf versessen, mich zu knebeln.

*Tina:* Dem schwimmen jetzt die Felle davon.

*Anke:* Das weiß ich auch von meinem Mann, für die Männer bricht ja auch eine ganze Welt zusammen, sie wußten es ja nicht anders. Wenn für die Frau alles neu wird, für den Mann ist erst recht alles neu. Ich finde, der müßte auch irgendwelche Hilfe kriegen. Bei uns war das kein so großes Problem. Aber wenn man sich nicht so gut versteht, die Entwicklung des Mannes hält mit der Entwicklung der Frau nicht Schritt, und dadurch kommen diese Probleme.

*Karla:* Das sage ich mir ja auch. Aber die Sache, daß er mich von sich abhängig zu halten versucht, das ist ja nicht jetzt erst gekommen, das ist ja zwischen uns eine alte Sache. Gerade durch die Therapie bin ich jetzt unheimlich empfindlich geworden für alles, was mit Zuneigung, Zärtlichkeit usw. zu tun hat. Und das vermisse ich einfach bei ihm zu sehr. Bei anderen Menschen, auch Männern, finde ich da sehr wohl Anklang, aber das ist natürlich wieder für ihn ein Ärgernis. Und auf der einen Seite sagt er, ich sei die größte „Emma" aller Zeiten, aber dann stört es ihn auch wiederum, wenn andere Männer mich beachten. Er reagiert nur noch mit ... na ja, mit Lava. So richtig verbrannte Erde.

*Erika:* Und wenn du nun versuchen würdest, ihn mit dem Sexuellen wieder einzufangen.

(Protestgebrüll fast aus der ganzen Gruppe, Gina geht fast regelrecht an die Decke, klingt in allgemeinem Gelächter aus)

*Therapeut:* Ich möchte mal vorschlagen, daß wir deine Sache, Karin, mal bei dem Stand jetzt belassen und nicht versuchen, eine Nesquick-Lösung zu finden. Wir haben schon zu Beginn der Therapie darauf verwiesen, daß es uns darauf ankommt, insgesamt bewußter und deutlicher zu erleben, im Sexuellen als auch in der Partnerschaftsbeziehung als auch rundum, und daß dieses auch dazu führen kann, daß eben auch Konflikte und Disharmonie deutlicher zutage kommen können. Was habt ihr anderen im Verlauf der Therapie erlebt und erreicht?

*Tina:* Also, ich habe durch die Therapie auch gelernt, meinen Körper deutlicher wahrzunehmen, und das habe ich auch meinem Partner weitervermitteln können. Ich habe gerade da unwahrscheinlich viele Hemmungen abgebaut, und ich glaube auch, meinem Partner damit weitergeholfen zu haben, der genauso viele Hemmungen und Verklemmungen hatte in diesem Bereich wie ich. Die Therapie hat uns beiden unheimlich gutgetan. Und was die Selbstverantwortung angeht, bin ich jetzt auf einem unheimlich guten Weg. Und vor allen Dingen merke ich in der Partnerschaft, was mich wirklich sehr fasziniert in letzter Zeit, daß ich in einer ungeheuren Abhängigkeit war, und das ist mir erneut jetzt bewußt geworden. Und das natürlich auch im Sexuellen. Ich fühlte mich, dadurch daß ich nicht orgasmusfähig war, unfähig und minderwertig, ja ich war wirklich minderwertig, auch in der Partnerschaft, und dadurch, daß ich jetzt weiß, daß ich das nicht bin, habe ich eine ganz andere Stellung eingenommen, für mich, und auch in den Augen meines Partners. Und was die Abhängigkeit anbetrifft, so ist das jetzt wirklich ein ganz toller Vorgang, der sich jetzt abspielt. Ich merke jetzt auch, daß ich da ja auch schuld war, *ich* habe mich ja in diese Abhängigkeit gebracht. Mein Mann wollte das gar nicht. Und wenn jetzt wieder solche kleinen Reibereien auf uns zukommen, dann kriege ich die ganz schnell in den Griff, indem ich mir das ganz schnell bewußtmache, und mich dann unheimlich frei und locker fühle. Und das ist eigentlich der allerschönste Erfolg dieser Therapie. Ich habe vorher nie richtig schlafen können. Und ich schlafe jetzt wie ein Engel. (Überraschung und Lachen in der Gruppe)

Ja, mir hat das wirklich enorm viel gebracht.

*Therapeut:* Vielleicht sollten wir in Zukunft unsere Therapie als Schlaftherapie anbieten, anstatt als Beischlaf-Therapie.

(Lachen in der Gruppe)

*Tina:* Also ich kann wirklich sagen, die Therapie hat so richtig einen Knoten gelöst. Der Knoten saß hier 1½ Jahre, und ich beobachte mich jetzt, wenn ich abends ins Bett gehe, der Knoten ist einfach nicht mehr da. Und ich warte immer darauf, daß ich nicht einschlafen kann, so wie früher, früher habe ich auch regelmäßig meine Flasche Wein getrunken, um zu schlafen, und das tue ich nun auch seit ungefähr acht Tagen nicht mehr, ich brauche das nicht mehr.

*Edith:* Seid ihr denn nun auch so weit, daß ihr es auch schon zu zweit schafft, miteinander zu schlafen und einen Orgasmus zu erleben.

*Tina:* Ja, wir haben wirklich eine Menge Hemmungen abgebaut. Wir nehmen auch den Vibrator mit. Wir gehen also zu dritt zu Bett. (Lachen) Und dann klappt das wirklich gut. Wir haben uns da prima arrangiert. Auf jeden Fall ist das ein Lernprozeß, und wir haben viel miteinander geredet. Auch das Miteinander-Zanken kann verlernt werden, haben wir uns gesagt, alles kann gelernt werden. So haben wir auch unsere sexuellen Schwierigkeiten auf das Zanken geschoben, aber das war nicht richtig. Ich fühle mich sogar im Moment meinem Mann überlegen, der hat bestimmt an meiner schnellen Entwicklung zu knacken.

*Therapeut:* Wie hat er denn auf deine neue Frisur und Kleidung reagiert.

*Tina:* Gefiel ihm sehr gut. Er macht ja auch gut mit. Er hat sogar auch gesagt: Den Schwarzwald-Look sollte ich jetzt erst mal in den Schrank hängen.

(Lachen in der Gruppe)

*Marion:* Stimmt, du trugst doch anfangs immer so was Dirndlartiges.

*Edith:* Ich möchte mal auf was anderes zu sprechen kommen. Ich merke schon, daß es Männer gibt, die sexuell viel erregender sind als mein Mann. Aber denen fühle ich mich nicht gewachsen. Und zu Anfang der Ehe war das auch so, daß ich einfach froh war, Nestwärme zu finden. Das könnt ihr vielleicht nicht so verstehen, weil ich hatte es in meiner Kindheit ziemlich schwer. (Protest aus der Gruppe: Wir hatten es auch schwer. Gina führt an, daß sie Waise war usw.) Für mich war es damals das allerwichtigste, daß mich jemand mal so richtig liebhatte. Und da war ich sehr dankbar dafür.

*Tina:* Aber du bist doch kein Hund, der dankbar ist, wenn man ihm Liebe gibt, du bist doch ein Mensch! Das ist ja sehr schön, aber du mußt doch nicht dafür dankbar sein.

*Edith:* Also, mit meinem Mann, das ist schon eine Partnerschaft, aber keine, die auf starken Gefühlen aufgebaut ist, und das ist mir auch irgendwie im Lauf dieser Therapie klargeworden.

*Therapeut:* Eine alte Geschichte. Für viele stellt sich bei der Wahl des Lebenspartners die Wahl zwischen Abenteuer und Sicherheit, und dann ziehen sie die Sicherheit vor.

*Tina:* Das ist ja gerade der Grund, weshalb ich mich so in diese Abhängigkeit gebracht habe, ich hatte immer diese Verlustangst, und die habe ich heute nicht mehr, oder, daß ich die nicht mehr habe, ist vielleicht etwas übertrieben, aber irgendwie – seit der Therapie hier – stehe ich anders dazu, ich bin irgendwie auch optimistischer geworden. Daß es mehr zu gewinnen gibt als zu verlieren. Das ging auch mit der Sache mit der Selbstverantwortung hier einher. Und dann hungerst du nicht ständig nach Liebe, dann kriegst du die schon wie selbstverständlich, das ist jedenfalls meine Erfahrung jetzt. Wenn man um Liebe ringt, ich habe das Gefühl, daß das den anderen schon abstößt.

*Karla:* Ja, das ist so, als wenn man immer sagt: Ach bring mir doch mal Blumen mit! (Lachen in der Gruppe) Dann kriegst du nämlich nie welche.

(Schweigen)

*Anna:* Also ich mache dann mal weiter. Ich habe nicht so überragende Erfolgserlebnisse. Ehe ich die Gruppe hier anfing, habe ich mit meinem Partner überhaupt keinen sexuellen Kontakt mehr gehabt. Höchstens mal alle Jubeljahre, wenn mein Gewissen mal wieder zu schlecht wurde, dann habe ich es mal wieder erduldet. Und das hat sich also sehr gebessert. Das macht mir jetzt wieder sehr viel Spaß. Ich bin also jetzt schon mehrmals kurz vor dem Orgasmus gewesen, und dann schaltet mein Kopf ein und sagt: Aha! Da warte ich also noch zu sehr darauf, aber das ist wahrscheinlich jetzt kein großes Problem mehr. Ich merke auch in anderer Hinsicht, daß ich mich besser wahrnehmen kann und daß ich also auch meine Bedürfnisse besser äußern kann. Gestern z. B. war ich so wütend auf meinen Mann. Und das habe ich ihm auch ganz deutlich sagen können. Und ich war auch ganz perplex, daß ich das auf einmal so klar und deutlich sagen konnte, und da blieb ihm erst mal die Spucke weg. Und dann habe ich während dieser Therapie einen sehr schwierigen Zeitpunkt überwinden müssen. Das war direkt schon nach den ersten zwei Sitzungen, da erzählte mir mein Mann, daß er zu einer anderen Frau sexuelle Beziehungen gehabt hätte. Und das fand ich also zunächst ganz fürchterlich. Aber inzwischen haben wir das also in aller Ruhe besprechen können, und inzwischen glaube ich, hätte ich auch nicht mehr so viel Angst davor, ich glaube, daß ich das jetzt auch ganz gut ertragen kann. Weil ich das ja letzten Endes auch ganz gerne für mich beanspruchen möchte, und weil ich mir jetzt auch sagen kann, das nimmt mir ja gar nicht so viel weg. Und das sind auch Einstellungsveränderungen, die wohl mit alledem gekommen sind, was ich hier so mit euch in der Therapie erlebt habe. (Annas Erzählung löst Tumulte von Überraschung, Zustimmung und ungläubigem Nachfragen aus. Überwiegend kristallisiert sich jedoch in der Gruppe eine Meinung von zustimmender Anerkennung über soviel Fortschrittlichkeit heraus.)

Also, ich bin jetzt der Auffassung, daß ich nicht so abhängig von meinem Mann bin, daß ich am Boden zerstört sein muß.

*Therapeutin:* Das halte ich schon für einen sehr wichtigen Schritt, den du da gemacht hast, daß du dich nicht mehr so einengst mit deiner Angst.

*Anke:* Was mich jetzt auch interessieren würde, die anderen, die heute noch nichts gesagt haben. Wir haben alle irgend etwas gesagt wie, wir leben bewußter, intensiver, sind selbstbewußter geworden, erleben mehr Spaß in der Sexualität. Wie ist denn das bei euch?

*Christel:* Mit der Anregung zur Selbstverantwortung sind bei mir wirklich offene Türen eingerannt worden. In Ansätzen waren wohl solche Überlegungen auch bei mir schon vorher dagewesen. Auch so an Selbstbewußtsein, ganz allgemein genommen, hat es mir eigentlich nicht gefehlt.

*Karla:* Na, das finde ich aber ganz schön merkwürdig, was du da jetzt erzählst, das steht in meinem Erleben ganz schön im Widerspruch dazu, wie du hier in der Gruppe warst, vor allem mit deinen ganzen sexuellen Ängsten, auch daß du insgesamt reichlich zurückhaltend warst, da hatte ich eigentlich nicht das Gefühl, daß du dich voll akzeptierst.

*Christel:* Na ja, ich bin eben hierher gekommen, um an meinen sexuellen Schwierigkeiten zu arbeiten, und das habe ich auch getan. Und ich glaube, ich habe wirklich hart gearbeitet. Und ich glaube, wenn ich das Selbstbewußtsein nicht gehabt hätte, dann hätte ich diese Gruppentherapie wahrscheinlich nicht bis heute durchgestanden. Was ich hier erreicht habe, ist, daß ich im sexuellen Bereich freier geworden bin und auch in der Sexualität mit meinem Mann. Ich bringe es zwar nicht fertig, mich selbst zu stimulieren. Aber ich kann sagen, daß ich andere Mittel und Wege und Anregungen hier gefunden habe, um auf Umwegen das zu erreichen, so z. B. daß ich das Glied meines Mannes nehme und mich an der Klitoris stimuliere, daß ich jetzt auch mich frei genug fühle, daß ich meinem Mann sagen kann, an welchen Stellen er mich streicheln und stimulieren soll. Und im großen und ganzen macht mir die Sexualität jetzt mehr Spaß...

*Therapeut:* ... was ich jetzt aber kaum aus deiner Stimme raushören kann, so wie du erzählst ...

*Christel:* Ja, wenn ich sage „mehr Spaß", so meine ich, daß ich das alles nicht mehr so ablehne wie früher. Daß ich nicht mehr diese wahnsinnige Angst davor habe wie früher. Früher war ich froh, wenn die Sache möglichst schnell über die Bühne ging, und heute bin ich viel mehr bereit, das alles auszudehnen, das Vorspiel macht mir viel mehr Spaß z. B. auch, als ihr (zu den Therapeuten) letztes Mal diese Stellung vormachtet, daß ich neugierig war, das mal auszuprobieren. Das hätte ich früher sicher nicht gemacht.

*Therapeutin:* Das ist ja wirklich eine ganze Masse. Kannst du dich denn über solche Fortschritte freuen?

*Christel:* Ja doch, schon. Ich hatte ja auch nie die Hoffnung ganz aufgegeben, daß ich mal zum Orgasmus komme, und da bin ich jetzt viel ruhiger und ausgeglichener. Ich fühle mich jetzt nicht mehr so hektisch und getrieben. Und da ist mir hier in der Gruppe die Anke ein Vorbild geworden. Die strahlt so richtig von innen her, so zufrieden möchte ich auch sein. Und das wird bei ihr jedesmal intensiver. (Lachen in der Gruppe) Und alles das, was ich bisher geschafft habe, gibt mir die Hoffnung, daß ich auch noch viel mehr erreichen kann. Und in der Hinsicht kann ich sagen, daß mir die Therapie unheimlich viel gegeben hat. Früher ging der Geschlechtsverkehr höchstens ein paar Minuten. Und ich kann schon sagen, daß, wo es sich jetzt mehr in die Länge zieht, daß ich das schon genieße, daß ich voll dabei bin.

(Pause)

*Gabriele:* Daß ich mir meiner Selbstverantwortung bewußt geworden bin, das war wohl das Wichtigste, was ich aus dieser Gruppe mitgenommen habe, daß ich erkannt habe, wie wichtig die ist. Daß mir im nachhinein unheimlich viele Fälle deutlich geworden sind, wo ich verkehrt gehandelt habe.

*Therapeut:* Gabriele, mir fällt auf, daß du eigentlich die ganze Zeit bisher geschwiegen hast und daß du jetzt so richtig mit Hauruck loslegst. Wie ist es dir denn hier vorher ergangen, wie sieht es jetzt in dir aus?

*Gabriele:* Ja, als ich kam, war ich eigentlich ganz guter Dinge, und als ich jetzt die vielen positiven Berichte der einzelnen hörte, da wurde ich immer kleiner ... bei mir hat sich im Verlauf der Therapie nicht viel verändert, ich bin nicht sehr viel weitergekommen. Was ich erreicht habe, daß ich freier und offener mit anderen umgehen kann, daß ich viele Komplexe habe abbauen können. Und daß ich jetzt im Sexuellen Dinge, die ich vorher als ziemlich pervers empfunden habe, jetzt als normal betrachten kann.

*Therapeut:* Woran, glaubst du, hat es denn gelegen, daß sich so „wenig" für dich hier in der Therapie getan hat?

*Gabriele:* Ich glaube, ich habe wohl nicht richtig mitgemacht, vor allem bei den Hausaufgaben. Ich habe immer gleich wieder aufgegeben oder die Aufgaben und Übungen gar nicht erst gemacht. Also, statt zu lernen, habe ich wohl immer nur auf ein Wunder gewartet. So ging mir das auch mit dem

Vibrator. Als das nicht gleich geklappt hat, habe ich es auch sofort wieder aufgegeben ... was mir auch aufgefallen ist, ist, daß ich Männer mir immer als überlegen vorgestellt habe, vor allem im Sexuellen, als Sex-Protze. Und da habe ich nun feststellen müssen, daß das gar nicht stimmt.

*Therapeut:* Du sagst „müssen", bist du nun erleichtert oder enttäuscht?

*Gabriele:* (stutzt) ... na, im Grunde bin ich wohl erleichtert, aber wohl auch etwas enttäuscht. Da habe ich eben doch sehr viel vom Mann erwartet. Aber ich denke, jetzt wird es mir wohl leichter fallen, auch selber mal die Initiative zu ergreifen. Was ich auch im Verlauf der Therapie festgestellt habe, ist, daß ich jetzt anfange, meine Behauptung in Frage zu stellen, daß ich im Sexuellen überhaupt nichts brauche. Das haben mir die Gespräche hier in den letzten paar Stunden gezeigt, daß ich doch sexuelle Lust gespürt habe. Aber insgesamt muß ich wohl sagen, daß die Therapie für mich jetzt erst anfängt.

*Therapeutin:* Na ja, Hauptsache, du bist überhaupt noch rechtzeitig auf den Zug aufgesprungen.

(Lachen in der Gruppe)

*Therapeut:* Ja, nun sind wir schon ganz schön rumgekommen in dieser Runde. Ich sehe, wie du abwechselnd blaß und rot wirst, Elke. Du siehst wohl schon die Reihe an dich gekommen?

*Elke:* Ich weiß kaum, wo ich anfangen soll. Auf alle Fälle habe ich wohl für meinen Körper hier aus der Therapie am meisten gewonnen. Für mich traf das ganz bestimmt zu, wie das in einer der Anfangsstunden über sexuell gestörte Frauen von euch gesagt wurde: steif wie ein Brett. Ich habe einfach keinerlei sexuelle Erregung zugelassen, und das ist klar, daß da auch nichts passiert. Sexuelle Erregung auszudrücken wäre mir schon ganz schrecklich gewesen, so habe ich sie erst gar nicht hochkommen lassen. Ich habe dann immer gedacht: So! Heute abend mußt du wieder! Dann war meine Lust auch schon wie weggeblasen, das heißt meist hatte ich schon erst gar keine Lust. Und heute ist es also so, daß ich mich mit Leichtigkeit sexuell anregen kann, wenn ich mir erotische und pornographische Literatur vornehme. Das hat zwar auf die partnerschaftliche sexuelle Beziehung noch keinen Einfluß gehabt, weil die Therapie bei meinem Mann erst mal eine Krise ausgelöst hat. Immerhin, was ich eben sagte, ist insofern von Bedeutung und neu für mich, als ich vorher immer dachte, ich könnte nichts tun als abwarten, ob ich etwa mal sexuell stimuliert werde. Ich fühle mich da nicht mehr so hilflos. Ich glaube, was meinen Partner angeht, man sucht sich *den* Partner aus, den man braucht. Mein Mann ist also genau das Gegenteil von mir: Er ist sehr emotional, kann seine Gefühle sehr leicht zeigen und ist auch sehr leicht sexuell erregbar. Aber was ich offensichtlich viel mehr gebraucht habe als alles das, war seine Tabu-Welt. Und ich habe die Tabu-Welt des kleinen Dorfs, in dem ich aufgewachsen bin, meiner Eltern usw. getauscht gegen die Tabu-Welt meines Mannes. Und da brauchte ich auch nie meine Tabus aufzugeben. Aber ich habe jetzt gemerkt, daß ich diese Tabus aufgeben muß. Einfach, um endlich freier zu werden. Und da kann ich nicht erwarten, daß das mein Mann mir vormacht. Das muß ich selbst machen. Aber jetzt kriegt mein Mann Angst, daß, wenn ich diese Tabus aufgebe, ich nur noch rumlaufe und jeden anspringe. (Lachen in der Gruppe) Aber irgendwie ärgert mich das jetzt auch, daß er offensichtlich einem Tabu mehr traut als mir, wenn ich frei bin. Also muß ich es erst mal allein schaffen. Und dann wird sich zeigen, ob er mir auch so vertrauen kann. Mir ist im Verlauf der Therapie so klargeworden, wie kritiklos abhängig ich mich von den Wertvorstellungen der Umwelt gemacht habe: All die Sachen, die man als Frau nicht macht. Im Kopf ist mir das jetzt schon mal alles klar, jetzt hoffe ich nur, daß ich das auch gefühlsmäßig packe. Es wäre für mich leichter, wenn mein Mann nun auch von seinen Tabus und festen Moralvorstellungen runterkäme. Und wenn er wieder mal so was bringt, dann werde ich leider erst mal furchtbar aggressiv.

*Therapeut:* Und jetzt steckt ihr erst mal in dieser Krise?

*Elke:* Ja, mein Mann ist ziemlich aggressiv aus Angst, wahrscheinlich aus der Angst, mich zu verlieren. Obwohl ich ihm neulich sogar entgegengeschrien habe: Also, so hast du mich ja auch nicht, auf dem sexuellen Gebiet, wenn alles so bleibt, wie es ist, wenn ich erst gar nicht gewagt habe, mich hinzugeben. Was verlierst du denn dadurch?? Du kannst doch dadurch nur gewinnen!! Aber das hilft natürlich nichts. Immerhin, was ich vorher gar nicht kannte, daß ich sexuell erregt sein kann, daß mir das durch Mark und Bein geht. Zum Beispiel, wenn ich solche Literatur lese. Jetzt habe ich ziemlich viel Hoffnung. Vor allem habe ich erfahren, daß körperlich alles klappt bei mir (beim Orgasmus-Reflex), und da hatte ich früher ziemliche Angst, daß da etwas bei mir nicht stimmte. Das wollte ich schon immer einen Frauenarzt fragen, ob ich überhaupt eine richtige Frau sei. Ich habe aber eben dieses Gefühl überhaupt nicht zugelassen, daran liegt das. Bei den Selbststimulierungsübungen habe ich aber gemerkt, daß mein Körper reagiert, daß die Klitoris und die Schamlippen anschwellen und daß dann die Muskulatur, der PC-Muskel, zuckt und sich wieder entspannt. Seitdem erlebe ich so deutlich den Widerspruch in mir zwischen Kopf und Körper ... und dann glaube ich, daß bei mir das größte Tabu dagegen bestand, als Frau aktiv zu sein in der Sexualität, daß eine Frau nicht triebstark sein darf. Da hat sich wohl das meiste bei mir verändert durch die Therapie. Da haben mir auch die Atmungs- und Bewegungsübungen in der Therapie viel geholfen. Vorher war ich wirklich steif wie ein Brett, durch die Übungen wurde ich aktiv und mein Körper kam mehr zu seinem Recht.

*Marion:* Ja, dann will ich mal die Reihe beenden. Bei mir sind durch die Therapie einige wichtige Bausteine dazugekommen. Ich kann jetzt besser und freier zugeben, daß mich etwas sexuell anregt. Daß ich meine sexuelle Erregung immer glaubte verbergen zu müssen, das war ja eigentlich mein Problem. Ich kann jetzt vor meinem Partner zugeben, daß ich erregt bin und daß ich das schön finde. Insofern ist da durch die Therapie viel dazugekommen. Was hier in der Therapie die Diskussion um die Selbstverantwortung angeht, so ist mir jetzt klar, wie ich früher immer gegängelt worden bin, daß ich nie etwas richtig und gut genug tun konnte und daß ich mich dann auch später „freiwillig" habe gängeln lassen, auch von meinem Mann. Daher auch immer meine Angstgefühle: „Ich bin ja sowieso niemand." Ich habe mich jetzt entschieden, daß es zu nichts führt, wenn ich mich immer weiter gängeln lasse. Und dazu stehe ich auch. Und dazu hilft es mir auch sehr, daß ich meinen eigenen Wert jetzt viel mehr und stärker selbst erleben kann. Ich habe jetzt mit meinem Mann längere Diskussionen geführt, um die Sache ins reine zu bringen. Wie die Sache ausgeht, das weiß ich noch nicht, aber ... selbst wenn mein Mann da nicht mitzieht, wird mir das jetzt nicht mehr so viel ausmachen. Ich bin da auch nicht mehr so abhängig, wie ich einmal war. Und da ist es wichtig, daß ich hier von euch noch mal so mit der Nase daraufgestoßen worden bin: Mensch, das bist du ja. Das mußt du doch selber regeln!!! Das regelt kein anderer für dich! Und das habe ich hier mitgenommen, und das ist schon ein ganz schöner Fortschritt. Mal ganz abgesehen von den vielen Veränderungen im sexuellen Bereich.

*Edith:* Du versuchst also jetzt in der Partnerschaft mit deinem Mann mehr du selbst zu sein?

*Marion:* Ich muß ich selbst sein, sonst kann ich nicht mehr existieren! Wir müssen das irgendwie vereinbaren, und wenn das nicht geht, dann müssen wir uns eben trennen. Und ich werde mich davon nicht bange machen lassen. Ich kann einfach nicht mehr in die Rolle des kleinen hilflosen Mädchens zurückfallen. Nicht mehr nach dieser Therapie!

*Therapeut:* Das ist ein Wort!

*Elke:* Mir ist noch etwas eingefallen, was für mich hier noch ganz wichtig war. Ich habe immer sehr gut *über* meine Probleme sprechen können. Und was für mich nun unheimlich interessant war: In den ersten zwei, drei Stunden ist das alles ganz fürchterlich auf mich eingeströmt. Obwohl all das, was hier gesagt wurde, auch schon von mir selbst ausgesprochen worden ist. Nur für mich, als das jemand anders sagte, und jemand anders meine Schwächen aussprach, meine Schwierigkeiten auch hatte, war das für mich ganz anders, als wenn ich die Sachen aussprach. Wahrscheinlich flüchte ich mich so richtig darein, daß ich unheimlich flüssig über meine Schwierigkeiten spreche. Das ist mir hier unheimlich klargeworden: Ich kann jedem unheimlich gut meine Schwierigkeiten erzählen. Und mir hat das hier unheimlich viel geholfen, mal zuhören zu müssen. Und das hat mir sehr viel gebracht.

*Therapeuten:* Das war ja eine erfreuliche Runde. Wir müssen für heute leider Schluß machen. Wir wünschen euch alles Gute für die kommenden Monate, und wir sehen euch dann im Februar nächsten Jahres wieder.

*Wörtliches Protokoll der Abschlußbesprechung*
„Follow-up" drei Monate nach Therapie-Ende

Diese Therapiegruppe umfaßte 11 Teilnehmerinnen. Davon nahmen 10 an der Abschlußbesprechung teil, eine war inzwischen ins Ausland verzogen.

*Therapeut:* Schön, daß ihr nach so langer Zeit fast vollständig wieder zusammengekommen seid. Die Kerstin hat bei mir abgesagt. Ich bin sehr gespannt zu hören, was sich bei euch in den drei Monaten getan hat. Vielleicht erzählt ihr einfach mal so drauflos, wie es euch geht usw.
*Monika:* Ich möchte sagen, daß ich auf dem Stand stehengeblieben bin, seit ich den Kurs vor drei Monaten verlassen habe. Da das damals schon viel mehr war, als ich zu Anfang zu hoffen gewagt hatte, kann ich sagen, ich bin im Moment sehr zufrieden. Wenn ich auch in letzter Zeit ... ich habe gerade gestern abend noch mit meinem Mann darüber gesprochen ... es stagniert in letzter Zeit so etwas ... unser Zusammensein und auch meine Erlebnisse ... und das ist wohl auch das, wovor ich anfangs etwas Angst vor hatte: Dieser Höhenflug muß ja auch irgendwann mal aufhören, das ist ja klar, und jetzt sinniere ich, was kann ich noch anders machen. Mich mit mir selber beschäftigen, ich meine die Selbststimulierung tue ich nach wie vor sehr häufig und mit viel Freude, und ich muß sagen, daß ich ein klein wenig Angst davor habe, daß ich mich zu sehr nur mit mir beschäftige ... ich muß mich also immer auch ein wenig dazu zwingen, meinen Mann miteinzubeziehen in das Ganze ... ich komme mit mir selbst sehr gut klar, auch mit dem Vibrator. Ich habe auch, was mir sehr viel Freude macht, sehr oft das Gefühl, ich möchte jetzt eigentlich, daß ich mich also sexuell stimuliert fühle. Aber wenn ich ehrlich bin, eigentlich lieber mit mir selber als mit meinem Mann. Und da habe ich etwas Angst vor, daß ich zu einseitig laufe. Und gerade jetzt die letzten drei Monate sind für mich insofern etwas schlecht gewesen, als die vier Wochen Urlaub nicht so schön waren, wie ich mir das in sexueller Hinsicht gedacht hatte, die äußeren Umstände waren nicht ganz so günstig, wir waren gezwungen, getrennte Schlafzimmer zu haben, weil die Betten einfach zu klein waren. Aus dem Urlaub zurück, kommt jetzt da hinzu, daß mein Mann immer erst nachts um ein, zwei Uhr nach Hause kommt, das hat dienstliche Gründe. Und ich habe ihn neulich darauf angesprochen, weil wir in den letzten zwei Wochen gar nicht mehr dazu gekommen sind, miteinander zu schlafen, ob das wirklich nur aus Gründen der Überarbeitung ist, oder ob da wieder eine Entfremdung sichtbar wird. Da hat er mich Gott sei Dank beruhigt. Und ich kann nur sagen, ich mit mir komme klar, mit ihm klappt es noch nicht so, wie ich mir das wünsche. Die Beziehung zu meinem Mann ist jedenfalls viel besser als zu Beginn der Therapie, aber noch nicht ganz so, wie ich es mir wünschte. (Anmerkung: Eine

Woche nach diesem Treffen schrieb mir Monika, als sie die Fragebögen zurücksandte: „Ich habe sicherlich noch viel zu lernen, aber wie heißt es: Übung macht den Meister. Und ich habe die feste Absicht, eine ‚Meisterin' zu werden. Am vergangenen Wochenende, an dem mein Mann endlich wieder einmal frei hatte, habe ich sicherlich meine ‚Gesellenprüfung' bestanden!!! Ich sehe sehr hoffnungsvoll in die Zukunft. Dafür noch einmal danke!") Etwas Bammel habe ich aber, wenn ich es mit mir alleine mache, daß ich zu weit von meinem Mann wegtreibe. Es ist mit meinem Mann lange nicht so schön, als wenn ich es alleine mache.

*Therapeutin:* Kannst du vielleicht mal näher sagen, was dir bei deinem Mann fehlt!

*Monika:* Vielleicht liegt es auch daran, daß der Vibrator jetzt ein fester Bestandteil unseres Sexuallebens geworden ist. Gott sei Dank! Es ist wirklich eine feine Sache damit. Aber irgendwie habe ich jetzt das Gefühl, wir verlassen uns zu sehr auf ihn. Wenn er jetzt nicht mehr dabei ist, ja dann kommt eigentlich auch gar nicht mehr. Es ist auch ganz klar, daß ich, wenn ich den Vibrator führe, besser weiß, wo es mir guttut als mein Mann. Auch wenn ich seine Hand führe, und er bemüht sich wirklich sehr ... Eine andere Sache, die mir auch noch nicht so sehr gefällt. Das ist noch so ein Sexualleben nebeneinander her. Erst bemüht er sich um mich, bis daß ich meinen Höhepunkt hatte, und dann hätte ich am liebsten überhaupt keine Lust mehr. Das gebe ich also ganz ehrlich zu, dann möchte ich meine Ruhe haben. Aber dann sage ich mir, irgendwie ist das ja nicht ganz richtig. Irgendwie sollte er doch auch etwas davon haben. Und dann machen wir das entweder so, daß ich ihn mit der Hand am Penis so lange reize, bis er kommt, oder aber auch, daß er zu mir kommt. Aber irgendwie, dieses Nebeneinander gefällt mir noch nicht. Wir haben jetzt die tollsten Stellungen versucht, aber ich komme wirklich nur dann zu einem Orgasmus, zu einem tiefen Orgasmus, wenn ich mich verkrampfe und die Beine ganz ausgestreckt halte. Und dann ist natürlich für meinen Mann in mir kein Platz mehr. Das klappt einfach noch nicht. Was wir jetzt versuchen, daß, wenn er in mir ist, wir den Vibrator zusätzlich gebrauchen. Da hat er auch sehr viel von, und ich auch, das ist ideal, das ist dann nicht so nebeneinander her.

*Therapeut:* Ich möchte noch einmal auf die Frage zurückkommen, wie du jetzt nach der Therapie einen Orgasmus erleben kannst. Das war dir ja vor der Therapie noch gar nicht möglich.

*Monika:* So insgesamt gut und ohne Probleme, vor allem durch Selbstbefriedigung.

*Therapeutin:* Und wenn dein Mann dich an der Klitoris stimuliert?

*Monika:* Dann komme ich auch. Nur ich komme dann nicht so intensiv. Irgendwie habe ich es wohl doch noch nicht ganz abgelegt, daß ich mich dann noch nicht so ganz gehenlassen kann.

*Therapeutin:* Es gibt ja wohl auch unterschiedliche Arten, den Orgasmus zu erleben.

*Monika:* Das ist mir schon klar. Aber ich merke es, wenn ich es mir selbst mache und ich weiß, er ist nicht da oder er liegt nicht neben mir, ich lasse mich viel mehr gehen, als wenn er bei mir ist.
*Therapeut:* Wie zufrieden bist du denn zur Zeit mit deiner Partnerschaft, wenn wir mal vom rein Sexuellen absehen?
*Monika:* Die ist sehr gut, zur Zeit mit ein paar Abstrichen, wegen der letzten paar Wochen, wo ich wieder etwas pessimistischer wurde. Es geht nicht so, wie ich es gerne hätte.
*Therapeutin:* Ich erlebe das so, wie du es erzählst, daß du dich doch immer noch ziemlich unter Leistungsdruck stellst, wie perfekt das alles werden muß.
*Monika:* Ja, das ist richtig. Das ist so ... verflixt noch mal, das hat so gut angefangen und es geht nicht ständig weiter so bergauf.
*Margot:* Mal eine andere Frage. Wenn ihr zuerst den Vibrator benutzt und dein Mann stimuliert dich dann weiter mit seinem Penis in deiner Scheide, kannst du so zum Orgasmus kommen?
*Monika:* Das haben wir auch schon versucht, aber es geht eigentlich nur, wenn er mich mit dem Vibrator oder mit der Hand stimuliert. Aber du meinst, nur dadurch, daß er in mir ist.
*Margot:* Ja.
*Monika:* Das bringt mir nichts. Und wenn er mich zuerst mit dem Vibrator stimuliert, setzt dann ab und kommt so in mich rein, dann bin ich sofort von meinem Weg nach oben weg. Sowie die kleinste Unregelmäßigkeit da ist, geht die Reizung weg.
*Therapeut:* (zu Margot) Geht dir das auch so?
*Margot:* Ja, ich habe da auch meine Schwierigkeiten mit.
*Monika:* Ich möchte aber noch etwas zu meinem Mann sagen. Wie wir jetzt miteinander stehen, das ist wirklich sehr gut. Nur bin ich in den letzten paar Wochen etwas mißtrauisch geworden. Mir ist das einfach unheimlich, daß mein Mann, der, wenn es nach ihm ginge, morgens, mittags und abends zu mir hätte kommen können, nun zwei Wochen lang noch nicht mal den Versuch gemacht hat, mit mir zu schlafen. Zwar sage ich mir mit meinem Verstand, wenn der 16 Stunden am Tag arbeitet, dann hat der anschließend keine Lust, ein Sexprotz zu sein. Aber irgendwie ist da so ein Mißtrauen gekommen, obwohl ich wohl gar keinen Grund für habe.
*Therapeut:* Da taucht für mich eine interessante Frage auf. Was passiert eigentlich mit den Männern, wenn wir durch eine solche Gruppentherapie für Frauen deren Sexualität liberalisieren und emanzipieren? Wenn auf einmal auch die Frauen aktiver mitmischen und auch mal die Marschrichtung bestimmen? Geraten jetzt vielleicht die Männer so unter Druck wie vorher die Frauen?
*Monika:* Da habe ich auch meinen Mann mal nach gefragt. Das halte ich aber bei ihm für ausgeschlossen.
*Therapeut:* Aha, um so besser! ...

Der nächste Punkt, der mich so sehr interessiert: Mit dieser Gruppentherapie wollten wir uns nicht nur mit der Orgasmusfähigkeit beschäftigen. Uns wurde eigentlich bald klar, daß viel wichtiger ist, daß wir auch etwas für die Selbstsicherheit und das Selbstbewußtsein der Frau tun können.

*Monika:* Das ist bei mir viel besser geworden. Ich komme mir als Frau viel sicherer vor. Als ich anfing, hatte ich das Gefühl, nach außen ganz passabel zu sein und innen eine taube Nuß zu sein. Ja genau. Das waren damals meine Worte. Und das hat sich völlig verändert und gebessert, weil ich genau weiß, wenn ich will, ich krieg schon das, was ich haben will. Und wenn ich es mir selbst mache. Davor habe ich mich aber früher geschämt, das tue ich jetzt gar nicht mehr. Aber, wie gesagt, manchmal krieg ich fast schon Bammel, daß ich nun zu selbständig werde.

*Therapeut:* Also, ich denke, mir wäre davor nicht Angst. Wie hat sich denn aber Selbstsicherheit und Selbstbewußtsein auf deine Einstellung zu deinem Körper, zu deinen Geschlechtsteilen, zu deiner Sexualität überhaupt ausgewirkt? Ihr entsinnt euch doch noch, daß gerade darauf anfangs die Hausaufgaben besonders abzielten? Den eigenen Körper besser kennenzulernen, ihn mehr schätzenzulernen?

*Monika:* Ich habe solche Übungen, wie die mit dem Spiegel, nicht wieder gemacht. Meine Genitalien sind jetzt ganz einfach da, sie sind ganz natürlich, ich weiß jetzt, wie sie aussehen, ich weiß mittlerweile auch, wie sie funktionieren. Ich habe ein ganz normales Verhältnis zu meinem Körper und meiner Sexualität gewonnen, nicht so, daß es mich übermäßig interessiert, das ist jetzt ganz einfach Teil von mir. Meine Einstellung zu den Genitalien meines Mannes hat sich auch gebessert, obwohl ich sagen muß, daß ich sie immer noch nicht so sehr schön finde. Aber ich ekele mich auf keinen Fall mehr davor.

*Therapeut:* Ja, das war ja eine ganze Menge, was du da erzählt hast. Ich fand, das war eigentlich alles sehr erfreulich ... vielleicht erzählt ihr anderen jetzt einmal weiter, einfach so, wie es euch in den Sinn kommt.

*Gertrud:* Bei mir hat sich das, was ich in der Therapie erreicht habe, gefestigt und gehalten. Ich hatte damals zum Ende der Therapie nur einmal einen Orgasmus erlebt, mit dem Vibrator ... ach ja, und einmal dann auch, als mein Partner dabei war, auch mit dem Vibrator. Und alleine habe ich ihn jetzt öfter, aber auch noch nicht immer, wenn ich will, also mit Selbstbefriedigung zu 75% bekomme ich einen Orgasmus. Und wenn mein Partner dabei ist, dann klappt es noch nicht so oft. Ab und zu geht es und manchmal nicht. Ich habe aber gemerkt, daß es am besten geht, wenn ich den Vibrator benutze und sexuelle Phantasien dazunehme. Was sich wohl bei mir sehr verbessert hat, ist die Art des Orgasmus, daß ich jetzt einen viel intensiveren haben kann. Und vor allem, wenn ich sexuelle Phantasien noch dazunehme. Das ist ganz enorm, da bin ich ganz erstaunt, wie das sein kann.

*Therapeutin:* Hast du oder irgend jemand anders hier schon mal damit

Erfahrung gemacht, wie das ist, wenn ihr euch zusätzlich mit einer freien Hand streichelt und stimuliert, irgendwo anders noch am Körper.

*Monika:* Ich stimuliere mich manchmal zusätzlich dabei auch an meiner Brust.

*Gitte:* Ich habe das auch schon mal probiert, aber ich kann mich dann noch gar nicht richtig konzentrieren, wenn ich verschiedene Dinge gleichzeitig machen will.

*Therapeut:* War das nicht auch so, damals, als du Autofahren lerntest?

(Lachen in der Gruppe)

*Gertrud:* Ja, das fand ich am Anfang auch schwierig. Ich mußte mich erst mal nur ganz intensiv auf die körperlichen Abläufe konzentrieren. Als ich das konnte, habe ich, so wie wir das damals hier immer übten, mich auch auf Atmung und Bewegung konzentriert. Und dann auch noch die *Kegel*-Übungen dazu. Ich mache das auch oft, wenn ich merke, so geht es nicht weiter. Ich mache dann eine Pause und ziehe dann nur den PC-Muskel zusammen. Dann steigert das wieder die Erregung. Das läuft jetzt alles bei mir routiniert, daß ich nicht mehr auf alles im einzelnen achten muß, so daß ich mich jetzt auch gut zusätzlich im Kopf mit Phantasien beschäftigen kann. Aber vielleicht fehlt mir manchmal auch die Konzentration, daß es nicht immer klappt.

*Therapeut:* Es muß ja nicht immer!

*Margot:* Vielleicht versuchst du es dann mal mit neuen Batterien!

(Lachen in der Gruppe)

*Gertrud:* Ja, daß es mit meinem Partner noch nicht so häufig klappt, liegt vielleicht daran, daß ich da immer zu große Erwartungen habe, ob das nun klappt oder nicht.

Vielleicht habe ich immer noch etwas Angst davor, daß es nicht klappt.

*Therapeut:* In dem Zusammenhang möchte ich dich doch auch danach fragen, wieviel du denn wohl von dem, was du hier in der Therapie über dich und deine Sexualität gelernt hast, an deinen Partner hast weitervermitteln können? Habt ihr denn über alles in dem Zusammenhang Wichtige sprechen können?

*Gertrud:* Ja, doch, das habe ich ihm eigentlich alles sagen können. Er hat das auch angenommen. Nicht etwa, daß er das komisch fand oder so. Er hat sich auch sehr dafür interessiert. Und er findet das auch nicht schlimm, daß die alte Art des Geschlechtsverkehrs nicht so gut geht, daß sie nicht so stimulierend ist für mich. Das ist kein Problem mehr. Das ist auch nicht mehr mein Endziel, durch den Koitus alleine zum Orgasmus zu kommen. Das vermisse ich gar nicht mehr. Denn wenn es klappt und ich zum Orgasmus komme, und er kommt dann auch zum Orgasmus, dann sind wir beide eigentlich sehr zufrieden. Dabei kommt er manchmal in mir zum Samenerguß und Orgasmus, manchmal auch anders, ... aber die Sache mit dem Vibrator ist mir noch nicht ganz geheuer. Daß es mit ihm so gut klappt, und daß er jetzt eigentlich nie fehlen darf, immer dabei ist ...

*Monika:* Aber eigentlich sind wir uns doch alle ziemlich einig, daß der Vibrator eine wirkliche Bereicherung ist. Mir ist es so gegangen, und ich habe das ja auch von den meisten von euch auch so gehört, daß wir zum ersten Mal etwas damit empfunden haben, und nun auch regelmäßig in der Lage sind etwas zu empfinden, was wir vorher nicht kannten.

*Margarete:* Aber ich sehe doch noch eine Gefahr darin, daß man den Partner damit ausschließt, nicht mehr so viel Interesse an ihm hat.

*Gertrud:* Nein, das ist bei mir aber ganz und gar nicht so, eher sogar im Gegenteil.

*Gitte:* Auf die Dauer glaube ich das auch nicht. Ich glaube eher, daß ich auf die Dauer gesehen, einfach mehr Sexualität will, aber ich habe auch das Gefühl, daß ich von meinem Partner mehr will. Man muß sich halt aber auch ein wenig Mühe geben, sich was einfallen lassen.

*Therapeutin:* Du meinst, daß du vielleicht aus Faulheit dich sonst nur noch auf den Vibrator verläßt.

*Gitte:* Ja. Ich habe auch bislang den Vibrator nur alleine für mich benutzt, nie wenn wir beide zusammen waren. Dann habe ich mich aber auch schon mal selber zum Orgasmus stimuliert, während er bei mir war und mich auch gestreichelt hat. Das hat auch sehr gut geklappt. Das war wirklich sehr schön. Abgesehen davon, daß ich früher gar nicht zum Orgasmus gekommen wäre, hätte ich mich sowas in Gegenwart meines Partners auch gar nicht getraut.

*Gertrud:* Was meine Selbstsicherheit angeht, so war die Therapie für mich ein Training, mich weiter darin zu üben. Auch dadurch, daß ich in der Gruppe viel gesprochen habe, bin ich selbstsicherer geworden. Da nützt mir auch sehr, daß wir uns ja nach Therapieende auch privat weiterhin in der Gruppe treffen. Da fühle ich mich hinterher immer besser. Das gibt mir immer sehr viel. Das Verhältnis zu meinem Partner ist, auch abgesehen vom Sexuellen, sehr gut. Ich habe meinen Partner ja auch erst zu Beginn der Therapie kennengelernt, dadurch war ich gleich von Anfang an viel aktiver als ich das früher so war. Und das gefällt mir auch viel besser. Wenn ich das jetzt so sage, merke ich, daß ich viel Lust habe, weiter Neues auszuprobieren, andere Stimulierungsmöglichkeiten.

*Therapeut:* Denkst du da an etwas Besonderes?

*Gertrud:* Ja, daß er mich ganz lange mit der Hand an meiner Klitoris stimuliert. Das hatten wir zwar auch früher gemacht, aber das brachte keinen Erfolg.

*Therapeut:* Gut, wer möchte denn als nächste erzählen?

*Margarete:* Ja, ich habe inzwischen auch ein paarmal einen Orgasmus erlebt, wenn ich mit meinem Mann zusammen war. Und zwar habe ich das so versucht, wie du das damals als das Brückenschlag-Manöver bezeichnet hast. Mein Mann oder ich hat mich zunächst mit dem Vibrator so weit stimuliert, daß ich kurz davor war, hat dann aufgehört, und hat mich dann mit dem Penis weiterstimuliert, und zwar in der Scheide. Das war aber auch so eine

Stellung, bei der er mit seinem Penis ziemlich nahe an meiner Klitoris war, so daß diese doch auch mitstimuliert wurde. Aber ich habe auch den Leistungsdruck noch nicht ganz abschütteln können. Da beschäftigt es mich auch, daß wir immer noch so sehr die Stimulierung durch den Vibrator brauchen. Wenn mein Mann das nur mit der Hand macht, dann dauert das so lange, daß ich manchmal zwischendurch die Lust verliere, oder die Konzentration. Manchmal denke ich auch, daß er wieder, so wie früher, beleidigt sein könnte.

*Therapeut:* Du hast also immer noch den Kopf ziemlich voll mit Ablenkungen, versuch's doch mal lieber mit sexuellen Phantasien im Kopf.

*Margot:* Also wenn der Vibrator dabei ist, dann passiert das gar nicht.

*Therapeutin:* Wie ist denn inzwischen die Beziehung zu deinem Mann?

*Margot:* Ach, das ist mal hoch, mal tief, und deshalb kommen auch manchmal im Bett Schwierigkeiten. Der geringste Krach, dann habe ich schon keine Lust mehr. Wir waren neulich in Urlaub, da habe ich gesagt: Hilf doch mal beim Abspülen! Dann sagte er: Ich habe keine Lust! Und prompt hatte ich dann abends keine Lust. Ich weiß, das ist albern. Aber wenn er den ganzen Tag nicht hilft, dann bist du abends müde, das rede ich mir so ein. Wenn wir aber den Vibrator benutzen, dann bin ich auf einmal nicht mehr so müde! Wir beziehen ihn auch meistens ein, weil ich weiß, damit klappt es immer.

*Therapeut:* Aber so verzweifelt und deprimiert, wie du hier anfangs warst, völlig mutlos, weil die Ehe kurz vor dem Auseinanderbrechen stand ...

*Monika:* Eben! So wirkst du überhaupt nicht mehr.

*Margot:* Nein, das bin ich auch nicht mehr.

*Gitte:* Du wirkst so aufgelockert.

*Margot:* Das bin ich auch, weil ich jetzt viel Hoffnung habe, was unsere Partnerschaft angeht. Ich weiß jetzt, daß ziemlich viel auch an mir liegt.

*Therapeut:* Erinnerst du dich noch zurück, wie schwer dir am Anfang der Therapie die Hausaufgaben fielen, dich selber zu erforschen und anzufassen. Wie schrecklich dir der Gedanke an deinen eigenen Körper, deine Genitalien war, wie schockiert du über diesen Film warst, in dem die Frau bei der Selbststimulierung gezeigt wurde.

*Margot:* Ja, ich erinnere mich gut, wie furchtbar das für mich war. Und da habe ich also gar nichts mehr, überhaupt keine Hemmungen mehr. Vor allem probiere ich jetzt verschiedene Arten der Selbststimulierung, und da sind manche sehr schön, z. B. mit der warmen Brause. Mit der Hand alleine geht es nicht so gut. Aber das ist nicht mehr so, daß ich mich schäme, es dauert nur zu lange mit der Hand.

*Therapeut:* Tscha, ich glaube, manche wesentlichen Fortschritte und Entwicklungen, die wir Menschen so gemacht haben, beruhten darauf, daß den Betreffenden einiges einfach zu lange dauerte!

*Margot:* Und weil du das mal im Verlauf der Therapie erwähnt hattest, möchte ich noch sagen, mein Mann hat das alles ausgezeichnet aufgefaßt und verdaut. Wir haben nie Streit wegen des Vibrators, und mein Mann möchte immer noch morgens, mittags und abends. Er stimuliert mich auch oft mit dem Vibrator, zwar nicht so gut wie ich es kann, aber dadurch, daß ich merke, er versucht es so gut, wie es geht, ist es auch schön für mich.

*Erika:* Habe ich dich vorhin richtig verstanden, daß dein Mann dich erst mit dem Vibrator stimuliert und dann kurz vor dem Orgasmus in dich hineinkommt?

*Margot:* Ja, und zwar liegt er dann so auf mir, daß durch die Bewegungen die Klitoris weiterhin stimuliert wird, er drückt dann mit dem Knochen über dem Penis sozusagen auf die Gegend der Klitoris. Er geht auch sehr tief rein, und dann wieder fast ganz raus mit seinem Penis. Und dadurch klingt bei mir die sexuelle Erregung nicht ab.

*Erika:* Dadurch kommt ihr beide zum Orgasmus?

*Margot:* Ja! Ich bin dann so gereizt, daß, wenn ich merke, er ist schon fertig, daß, wenn er dann ein wenig weitermacht, dann komme ich auch.

*Therapeutin:* Klasse, besser könnte es ja kaum sein!

*Margot:* Vor der Therapie hatte ich gedacht, es käme auf die Größe des Penis an. Aber das stimmt einfach nicht. Wenn mein Mann längst gekommen ist und sein Penis schon wieder ganz klein ist, so ist das gerade sehr erregend für mich, wenn er die Beckenbewegungen weitermacht. Aber, um das noch mal zu sagen: ohne den Vibrator zu Anfang geht es nicht. Vor allem, wenn ich durch den Vibrator stimuliert worden bin, bin ich viel entspannter und kann dann viel zärtlicher zu meinem Mann sein. Sonst bin ich ein bißchen kalt. Der Vibrator, der löst so viel in mir.

*Erika:* Das klingt ja so, als wärst du schon abhängig von dem Ding.

*Therapeut:* Aha, hier kommen wieder die tiefeingefleischten Bedenken gegen Hilfsmittel in der Sexualität.

*Erika:* Ja, ich mache mir Sorgen, daß das krasser Egoismus ist, daß ich an meinem Partner vorbeilebe.

*Therapeutin:* (zu Erika) Ich hab mal 'ne Frage: Wart ihr früher öfter zusammen, ich meine sexuell?

*Erika:* Nein, wir sind jetzt viel öfter zusammen.

*Therapeutin:* Siehst du! Ich glaube, das ist einfach noch zu neu für dich, daß du deine ganze Sexualität nicht mehr rein und bloß auf deinen Partner ausrichtest. Du hast noch immer ein wenig ein schlechtes Gewissen.

*Erika:* Ja, da hast du wohl recht. Ein schlechtes Gewissen, daß ich ihm damit etwas wegnehme ...

*Therapeutin*: ... dabei seid ihr jetzt öfter sexuell zusammen, und du erlebst mehr dabei!

*Erika:* Ja, das stimmt absolut. So gesehen ist ja alles mehr und besser geworden und nicht weniger.

*Therapeut:* Die alten Wertvorstellungen und Vorurteile darüber, wie Sexualität sein soll, vor allem: wie sie für die Frau sein soll, sind eben nicht so leicht aus den Knochen zu schütteln. Aber wir sind ja heute nicht zusammengekommen, um eine weitere Therapiestunde zu machen, sondern wegen der Nachbesprechung. Was hat sich durch die Therapie für euch alles verändert?

*Gitte:* Dann mache ich mal weiter. Mit der Selbststimulierung, das klappt bei mir jetzt sehr gut, ich komme damit ohne weiteres zum Orgasmus. Nur hat mein Mann noch lange Zeit immer noch die Vorstellung gehabt, daß Sexualität sich immer nur mit ihm abspielen darf. Er hat sich zwar auch schon mal selbst befriedigt. Aber er hat immer noch die Vorstellung, daß sich selbst befriedigen nicht so gut ist wie mit mir. Ich habe ihn auch schon mal mit der Hand stimuliert. Dann sagt er aber auch, das war nicht so gut wie das andere. Neulich war das so, daß er später ins Bett kam, da habe ich schon geschlafen, und da hat er sich noch selber stimuliert. Da habe ich so im Halbschlaf gesagt: Mmhh, was machst du denn für einen Krach! Am nächsten Morgen war er ganz böse. Da hatte er gemeint, ich hätte das bemerkt und hätte das als schlecht empfunden, daß er sich selber befriedigt. Da habe ich ihm gesagt: Das ist überhaupt nicht wahr, ich habe das überhaupt nicht bemerkt! Aber das Mißverständnis konnten wir dann aus der Welt räumen, das hätten wir vor der Therapie nicht gekonnt, so konnten wir sehr gut darüber reden. Mit der Selbstbefriedigung ist das heute so, daß ich das sehr gerne mache und auch oft, das war ja früher überhaupt nicht möglich.

*Margarete:* Wie ist es denn, wenn du mit deinem Mann schläfst, kommst du dann zum Orgasmus?

*Gitte:* Nein, wie gesagt, einmal haben wir miteinander geschlafen und dann nebeneinander gelegen, und dann habe ich mich selber mit der Hand stimuliert und bin dabei zum Orgasmus gekommen. Aber es war eben in dem Sinn noch nicht optimal, weil es noch nicht durch meinen Mann kam. Aber vielleicht muß ich mich erst mal daran gewöhnen, daß es nicht alles so ist, wie ich mir das früher vorgestellt habe, ich meine nur die Reizung durch den Penis in der Vagina. Mit dem Vibrator klappt es bei mir auch sehr gut, ich kann ihn nur noch nicht miteinbeziehen, wenn ich mit meinem Mann schlafe. Ich habe es nämlich mal versucht, und da hat es erst mal Ärger gegeben. Da wurde er nämlich eifersüchtig. Aber jetzt sagt er wieder: Nein, er wäre nicht mehr eifersüchtig.

*Margarete:* Wie ist denn jetzt euer Verhältnis zueinander? Ihr wart doch damals auch in einer ziemlichen Krise?

*Gitte:* Ja, das ist viel besser. Vor allen Dingen können wir jetzt viel besser über alles reden, auch über Dinge, die gar nichts mit Sexualität zu tun haben. Auch fühle ich mich inzwischen viel selbstsicherer. Ich war wohl früher auch schon ziemlich selbstsicher, aber das ist in der Ehe weggegangen. Ich habe mich selber dabei immer unterdrückt. Das ist jetzt wieder viel besser geworden. Also ich kann jetzt schon mal sehr gut sagen, was ich meine und was ich will. Und wenn ich wieder anfange, mir selber etwas vorzuschreiben, dann merke ich das jetzt rechtzeitig und ändere das. Ich bin im Moment wirklich sehr zufrieden. Immerhin wäre es mir wohl lieber, wenn ich häufiger Lust hätte und wir auch gleichzeitig zum Orgasmus kommen können. Aber im Moment setze ich mich da noch nicht unter Leistungsdruck.

*Therapeut:* Na, vielleicht bleibst du auch dabei, du brauchst ja nicht immer Lust zu haben, ich glaube, du richtest dich da immer noch zu sehr nach deinem Partner, nach einer Leistungsnorm. Und das ist auch so dieselbe Sache mit dem gleichzeitigen Orgasmus.

*Gitte:* Das stimmt. Da hat sich aber doch vieles verändert seit der Zeit vor der Therapie. Wenn er Lust hat und ich nicht, dann sage ich, kannst du dich selbst befriedigen. Das habe ich schon ein paarmal gesagt. Das hat er dann auch getan, zuerst hat er etwas geknurrt, dann habe ich aber gesagt, ich mach' das dann auch. Zur Zeit ist es auch so bei mir wie bei Erika. Ich habe öfter Lust, mich selber zu befriedigen als mit ihm. Aber das macht mich überhaupt nicht pessimistisch. Ich meine, da es trotzdem der Partnerschaft mehr gedient hat, auch wenn ich mich mehr selber befriedige.

*Monika:* Vielleicht sollte ich auch erst mal abwarten, bis wir wieder eine normale Ehe führen, wo wir uns wenigstens 3–4 Stunden am Tag sehen. Denn alles in allem ist doch unsere Beziehung sehr viel besser geworden. Nicht nur im Sex, in allem! Viel besser.

*Maria:* Bei mir ist alles zur Zeit ziemliches Tohuwabohu. Ich habe mich von meinem Mann getrennt, das nur mal zur Information. Aber ich habe die Wohnung noch. Aber wir sehen uns und freunden uns nun wieder an, aber das geht auf einer ganz anderen Basis jetzt. Meine neue Beziehung läuft immer noch, ziemlich intensiv. Aber nicht sehr befriedigend für mich, zumindest was das Sexualleben betrifft. Zwischendurch klappt es mit meiner Orgasmusfähigkeit sehr gut, vor allem auch immer noch durch Selbstbefriedigung. Aber mit meinem Partner klappt es jetzt inzwischen überhaupt nicht mehr. Obwohl ich ihn sehr gerne habe, und ich ihn auch sehr reizvoll finde, was ich eben früher bei meinem Mann nicht hatte, also Lust verspüre, mit ihm zu schlafen. Und deshalb bin ich ziemlich enttäuscht jetzt. Und ich weiß, es liegt an mir, weil ich nicht darüber reden kann, denn er macht wirklich alles falsch. Und ich schaffe das nicht, darüber zu reden. Und gestern abend habe ich es also mal geschafft, wahrscheinlich weil ich mutiger war, weil wir uns ja heute abend treffen wollten, da habe ich es aber wohl doch im falschen Ton gebracht. Da ist also erst mal die Tür zugeflogen. Aber vielleicht ist es am Anfang mit einem neuen Partner sowieso schwierig. Was ihr jetzt so erzählt, dieses Vertrauen, das finde ich also umwerfend. Das hatte ich auch früher in meiner Ehe nie gehabt, daß ich über sexuelle Sachen so offen hätte sprechen können. Also das wäre auch unmöglich gewesen, daß ich mich selbst stimuliert hätte, während der Partner dabeigewesen wäre. Oder daß er mich mit der Hand zusätzlich stimuliert. Das ist also nie möglich gewesen. Was jetzt zur Folge hat, daß ich jetzt häufiger masturbiere, was ich früher ja auch gar nicht gemacht habe. Insgesamt, meine Einstellung zur Sexualität hat sich also wesentlich gebessert. Ich mache mir also nicht mehr viele Gedanken darüber. Und wenn ich eben das Bedürfnis habe, dann masturbiere ich eben. Ich finde das auch nicht mehr schlimm. Es klappt auch gut. Aber zur Zeit finde ich es doch eben traurig, weil ich lieber in befriedigender Weise mit meinem Partner schlafen möchte. Ich träume also im Moment von einem Liebhaber (lacht). Und da hat sich durch die Therapie auch etwas ganz Wesentliches für mich verändert. Vorher habe ich eigentlich Männer abgelehnt. Ich fühlte mich immer nur so als Sexualobjekt ausgebeutet. Das hat mich immer unheimlich aggressiv gemacht. Heute ist es ganz anders, fast im Gegenteil. Ich wage ihm nichts zu sagen, weil ich meine, ich treffe ihn damit unheimlich. Mein Partner hat aber offensichtlich selber große Probleme mit seiner Sexualität, das kommt also dazu. Ich habe also einen großen Informationsvorsprung vor ihm. Ich spüre auch, daß ich in mir viel sicherer bin. Deshalb glaube ich schon, daß nicht ich mich so sehr hemme, sondern er mit seiner Art. So ist es nun dazu gekommen, daß ich mal wieder mit meinem Mann geschlafen habe. Aber das fand ich unehrlich. Ich habe es nämlich nur getan, weil ich wußte, daß es mit ihm klappt. Aber er schläft ja sowieso zur Zeit wild durch die Gegend, deshalb spielt das sowieso keine Rolle.

*Therapeut:* Und dabei ging es dir mal nur um dein sexuelles Bedürfnis.

*Maria:* Ja, und das fand ich auch gut an mir, daß ich das schaffe, einmal auch so zu sagen und so zu sehen. Daß ich etwas tue, weil ich mal etwas davon haben möchte. Das wäre mir früher eigentlich nicht möglich gewesen. Aber ich hatte einfach mal das Bedürfnis danach.

*Gitte:* Bevor die anderen weitererzählen, möchte ich dich doch noch schnell was fragen, Hermann. Daß ich meinem Mann das gesagt habe, daß er sich dann selber befriedigen soll, wenn ich keine Lust habe, war das zu hart für ihn, hat ihn das zu sehr niedergehämmert?

*Therapeut:* Ich weiß nicht, was deinen Mann niederhämmern kann, ich weiß nur, was mich niederhämmern könnte. Ich spüre aber, daß du dir jetzt Sorgen machst, daß du ihn damit zu sehr getroffen haben könntest.

*Brigitte:* Ja, manchmal kommt das bei mir zu schroff heraus, und jetzt weiß ich nicht, ob man das so sagen kann.

*Erika:* (lachend) du darfst!

*Gitte:* Nee, ich hatte im Urlaub mal – das war mir ein bißchen rausgerutscht, weil ich mal so unzufrieden war –, da hatte ich ihm mal gesagt, daß der Penis vom Mann, das wäre hauptsächlich was für den Mann, aber die Frau hätte davon eigentlich nichts. Au...!

*Gruppe:* (durcheinander lachend) Das war aber auch ein Hammer! (heftiges Lachen) Sein ganzer Stolz!

*Gitte:* Das habe ich so gesagt, aber das war wohl so zu hart gewesen!? Er war also ganz böse und geknickt, und das tat mir dann auch furchtbar leid, dann habe ich auch wieder eingelenkt.

*Marlis:* Da wäre ich aber auch geknickt gewesen.

*Brigitte:* Ja, ja.

*Margot:* Hing das mit dem Vibrator zusammen? Daß Ärger entstand?

*Gitte:* Nein, wir hatten miteinander geschlafen, und da war es überhaupt nicht schön für mich gewesen. Meistens finde ich es inzwischen ganz schön für mich, aber gerade an dem Abend war ich ziemlich frustriert über ihn und habe ihm das dann so gesagt.
*Gertrud:* Aber im Prinzip stimmt es ja!
*Gitte:* Jaaa, irgendwie ...
*Gertrud:* Doch! Es ist ja nicht der Penis, der der Frau die hauptsächliche Lust verschafft, sondern es ist doch die Stimulierung der Klitoris. (Zu den Therapeuten gewandt) Vielleicht, wenn es mehreren Männern so geht, wäre es wohl mal ganz gut, daß die auch mal zu euch kämen, damit die auch mal von euch aufgeklärt würden.
*Gitte:* Das hat mein Mann inzwischen schon verstanden, wie ich das gemeint habe, wir haben eben dann auch richtig darüber reden können, und es ist inzwischen auch wieder gut. Er hat jetzt seine Einstellung dazu geändert, durch mich eigentlich, würde ich sagen.
*Hanna:* Ich habe da noch ein paar Schwierigkeiten. Irgendwie macht manchmal meine Seele nicht ganz mit. Ich blicke da noch gar nicht richtig durch. Manchmal klappt es sehr gut, und dann wieder ein paarmal hintereinander überhaupt nicht. Dann habe ich zwar durchaus Lust, ich freue mich darauf und bin auch ganz feucht, aber gerade dann klappt es nicht. Und komischerweise klappt es prima, wenn ich anfangs gar keine Lust habe, und andere Gedanken im Kopf habe. Aber ich kann doch nicht so machen, daß ich mir immer sage, ich habe jetzt keine Lust, damit es dann doch klappt.
*Therapeutin:* Ja, ich glaube, da spuken immer noch moralische Gewissensbisse herum. Wenn du nicht willst, klappt es. Und wenn du willst, machst du dir Schuldgefühle wegen deiner religiösen Glaubensvorstellungen, und dann ist es natürlich aus mit der sexuellen Erregung. Das ist doch auch immer wieder deutlich geworden durch das, was du so in den Therapiestunden erzählt hast.
*Hanna:* Ja, irgendwie hat meine Seele dadurch einen Knacks bekommen. Von außen her da will ich und ...
*Therapeut:* ... dann kriegst du Schuldgefühle. Und zwar gerade wenn du Lust hast.
*Hanna:* Das ist mir dann aber gar nicht bewußt. Wahrscheinlich habe ich die überall, die Schuldgefühle. Ich habe auch immer noch etwas Schuldgefühle, wenn ich mich selbst stimuliere. Weil mein Gewissen dagegen ist. Mir selber Lust zu verschaffen, das ist dasjenige, was ich nicht kann. Immerhin hat sich schon vieles verändert. Was früher nicht so war: Ich bin von vornherein schon feucht und in Hochstimmung, so als ob es jeden Moment passieren könnte. Aber in diesen Phasen, wenn es nicht klappt, bleibt es dann immer am gleichen Punkt stehen. Gestern nacht hatte ich danach auch wahnsinnige Schmerzen da unten. Ich hatte aber auch vorher Streit mit meinem Mann gehabt. Aber, was ich sagen wollte, mir kommen immer noch

zu häufig meine Schuldgefühle dazwischen, obwohl das schon viel seltener ist als vor der Therapie. Das hat mindestens und hauptsächlich mit der Selbstbefriedigung zu tun. Da hat mir damals das Gespräch mit dem Pfarrer sehr geholfen, der war ja jung und modern. Damals als ich meinen Mann geheiratet habe, habe ich ja nicht im geringsten an was Sexuelles gedacht, deshalb habe ich auch nie daran gedacht, ob mein Mann sexuell anziehend für mich ist oder nicht. Ich dachte nur, wir passen zusammen, wir haben die gleichen Interessen. Er zieht mich eigentlich gar nicht sexuell an, das habe ich festgestellt. Aber das heißt nicht, daß mich andere nicht anziehen würden. Aber da kann mein Mann ja nicht dafür.

*Therapeut:* Ja, ich glaube, da können wir dir allerdings auch mit unserer Therapie nicht helfen. Wenn er für dich sexuell gar nicht anziehend ist!

*Hanna:* Ja, aber ich bin ja nun mit ihm verheiratet, katholisch. Das war eben für meinen Werdegang sehr ausschlaggebend. Wir haben früher ewig Rosenkranz beten müssen, jeden Abend in die Andacht, und wehe, wenn du mal an was anderes gedacht hast. Verglichen mit damals hat sich heute sehr viel verändert, und hauptsächlich durch die Therapie. Ich habe ja jahrelang schwere Probleme mit Alkoholismus gehabt, bin mehrere Male zur Entziehungskur gewesen. Und nur, weil ich jedesmal, nachdem ich mit meinem Mann geschlafen hatte, solche Schuldgefühle und Minderwertigkeitsgefühle hatte, daß ich mich schon gar nicht mehr auf die Straße getraut habe. Ich dachte, die anderen Menschen sähen mir das an. Und da habe ich eben getrunken. Das hing alles immer nur damit zusammen.

*Therapeut:* Ich denke jetzt gerade mal daran zurück, wie wir uns im Verlauf der Therapie öfters mit Hanna beschäftigt haben, welche Schäden sie, gerade was ihre Sexualität angeht, durch ihre überstrenge katholische Erziehung davongetragen hat. Wie sie immer noch so stark unter der Wirkung moralischer Vorstellungen lebt, die mit einer freien Sexualität unvereinbar sind. Ich frage mich jetzt, wie das auf euch, die ihr ja das alles hier in der Gruppe mit ihr geteilt habt, gewirkt hat. Hat euch das geholfen oder eher zurückgeworfen oder wie war das?

*Maria:* Das würde vielleicht komisch klingen, wenn ich sagte, daß es mir geholfen hat. Aber zumindest ist meine Einsicht darin größer geworden. Vor allem habe ich eben feststellen können, daß ich auch solche Hemmungen hatte, obwohl ich das vorher bestritten hatte. Ich weiß auch, daß diese Moralvorstellungen und Hemmungen immer noch in mir stecken, aber sie sind nicht mehr so schlimm, ich kann mich schon leichter davon frei machen. Aber ich brauche auch einen Partner dazu, der da mitmacht. Am schönsten wäre es natürlich, wenn ich einen Partner hätte, für den das gar kein Problem ist. Wie ich aber schon sagte, mein derzeitiger Partner ist leider noch viel verklemmter.

*Erika:* Ich entsinne mich, daß du damals gegen Ende der Gruppentherapie strahlend verkündet hast, du würdest jetzt alle neuen Anregungen aus der Therapie mit deinem neuen Partner ausprobieren.

*Maria:* Damit habe ich auch angefangen, das war auch unheimlich schön, weil ich eben auch bei Zärtlichkeiten wieder mal etwas empfunden habe. Vorher habe ich das ja alles abgeblockt, das war mir unangenehm, vor der Therapie wollte ich das nie. Ich fand das jetzt alles sehr schön. Überhaupt, daß ich einen Mann wieder als Mann gesehen habe, in bezug auf mich als eine Frau. Daß ich dadurch auch mal wieder Lust hatte, Zärtlichkeiten auszuüben. Das fand ich also unheimlich gut, daß hier in der Therapie nicht alles nur so theoretisch abläuft, sondern ich hier so konkrete Anregungen bekommen habe, daß ich dadurch auch wieder den Wunsch verspürte, es mal wieder mit einem Mann zu wollen. Das ist ja eben so verrückt. Im Unterschied zu früher empfinde ich jetzt so enorm viel, und das ist so schade, weil ich Angst habe, daß es mit meinem neuen Partner wieder dahin läuft, wo es früher war. Reiner Funktionalismus. Was ich jetzt im Moment verspüre, ist sehr schön, weil ich auf einmal einen Mann wieder reizvoll und erotisch empfinden kann. Ich finde das auch schön, mit ihm zu schlafen, ich bin dann auch sehr erregt, aber dann macht er irgendeine Scheiße, und dann ist alles bei mir aus. Und ich ärgere mich furchtbar über mich, daß ich darüber nicht sprechen kann.
*Hanna:* Ihr müßt euch vielleicht erst aufeinander einspielen.
*Maria:* Ja, das habe ich auch geglaubt, aber durch Zufall kommt man nicht darauf, das muß schon von mir selber ausgehen.
*Elisabeth:* Du, da muß ich mal einhaken. Wenn du das nicht gleich zu Anfang machst, wenn du da nie den Absprung findest, später schaffst du das nie mehr ...
*Maria:* ... ich weiß, ich weiß ...
*Elisabeth:* ... dann heißt es nachher nur, warum hast du denn nie was gesagt!
*Maria:* ... ich habe gestern damit angefangen und habe ein Chaos angerichtet damit.
*Elisabeth:* Dann hast du es wahrscheinlich nicht richtig gemacht.
*Maria:* Nein, natürlich nicht!
*Elisabeth:* ... denn es muß ja kein Chaos bedeuten, er muß dir doch eigentlich dankbar sein.
*Maria:* Na ja, ich sagte euch ja schon, daß er sehr verklemmt ist, was mich sehr überrascht hat, ich dachte immer, Männer sind das nicht.
*Elisabeth:* Ha! (Lachen und Gerede in der Gruppe)
*Hanna:* (nach einer Pause) Ich möchte euch beide (zu den Therapeuten gewandt) doch mal fragen, ob ihr jetzt böse seid, daß bei mir noch nicht alles so klappt wie es eigentlich sollte?
*Therapeutin:* Was meinst du denn?
*Hanna:* Ja, ich glaube, ihr könntet mir das übelnehmen.
*Therapeut:* So daß du jetzt auch uns gegenüber Schuldgefühle hast.
*Hanna:* Ja, ich dachte, ihr würdet mir deswegen böse sein.
*Therapeut:* Schau mal. Früher hattest du deinen Eltern und der katholi-

schen Kirche gegenüber Schuldgefühle wegen deiner Sexualität, heute hast du sie uns gegenüber. Du drehst das Karussell weiter und weiter.
*Hanna:* Ja, ja. Mir ist das jetzt auch ganz deutlich, wie das letztlich aber immer *meine* Schuldgefühle sind. Und wie die immer gerade dann kommen, wenn ich sexuell was empfinden will.
*Therapeutin:* Bist du jetzt eigentlich erleichtert oder enttäuscht, daß wir nicht böse mit dir sind?
*Hanna:* Erleichtert! (Lachen und Durcheinander in der Gruppe)
*Therapeut:* Wer möchte denn weitererzählen?
*Elisabeth:* Also ich habe in der Zwischenzeit eifrig alle die Hausaufgaben nachgeholt, mit denen ich während der Therapie so große Schwierigkeiten hatte, und die ich deshalb zum großen Teil ausgelassen hatte. Die Gertrud hat mir inzwischen auch einen Vibrator besorgt, ich wollte nämlich unbedingt einen haben, nachdem ich euch alle so begeistert darüber erzählen gehört hatte. Und habe dann festgestellt, daß ich mich sagenhaft damit erregen konnte. Ich kann also wirklich sagen, das war so toll, daß ich geschielt habe und alles so. (Heiterkeit in der Gruppe) Das war so sagenhaft. Ich habe also so etwas noch nie erlebt, in meinem ganzen Leben, muß ich wirklich sagen. Und dann ist am Anfang eingetreten, was mich unheimlich gestört hat: Ich habe sagenhafte Kopfschmerzen bekommen, hier hinten den Nacken rauf. Ich bin überhaupt ganz steif geworden. Die Kopfschmerzen kamen mir also ganz ungelegen, ich habe sehr selten Kopfschmerzen. Ich habe dann durch die Stimulierung mit dem Vibrator so enorme Kopfschmerzen bekommen, daß ich den Kopf nicht mehr rühren konnte, dann habe ich aufgehört, habe mich entspannt. Und als sich die Muskeln entspannten, gingen auch die Kopfschmerzen weg. Na ja, dann habe ich gedacht, jetzt versuchst du es noch mal. Vor allem, ich wollte dasselbe Erregungsgefühl noch mal kriegen, und dann haben sich die Kopfschmerzen wieder eingestellt. Das hat mich dann erst mal etwas entmutigt. Dann habe ich aus lauter Wut und Enttäuschung auch keine Übungen mehr gemacht. Und dann waren eines Tages die äußeren Bedingungen ganz ideal. Es war keiner in der Wohnung und ich habe die Klingel abgestellt und das Telefon zugedeckt. Und dann habe ich wieder die Selbststimulierung mit dem Vibrator versucht. Und die Kopfschmerzen stellten sich in weit geringerem Maße ein, und auch erst gegen Schluß. Es kribbelt dann überall und ich habe das Gefühl, ich kriege dann so einen halbidiotischen Blick, die Augäpfel rumrolle und nicht mehr richtig gucken kann und so, und ich auch keine Luft mehr bekomme. Das ist also ein sagenhafter Zustand, ich hätte das also nie für möglich gehalten. Und dann geht es auch irgendwie nicht mehr weiter. Ich verliere dann den Punkt, wo ich an der Klitoris so sensibel bin, und dann läßt auch die Erregung sehr schnell nach. Und dann denke ich eben, Schluß für heute, dann liege ich noch etwas im Bett und fühle mich unheimlich wohl und zufrieden. Deshalb auch hochzufrieden, weil ich zum ersten Mal in meinem Leben festgestellt habe, daß das doch etwas sehr Spannendes und sehr

Schönes ist, was ich bis dahin nie gewußt habe ... Aber trotzdem, die Beziehung zu meinem Partner hat es also in keiner Weise verbessert, weil ich eben herausgefunden habe – die Maria hat mir da eben aus der Seele gesprochen – mein Mann hat weit größere Hemmungen als ich, und das ist von Anfang an so gewesen. Ich war zu Anfang unserer Ehe sehr interessiert und dabei. Aber durch die Tatsache, daß mein Mann sehr ungeschickt und lustlos war, habe ich mich eigentlich für meine Sexualität nur bestraft gefühlt. Das hat mir also nur Verdruß, Ärger und Schmerzen eingebracht. Dann habe ich es eben nach einer Zeit dann bleiben lassen. Er hat das auch nicht reklamiert, daß ich ihn anfing zu vernachlässigen. Dann hatte er diese Operation, wo er dann auch diese Hormonspritzen bekam. Dann fing er an, seine Vernachlässigung zu beklagen, nachdem er Riesenmengen Testosteron gespritzt bekam. Dann hatte er wieder Spaß an der Sexualität. Zu dem Zeitpunkt hatten wir es aber so gut wie völlig drangegeben, und dann hatten wir auch einige sehr hitzige und heftige Diskussionen über dieses Thema. Aber er steht auf dem Standpunkt: Nee, ich komme nicht zuerst! Ich soll diejenige sein, die kommt, damit er mich gönnerhaft begatten kann. Und das sehe ich überhaupt nicht ein. Und da habe ich ihm klipp und klar gesagt: Wenn du Lust hast dann komm. Ich lege dir nichts in den Weg. Aber ich bin auch keine willenlose Puppe, und meine Gefühle sind irgendwie so wie in einem Eisschrank. Aber er sagte: Nee, also wenn die Frau nicht zuerst käme und so uninteressiert sei, dann hätte er auch kein Interesse daran. Und deshalb habe ich einfach kein Vertrauen zu meinem Mann, wenn es dann immer nur stundenlange Diskussionen gibt und wenn es dann immer nur, so empfinde ich das, mit meiner Verurteilung endet. Und dadurch ist mir eben über die Jahre das Vertrauen verlorengegangen, wenn ich mich ständig kritisieren lassen muß. Und bei meinem Mann habe ich ganz intensiv das Gefühl, daß der meine ganze Person in Frage stellt. Und das immer so mit den Bemerkungen: Ja, ich weiß ja, daß du immer besser bist, du kannst sowieso immer alles besser, und ich bin gar nichts, ich könnte ja ruhig wegsein! Und gerade diese Art macht mich ganz fertig. Und das hat nichts mit eurer Therapie zu tun, das geht schon so über Jahre. Was übrigbleibt ist, daß ich schon sagenhaftes Mitleid habe, wie der Mann leidet, an sich selbst leidet, aber ich kann ihn eben nicht ständig nur streicheln und sagen: Ach, das ist doch alles nicht so schlimm, und ich liebe dich, und du bist ein toller Kerl, und ich brauche dich! Und das jeden Tag, da wirst du verrückt. Und gerade im Bett kann ich nicht auch noch die Actrice sein die sagt: Aachh, komm her du toller Kerl!

*Therapeut:* Das kann ich schon ganz gut verstehen ... nun haben wir aber nicht deinen Mann in Therapie gehabt und auch nicht euch beide in einer Paartherapie, sondern dich allein. Was hat *dir* die Therapie gebracht?

*Elisabeth:* Zunächst einmal eine intensivere Kenntnis meiner selbst, vor allem meiner eigenen Sexualität. Was wohl das Wichtigste war: Die Therapie hat mir die Erkenntnis gebracht, daß ich kein Eisblock bin, daß ich sehr wohl und sehr intensiv empfinden kann. Das hat mit der Hausaufgabe mit der Dusche in der Badewanne angefangen, und das hat sich weit intensiviert mit dem Vibrator. Also weiß ich jetzt, daß ich nicht so frigide bin, wie mein Mann immer sagte, was ich auch schon dann glaubte.

*Therapeut:* Klar, daß es mir leid tut, wenn es mit deinem Mann nicht so geht, wie du es dir vorstellst. Auf der anderen Seite möchte ich nochmals betonen, was wir als eines der wichtigsten Ziele in dieser Therapie einschätzen: daß ihr in erster Linie mal zu euch selbst findet, und nicht wieder neue Anpassungsleistungen und Kompromisse, bei denen ihr untergeht, schließt. Also wir wollen nicht den Orgasmus mit dem Partner um jeden Preis!

*Elisabeth:* Also durch diese Hausaufgaben und Übungen habe ich wieder angefangen, mich mit mir selber zu beschäftigen, gerade auch mit meinem sexuellen Empfinden. In der Therapie war es gleich zu Anfang eigentlich eine ungeheuer wichtige Entdeckung für mich, daß ich den ganzen Tag über eigentlich nie Zeit für mich selber hatte, immer für meinen Mann oder meine Kinder da sein mußte. Allein schon deshalb war mir anfangs die Ausführung der Hausaufgaben unmöglich. Ich hatte früher so sagenhafte Schwierigkeiten mit Herzklopfen und Schweißausbrüchen, deshalb war ich schon bei verschiedenen Ärzten gewesen, die mir alle nicht hatten helfen können. Jetzt habe ich festgestellt, daß mir das immer dann passiert, wenn z. B. ein attraktiver Mann dicht neben mir steht, dann werde ich verrückt. Das ist natürlich übertrieben, aber ich fing an zu schwitzen, mein Herz raste und so. Ich habe das früher nie unter einen Hut gekriegt, ich dachte halt, das ist so, habe das aber nie mit dem Mann und meiner Sexualität in Verbindung gebracht. Und jetzt überlege ich natürlich, daß ich also alles andere als kalt bin, ich habe auch schon mal nachts sexuelle Träume. Da bin ich neulich mal nachts wach geworden, da habe ich gemerkt, wie die Klitoris ganz steif wurde. Da bin ich früher immer auf die Toilette gegangen und dann wieder ins Bett gekrochen, und habe mir überhaupt nichts dabei gedacht. Jetzt denke ich mir aber was dabei. Wenn ich jetzt wieder so aufwache, merke ich, daß ich gar nicht auf die Toilette brauche. Ich fummele mir dann etwas an der Klitoris rum und merke, schaden kann das ja nichts, und schlafe dann meist wieder darüber ein. Aber es wäre natürlich schön, wenn ich mit meinem Mann darüber reden könnte, weil ich eben nicht weiß, ob ich alleine mit alledem, was ich da wecke, klarkomme. Aber ich kann und will eben nicht mehr die Rolle des Chamäleons spielen, das sich jeder Situation anpaßt. Und das ist mir hier bei euch in der Therapie ganz klargeworden.

*Therapeutin:* Das freut mich, daß es dir hier so ergangen ist.

*Therapeut:* Wir haben noch etwas Zeit über. Möchtest du noch erzählen, wie es dir ergangen ist mit und nach der Therapie?

*Marlis:* Ja, da gibt es bei mir gar nicht mal so viel zu erzählen. Mir geht es sehr gut. Schwierigkeiten habe ich aber immer noch mit meinem Mann.

Aber das war auch vor der Therapie so. Ich bin oft enttäuscht von ihm. Und das hat sich wohl im Verlauf der Therapie noch verstärkt. Weil ich jetzt eigentlich noch deutlicher weiß, was ich möchte und von ihm erwarte. Gerade im sexuellen Bereich. Das kann ich ihm jetzt auch ohne Schwierigkeiten sagen, aber da zieht er eben nicht richtig mit. Durch die Therapie habe ich die Anregung mit dem Vibrator bekommen, und das finde ich sehr schön. Ich werde unheimlich sexuell erregt dadurch. Neulich war gerade so eine Gelegenheit, und da waren gerade die Batterien im Vibrator leer. Da habe ich die ganze Wohnung nach Batterien durchstöbert und sie schließlich meinem Mann aus dem Transistorradio geklaut (Gelächter in der Gruppe).

*Therapeut:* Und welche Sendung hast du dann dabei reingekriegt?

*Marlis:* Ach, alle Programme, ich komme prima damit zurecht. Jetzt habe ich eben nur das Problem, ich will das ja nicht immer nur mit dem Vibrator machen, auch nicht mit irgendeinem anderen Mann, was mir sicher aber auch Spaß machen würde, sondern ich will das ja mit meinem Mann machen. Aber da ist eben auch die Schwierigkeit, daß er unter vorzeitigem Samenerguß leidet. So wie du uns das damals erklärt hast, daß das häufig auch damit zusammenhängt, wenn die Frau Schwierigkeiten mit dem Orgasmuserleben hat.

*Hanna:* Ich glaube, diese Schwierigkeit hat mein Mann auch. Vielleicht wird das auch dadurch verstärkt, daß er weiß, daß ich so lange brauche, bis ich zum Orgasmus komme, wenn er mit mir schläft.

*Marlis:* Und dann kommt eben auch noch hinzu, daß mein Mann ganz feste Vorstellungen hat, wie es zu funktionieren hat, und das hat dann auch so zu funktionieren, und nach Möglichkeit auch noch etwas mit Gewalt, wenn es gar nicht klappen will. Nicht daß er mir dann weh tut, aber er ist auf nichts anderes anzusprechen. Und das funktioniert bei mir so nicht! Aber wenn ich einen Orgasmus erleben möchte, habe ich heute keine Probleme mehr, und wenn ich mich eben selber stimuliere. Und ich habe ihm jetzt auch klar sagen können: Das interessiert mich alles nicht, was in den Heften steht. Ich möchte das so haben, wie das für mich und meinen Körper gut ist! Dazu gehört eben auch viel Schmusen, vorher und nachher. Aber mein Mann kennt eben so weit nur die wichtigsten Merkmale der Frau, Brustwarzen und Klitoris, und da wird sich eben raufgestürzt. Und das finde ich nicht gut.

*Therapeut:* Ich möchte deinen letzten Satz aufgreifen. Unsere Zeit ist jetzt leider zu Ende. Ich habe im Verlauf dieser zwei Stunden eigentlich von euch allen so viel gehört, was ihr jetzt gut findet, was ihr durch die Therapie Gutes gefunden habt. Das gibt mir Vertrauen, daß ihr dem Ziel, euch selber zu finden, näher gekommen seid. Und dazu gehört sicherlich auch, daß ihr merkt, was ihr *nicht* gut findet.

# Anhang

## A. Fragebogen zur Vororientierung

Datum: ..............................
Name: .............................................................. Alter: ................. .
Adresse: .............................................................. Tel.: ....................
überwiesen von: ..............................................................
Berufstätigkeit: ..............................................................
Art der Beziehung zu einem Partner: ☐ zur Zeit ohne Partner
☐ ohne festen, aber mit wechselnden Partnern
☐ mit festem Partner unverheiratet
☐ mit festem Partner verheiratet

Falls ein fester Partner vorhanden ist, wäre er bereit, *indirekt,* d. h. außerhalb der Gruppentherapie mit Ihnen zu Hause, an der Therapie mitzuarbeiten?
☐ Ja     ☐ Nein

Benutzen Sie zur Zeit eine empfängnisverhütende Methode? ☐ Ja ☐ Nein
Wenn Ja, welche? ..................... Marke: ..................... Seit wann? ............

Bei den nun folgenden und mit * bezeichneten Fragen ist es zur Absicherung der rechtlichen Verantwortlichkeit notwendig, daß Sie wahrheitsgemäß Antwort geben und die Therapeuten jetzt im Verlauf der Therapie nicht im unklaren lassen über erschwerende und gefährliche Umstände Ihres psychischen und körperlichen Gesundheitszustandes!

* Wann waren Sie zur letzten gynäkologischen Untersuchung? ...............
* Wurde dabei etwas Besonderes festgestellt/verschrieben? .....................
.............................................................................................................
* Wie ist Ihr allgemeiner Gesundheitszustand zur Zeit? ..........................
* Beschwerden? ..................... Operationen/Abtreibung? .....................
* Besonderheiten Ihres Menstruationszyklus? ..........................................
* Haben Sie irgendeine andere Beeinträchtigung aus dem frauenärztlichen/ gynäkologischen Bereich? ☐ Ja ☐ Nein   Wenn Ja, welche? ...............

* Befinden Sie sich zur Zeit in ärztlicher Behandlung ☐ oder/und in psychologischer/psychotherapeutischer/psychiatrischer Behandlung ☐? Falls zutreffend, wegen welcher Störungen, Krankheiten? .....................
.............................................................................................................

\* Waren Sie wegen sexueller Schwierigkeiten schon mal in Behandlung oder Beratung? ☐ Ja ☐ Nein

Wessen Initiative hat Sie zu dem Schritt bewogen, an dieser Therapie teilzunehmen?
☐ ganz und gar meine eigene Absicht und Initiative
☐ mein Partner möchte es gerne
☐ mein Arzt/Psychologe/Berater möchte es
☐ sonstiges, nämlich ..................................................................................

Mit meiner Unterschrift bestätige ich, daß ich diese Angaben freiwillig und wahrheitsgemäß gemacht habe und daß ich die verantwortlichen Therapeuten über Veränderungen dieser Angaben verständigen werde.

..................................................
(Unterschrift)

## B. Gruppentherapie bei Orgasmus-Störungen (Informationsblatt für Interessentinnen)

Nach amerikanischen und deutschen Schätzungen leiden über 50% der erwachsenen Bevölkerung an irgendwelchen sexuellen Störungen. Etwa 20% aller Frauen leiden an der absoluten Unfähigkeit, beim Geschlechtsverkehr einen Orgasmus zu erleben; eine sehr viel größere Zahl leidet unter einer stark eingeschränkten Orgasmusfähigkeit. Vielleicht als Folge der wachsenden Emanzipation der Frauen, vielleicht als Folge besserer sexueller Aufklärung und größerer sexueller Freiheit, wird den Frauen in letzter Zeit intensiver bewußt, daß eine befriedigende sexuelle Erlebnisfähigkeit ein wesentlicher Bestandteil des Lebens ist, und daß jede Person ein Recht darauf hat. In den vergangenen 2 bis 3 Jahren sind hauptsächlich in den USA ganz moderne Therapiemethoden entwickelt worden, die bei der Behandlung sexueller Probleme *ganz erstaunliche Therapieerfolge* vorweisen können. Bis Anfang der 70er Jahre hatten alle bis dahin bekannten Therapiemethoden kläglich versagt. Spätestens daraus ergibt sich mit Deutlichkeit, daß so etwas, wie die Unfähigkeit, einen Orgasmus zu erleben, kein schicksalhafter Fluch ist, sondern tatkräftig behandelt werden sollte. Und daß jede Frau etwas für sich tun kann, wenn sie genügend *Initiative und Selbstverantwortlichkeit* entwickelt.

Ich betreibe am Bonner Psychologischen Institut die wissenschaftliche Erforschung solcher neuer Therapiemethoden. Dazu biete ich ab Mitte Mai 1977 bis in das Jahr 1978 hinein Gruppentherapien für orgasmusunfähige Frauen an. Bei der Durchführung der Therapiestunden wird mir eine Kollegin von der PRO-FAMILIA-Beratungsstelle in Köln helfen. Wir sind beide Diplom-Psychologen mit fundierten Kenntnissen und Erfahrungen auf dem Gebiet der Psychotherapie, speziell bei sexuellen Schwierigkeiten. Die gesamte Therapie dauert fünf Wochen mit Gruppentreffen zweimal die Woche für ca. 1½ Stunden. In der Gruppe werden Sie mit 5–10 Frauen zusammen sein, die ebenfalls mit Orgasmusschwierigkeiten zu tun haben. Je nachdem, wo Sie wohnen, wird die Therapie in Bonn, Köln oder Düsseldorf stattfinden.

*Sie brauchen keine Angst zu haben, daß in der Therapie irgend etwas von Ihnen verlangt wird, das Ihr Schamgefühl verletzt und was Ihnen aus diesem oder anderem Grund unmöglich ist zu tun!* Wir legen großen Wert darauf, Ihr Vertrauen zu gewinnen und Ihrem Vertrauen gerecht zu werden.

Neben dem gemeinsamen Erfahrungs- und Erlebnisaustausch in der Gruppe sind die „Hausaufgaben" ein wesentlicher Bestandteil der Therapie. Dabei handelt es sich um gezielte Verhaltensmaßnahmen und Übungen, die Sie *zu Hause in Ihrer Privatsphäre* alleine und in eigener Verantwortlichkeit erledigen sollen. Alle diese Übungen erfolgen aber ganz ohne Leistungsanspruch, keiner braucht Angst zu haben, dabei zu versagen! Die „Hausaufgaben" bedeuten einen zeitlichen Aufwand von etwa 1 Stunde pro Tag. Um an der

Therapie teilnehmen zu können, brauchen Sie nicht unbedingt einen Partner zu haben. Da es sich um eine wissenschaftliche Forschungsarbeit handelt, werden wir Sie bitten, vor und nach der Therapie verschiedene Fragebögen zum Thema auszufüllen. *Anonymität und Diskretion* werden Ihnen dabei absolut zugesichert.

Mit Ihrer Teilnahme an einer solchen Therapiegruppe helfen Sie mit Sicherheit sich selber weiter, helfen Sie der wissenschaftlichen Forschung auf dem Gebiet der menschlichen Sexualität und helfen Sie ausschließlich auch anderen Frauen, die Probleme mit ihrer sexuellen Erlebnisfähigkeit haben. Wenn Sie das tun wollen, dann melden Sie sich bitte entweder bei mir oder bei meiner Kollegin (Adressen siehe oben) an. gez. H. Wendt und G. Reda

## C. Therapie-Vertrag und Einverständnis-Erklärung

Ich, ........................................., erkläre mich freiwillig damit einverstanden, an einer psychologischen Behandlung für Frauen mit Orgasmusstörungen teilzunehmen. Diese psychologische Behandlung wird durchgeführt im Rahmen eines Forschungsvorhabens zur menschlichen Sexualität von Frau Dipl.-Psych. Gabriele Reda von Pro Familia Köln und Herrn Dipl.-Psych. Hermann Wendt vom Psychologischen Institut der Universität Bonn. Ich bin damit einverstanden, daß ich entweder direkt einer Therapiegruppe von ca. 10 Frauen zugeteilt werde, oder erst einmal einer Wartegruppe (ca. 2–3 Monate) und dann einer Therapiegruppe. Ich weiß, daß die Gruppe geleitet wird von zwei auf dem Gebiet der Klinischen Psychologie und Psychotherapie erfahrenen Diplom-Psychologen, und zwar einer Frau und einem Mann.

Da es sich um ein wissenschaftliches Forschungsvorhaben handelt, bin ich damit einverstanden, vor und nach der psychologischen Behandlung die entsprechenden psychologischen Fragebögen auszufüllen, die notwendig sind, um den Therapieprozeß wissenschaftlich zu kontrollieren. Eventuell und wenn vorhanden, wird auch mein Partner diese Fragebögen ausfüllen. Ich weiß, daß die letzte Fragebogenuntersuchung etwa 3 Monate nach Therapieende durchgeführt wird, und stelle mich auch dazu zur Verfügung. Ich weiß, daß die Ergebnisse dieser Fragebögen sowie meine persönliche Teilnahme an der Gruppentherapie absoluter Vertraulichkeit unterliegen, und daß die Ergebnisse des Forschungsprojekts nicht in Zusammenhang mit meinem Namen gebracht werden dürfen, falls sie veröffentlicht werden. Ich weiß, daß die Teilnahme an dieser psychologischen Behandlung mich nicht zu irgendwelchen Dingen verpflichtet, die in irgendeiner Weise schädlich oder verletzend für mich sein könnten. Sollten im Verlauf der Behandlung Probleme oder Störungen für mich auftauchen, so habe ich jederzeit das Recht, dies mit den Gruppenleitern zu besprechen und entsprechende Hilfe zu erhalten.

*Insgesamt bin ich darüber informiert, daß ich jederzeit meine freiwillige Teilnahme zurücknehmen kann, ohne daß mir daraus irgendein Schaden erwächst.* Ich verpflichte mich lediglich, solche Absichtsänderungen vorher noch mit einem der Gruppenleiter zu besprechen. Insgesamt bin ich auch darüber informiert, daß ich jederzeit das Recht habe, Fragen zu stellen und Einfluß auf den Ablauf des Geschehens zu nehmen.

Ich habe verstanden, daß beide Gruppenleiter sich verpflichten, in verantwortlicher Weise und nach besten und neuesten Fachkenntnissen an diesem Projekt zu arbeiten. Dafür versichere ich, daß ich die ernsthafte Absicht habe, an allen einzelnen Therapieschritten gewissenhaft mitzuarbeiten. Die wesentlichsten Notwendigkeiten dabei sind: Ausfüllen der Fragebögen vor- und nachher; pünktliche Teilnahme an allen Gruppentreffen (5 Wochen lang zweimal in der Woche); gewissenhaftes Ausführen der bei den Gruppentreffen besprochenen „Hausaufgaben" (Dauer etwa 1 Stunde täglich). Ich stimme darin überein, daß für mich die weitere Teilnahme sinnlos ist, wenn ich 2–3mal wesentliche Therapieschritte vernachlässige.

.................................................                    .................................................
            Ort und Datum                                              Unterschrift

## D. Fragebogen zur allgemeinen Information

Name: ..................................................
Datum: ..................................................

1. Alter .................. 2. Geschlecht .................. 3. verheiratet/unverheiratet
4. Falls verheiratet, wie lange schon? ..................................
5. Falls Sie unverheiratet sind, haben Sie zur Zeit Beziehung zu einem festen Partner, lockere Beziehung zu einem oder mehreren Partnern oder überhaupt mit keinem? ..................................
6. Falls Sie zur Zeit mit einem festen Partner sind, wie lange besteht diese Beziehung bereits? ..................................
7. Falls Sie zur Zeit keinen Partner haben, beschreiben Sie bitte ganz kurz Ihre letzte wichtigere Partnerschaft (Zeitdauer, Art des Zusammenlebens usw.): ..................................
..................................
8. Leben Sie und Ihr Partner/Ehepartner zur Zeit zusammen? ..................
9. Wie viele Leute wohnen bei Ihnen zu Hause? ..................
10. Haben Sie Kinder? .................. In welchem Alter? ..................
11. Welcher Glaubensrichtung gehören Sie an? ..................
12. Wie aktiv sind Sie in Ihrer Religion?
    .................. sehr aktiv
    .................. mäßig aktiv
    .................. gelegentlich aktiv
    .................. gar nicht
13. In welcher Glaubensrichtung wurden Sie erzogen? ..................
14. Wie religiös aktiv waren Sie in Kindheit und Jugend?
    .................. sehr aktiv
    .................. mäßig aktiv
    .................. gelegentlich aktiv
    .................. gar nicht
15. Wie wichtig sind religiöse Überzeugungen und Praktiken dabei gewesen, Ihren Lebensstil, Ihre Einstellungen und Wertvorstellungen zu formen?
    sehr wichtig; mäßig wichtig; hin und wieder wichtig; gar nicht wichtig
    ..................................
16. Schulabschluß? ..................................
17. Schulbesuch/Studium/Berufstätigkeit? ..................................
18. Haushalts-Jahreseinkommen? ..................................
    (kann ausgelassen werden)

Name: ..................................................
20. Sind Ihre Eltern noch am Leben? ..................................................
21. Wenn einer oder beide Eltern bereits verstorben sind: wie alt waren Sie bei deren Tod? ........................
22. Haben Ihre Eltern je getrennt gelebt? ................... Geschieden? ..................
23. Wenn Ja: Wie alt waren Sie, als Ihre Eltern getrennt/geschieden wurden? ..................
24. Wenn sich Ihre Eltern scheiden ließen, wie alt waren Sie da? ....................
25. Schätzen Sie bitte die Ehe Ihrer Eltern ein (bitte ankreuzen!):
   .................... sehr glücklich
   .................... glücklich
   .................... mittelmäßig/durchschnittlich
   .................... unglücklich
   .................... sehr unglücklich
26. Beruf Ihrer Eltern? Mutter: ..................... Vater: ...................
27. Wie alt waren Sie, als Sie das erste Mal von Sexualität erfuhren? ..............
28. Aus welcher Quelle erhielten Sie die meisten Informationen über Sex?
   .................... Mutter
   .................... Vater
   .................... Geschwister
   .................... Bücher (heimlich ............ oder von den Eltern ............)
   .................... Schulkameraden/Spielkameraden/Freunde
   .................... andere Art (bitte genau beschreiben: ..................
   ..................
29. Beschreiben Sie bitte ganz kurz, was diese neuen sexuellen Erfahrungen bei Ihnen auslösten: ..................
   (z. B. Neugier, Freude, Ekel, Schmerz, Abscheu usw.)
30. Bitte beschreiben Sie Ihre jüngsten bedeutsamen Erfahrungen, Erkenntnisse und Wissenserweiterungen auf dem Gebiet der menschlichen Sexualität: ..................
   ..................
31. Wie häufig haben Sie und Ihr Partner sexuellen Verkehr miteinander?
   ...... häufiger als einmal am Tag      ...... einmal alle zwei Wochen
   ...... einmal am Tag                    ...... einmal im Monat
   ...... 3–4mal die Woche                 ...... weniger als einmal im Monat
   ...... zweimal die Woche                ...... gar nicht
   ...... einmal die Woche
32. Wie häufig hätten Sie gerne Geschlechtsverkehr? (Bitte unterstreichen Sie die in Frage kommende Angabe!)
   1. mehr als einmal am Tag      2. einmal am Tag
   3. 3–4mal die Woche            4. zweimal die Woche
   5. einmal die Woche            6. einmal alle zwei Wochen

Name: .................................

7. einmal im Monat  8. weniger als einmal im Monat
9. gar nicht

33. Wer gibt normalerweise den Anstoß zum Geschlechtsverkehr?
    ...... normalerweise ich
    ...... normalerweise mein Partner
    ...... beide etwa gleichermaßen oft

34. Wie hätten Sie es am liebsten, wenn es darum geht, Anregung und Anstoß zum Geschlechtsverkehr zu geben?
    ...... immer ich                ...... gewöhnlich mein Partner
    ...... gewöhnlich ich           ...... immer mein Partner
    ...... beide abwechselnd

35. Wieviel, glauben Sie, wissen Sie über Bezeichnungen, Plazierungen und Funktionen Ihrer eigenen Genitalien?
    ...... ich weiß sehr viel       ...... geringe Kenntnisse
    ...... einige Kenntnisse        ...... ich weiß so gut wie gar nichts

36. Wie häufig masturbieren Sie (Selbstbefriedigung)?
    ...... häufiger als einmal am Tag   ...... einmal alle zwei Wochen
    ...... einmal am Tag                ...... einmal im Monat
    ...... 3–4mal die Woche             ...... seltener als einmal im Monat
    ...... zweimal die Woche            ...... überhaupt nicht
    ...... einmal die Woche

37. Wie lange sind Sie und Ihr Partner gewöhnlich mit dem „Vorspiel" (Küssen, Streicheln usw.) beschäftigt, bevor Sie genitalen Geschlechtsverkehr (Penis in Vagina) machen?
    ...... gar nicht                ...... 11–15 Minuten
    ...... weniger als 1 Minute     ...... 15–30 Minuten
    ...... 1–5 Minuten              ...... eine halbe bis zu einer Stunde
    ...... 6–10 Minuten             ...... länger als eine Stunde

38. Wie häufig fühlen Sie sich während des „Vorspiels" sexuell erregt?
    ...... immer                    ...... selten, in etwa 25%
    ...... gewöhnlich, zu 75%       ...... kaum mal
    ...... manchmal, zu etwa 50%    ...... nie

39. Wie häufig fühlen Sie sich sexuell erregt während des Koitus (Geschlechtsverkehr mit Penis und Vagina)?
    ...... immer                    ...... selten, in etwa 25%
    ...... gewöhnlich, zu 75%       ...... kaum mal
    ...... manchmal, zu etwa 50%    ...... nie

40. Wie lange dauert der Koitus gewöhnlich, vom Einführen des Penis in die Vagina *bis daß der männliche Partner* zum Orgasmus (Höhepunkt) kommt?

Name: .................................................

...... weniger als 1 Minute
...... 1–5 Minuten
...... 6–10 Minuten
...... 11–15 Minuten
...... 15–30 Minuten
...... eine halbe bis zu einer Stunde
...... länger als eine Stunde

41. Wie befriedigend finden Sie *zur Zeit* Ihr allgemeines sexuelles Selbstbild? Das heißt, wie zufrieden sind Sie zur Zeit insgesamt mit Ihrer Sexualität?
    ...... äußerst unzufrieden
    ...... ziemlich unzufrieden
    ...... ein wenig unzufrieden
    ...... ein wenig zufrieden
    ...... ziemlich zufrieden
    ...... äußerst zufrieden

42. Wie befriedigend *finden Sie* insgesamt die sexuelle Beziehung zu Ihrem Partner?
    ...... äußerst unbefriedigend
    ...... ziemlich unbefriedigend
    ...... etwas unbefriedigend
    ...... etwas befriedigend
    ...... ziemlich befriedigend
    ...... äußerst befriedigend

43. Wie befriedigend, glauben Sie, findet wohl Ihr Partner die sexuelle Beziehung zu Ihnen?
    ...... äußerst unbefriedigend
    ...... ziemlich unbefriedigend
    ...... etwas unbefriedigend
    ...... etwas befriedigend
    ...... ziemlich befriedigend
    ...... äußerst befriedigend

44. Wenn Ihr Partner eine sexuelle Annäherung bei Ihnen unternimmt, wie reagieren Sie gewöhnlich darauf?
    ...... akzeptiere ich gewöhnlich gern
    ...... akzeptiere ich gewöhnlich zögernd
    ...... weise ich oft zurück
    ...... weise ich gewöhnlich zurück

45. Wenn sie es versuchen, ist es Ihnen dann möglich, durch Masturbieren einen Orgasmus zu erreichen?
    ...... immer
    ...... normalerweise, zu etwa 75%
    ...... manchmal, zu etwa 50%
    ...... selten, in etwa 25%
    ...... kaum
    ...... nie
    ...... habe ich nie versucht

46. Wenn Sie es versuchen, ist es Ihnen möglich, einen Orgasmus dadurch zu erreichen, daß Sie Ihren Partner ihre Genitalien (Schamlippen, Klitoris) streicheln lassen?
    ...... immer
    ...... normalerweise, zu etwa 75%
    ...... manchmal, zu etwa 50%
    ...... selten, in etwa 25%
    ...... kaum
    ...... nie
    ...... habe ich nie versucht

Name: ..............................................

47. Wenn Sie es versuchen, ist es Ihnen möglich, einen Orgasmus beim Koitus (genitaler Geschlechtsverkehr mit Ihrem Partner mit Penis in Vagina) zu erreichen?
    ...... immer                              ...... kaum
    ...... normalerweise, zu etwa 75%         ...... nie
    ...... manchmal, zu etwa 50%              ...... habe ich nie versucht
    ...... selten, in etwa 25%

48. Wenn Sie es versuchen, ist es Ihnen möglich, einen Orgasmus dadurch zu erreichen, daß Sie sich beim Koitus (genitaler Geschlechtsverkehr mit Ihrem Partner mit Penis in Vagina) selber mit der Hand an Ihren Genitalien stimulieren?
    ...... immer                              ...... kaum
    ...... normalerweise, zu etwa 75%         ...... nie
    ...... manchmal, zu etwa 50%              ...... habe ich nie versucht
    ...... selten, in etwa 25%

49. Wenn Sie es versuchen, ist es Ihnen möglich, einen Orgasmus dadurch zu erreichen, daß Ihr Partner Sie beim Koitus zusätzlich mit seiner Hand an Ihren Genitalien stimuliert?
    ...... immer                              ...... kaum
    ...... normalerweise, zu etwa 75%         ...... nie
    ...... manchmal, zu etwa 50%              ...... habe ich nie versucht
    ...... selten, in etwa 25%

*50. Wenn Sie es versuchen, erreichen Sie beim Geschlechtsverkehr mit Ihrem Partner schneller, intensiver oder mit größerer Wahrscheinlichkeit einen Orgasmus, indem Sie sexuelle Phantasien entwickeln?
    ...... immer                              ...... kaum
    ...... normalerweise, zu etwa 75%         ...... nie
    ...... manchmal, zu etwa 50%              ...... habe ich nie versucht
    ...... selten, in etwa 25%

*51. Welche Art der sexuellen Phantasien benutzen Sie dabei am häufigsten?
    ...... ich schlafe mit einem mir bekannten anderen Mann
    ...... ich schlafe mit einem mir völlig unbekannten Mann, den ich vorher nie gesehen habe und danach nie wiedersehen werde
    ...... ich schlafe mit verschiedenen Männern gleichzeitig
    ...... ich werde gegen meinen Willen zum Geschlechtsverkehr gezwungen
    ...... andere Leute können mich beim Geschlechtsverkehr beobachten
    ...... ich mache beim Geschlechtsverkehr (oder lasse sie mit mir machen) bestimmte Dinge, die ich in der Realität mich nicht trauen würde zu tun
    ...... sonstiges: ....................................................................................
    ..........................................................................................................

Name: ...........................................................

* beantworten Sie bitte die Fragen 50 und 51 nur dann, wenn Sie wirklich frei und offen dazu Stellung nehmen können, und nicht, wenn Ihr Partner Ihnen deshalb etwa Schwierigkeiten machen könnte.

52. Hat Ihr Partner schon mal Schwierigkeiten, beim Geschlechtsverkehr eine Erektion (Versteifung des Gliedes) zu bekommen?
...... nie ...... manchmal, in 50% der Fälle
...... kaum, in 10% der Fälle ...... normalerweise, in 75% der Fälle
...... selten, in 25% der Fälle ...... fast immer, in 90% der Fälle

53. Hat Ihr Partner schon mal Schwierigkeiten, beim Geschlechtsverkehr seine Erektion zu behalten?
...... nie ...... manchmal, in 50% der Fälle
...... kaum, in 10% der Fälle ...... normalerweise, in 75% der Fälle
...... selten, in 25% der Fälle ...... fast immer, in 90% der Fälle

54. Hat Ihr Partner schon mal damit Schwierigkeiten, daß er vorzeitig zum Samenerguß kommt beim Geschlechtsverkehr?
...... nie ...... manchmal, in 50% der Fälle
...... kaum, in 10% der Fälle ...... normalerweise, in 75% der Fälle
...... selten, in 25% der Fälle ...... fast immer, in 90% der Fälle

Unsere Fragen an Sie im Rahmen dieses Fragebogens sind damit beendet. Überfliegen Sie bitte noch einmal ganz kurz alle darin enthaltenen Fragen. Bei welchen drei Fragen hatten Sie die größten Schwierigkeiten, zu einer offenen und ehrlichen Antwort zu kommen? Nr. ...................................
Waren Ihnen alle Fragen sinngemäß und von den Worten her verständlich? Welche nicht? Nr. ...................................
In diesem Fragebogen sind Sie ganz offen, direkt und persönlich zu Ihrer Sexualität befragt worden. Wie empfinden Sie das?
...... eher befreiend
...... weder noch, neutral
...... eher unangenehm, beklemmend

Bei der *1. Befragung* zu beantworten: Glauben Sie, daß dieser Fragebogen Sie dazu anregen wird, offener und freier über sexuelle Angelegenheiten mit anderen und mit Ihrem Partner zu sprechen? JA/NEIN

Bei der *2. und 3. Befragung* zu beantworten: Finden Sie, daß Sie in letzter Zeit freier und offener mit anderen und mit Ihrem Partner über sexuelle Angelegenheiten haben sprechen können? JA/NEIN

Was glauben Sie, wäre über diesen Fragebogen hinaus noch wichtig in bezug auf Ihre Sexualität und Ihre sexuellen Erlebnismöglichkeiten zu erwähnen?

..........................................................................................................
..........................................................................................................
..........................................................................................................
..........................................................................................................
..........................................................................................................

## E. Orgasmus-Fragebogen

Name: ..................................................
Datum: ..................................................

Bitte lesen Sie alle folgenden Feststellungen bezüglich Ihrer sexuellen Erlebnisfähigkeit genau durch. Kreuzen Sie dann in dem dafür vorgesehenen Feld ☐ alle diejenigen Feststellungen an, die für Sie persönlich zutreffend sind. Dazu lesen Sie am besten zunächst einmal die ganze Liste aller Möglichkeiten durch, um dann besser zu überblicken, was für Sie zutrifft.

☐ Ich bin mir nicht ganz sicher, ob ich einen Orgasmus erlebe oder nicht.
☐ Ich erlebe grundsätzlich und unter keinen Bedingungen einen Orgasmus.
☐ Ich habe auch früher und unter keinen Bedingungen einen Orgasmus erlebt.
☐ Ich habe früher schon mal Orgasmen erlebt, jetzt aber schon längere Zeit nicht mehr.
☐ Ich erlebe keinen Orgasmus, wenn ich alleine bin und masturbiere.
☐ Ich erlebe keinen Orgasmus, auch wenn mein Partner mich mit seinen Händen oder mit seinem Mund an den Genitalien (Schamlippen, Klitoris) stimuliert.
☐ Ich erlebe keinen Orgasmus beim partnerschaftlichen Verkehr (Koitus), d. h. bei Bewegungen des eingeführten Penis in der Vagina.
☐ Ich erlebe keinen Orgasmus beim partnerschaftlichen Verkehr (Koitus), auch wenn mein Partner mich zusätzlich mit den Händen an meinen Genitalien stimuliert.
☐ Obwohl ich bislang noch keinen Orgasmus erlebt habe, bin ich doch einigermaßen sicher, daß ich eine einigermaßen zutreffende Vorstellung davon habe, wie sich bei mir ein Orgasmus anfühlen würde, so daß ich es wohl merken würde, wenn ich zum Orgasmus käme.

☐ Ich erlebe hin und wieder durch Selbstbefriedigung (Masturbation) alleine einen Orgasmus.
☐ Ich erlebe hin und wieder einen Orgasmus, wenn mein Partner mich mit seinen Händen oder mit seinem Mund an den Genitalien (Schamlippen, Klitoris) stimuliert.
☐ Ich erlebe hin und wieder beim partnerschaftlichen Sexualverkehr (Koitus) einen Orgasmus, d. h. allein durch das Hin- und Herbewegen des Penis in meiner Vagina.
☐ Ich erlebe hin und wieder beim partnerschaftlichen Sexualverkehr (Koitus) einen Orgasmus, d. h. durch das Hin- und Herbewegen des Penis in meiner Vagina; aber nur, wenn mein Partner mich zusätzlich mit der Hand an meinen Genitalien stimuliert.
☐ Ich erlebe meistens oder immer einen Orgasmus durch Selbstbefriedigung.
☐ Ich erlebe meistens oder immer einen Orgasmus beim partnerschaftlichen

Sexualverkehr, so daß ich insgesamt meine sexuelle Erlebnisfähigkeit als befriedigend oder problemlos erachte.

☐ Ich erlebe insgesamt meine sexuellen Verhaltensweisen und meine sexuelle Erlebnisfähigkeit als befriedigend, wünsche mir jedoch noch folgende Veränderung: ..................................................................................................
..................................................................................................
..................................................................................................
..................................................................................................

## F. Fragebogen zu sexuellen Aktivitäten

Name: ..................................
Datum: ..................................

Bitte beantworten Sie jede Frage so offen und frei wie möglich. Versuchen Sie dabei bitte, auch wirklich Ihre eigene Antwort auf die Frage zu geben und nicht etwa so zu antworten, wie Sie glauben, daß jemand normalerweise oder typischerweise antworten sollte. Kreisen Sie bitte bei jeder einzelnen Frage die Ziffer der zutreffenden Antwort ein. Sehen Sie dazu bitte die unten dargestellte Skala und was die einzelnen Ziffern bedeuten!

### Teil I

Schätzen Sie bitte ein, wie oft *zur Zeit* bei Ihnen jede der im folgenden aufgeführten Aktivitäten auftreten. Benutzen Sie zu dieser Einschätzung die folgende Skala, aus der Sie die verschiedenen Antwortmöglichkeiten durch die verschiedenen Ziffern und deren Bedeutung ablesen können.

| 1 | 2 | 3 | 4 | 5 | 6 | 7 |
|---|---|---|---|---|---|---|
| nie (0%) | kaum | selten | gelegentlich (50%) | öfters | gewöhnlich | immer (100%) |

Kreisen Sie nun auf jeder einzelnen Skala diejenige Ziffer ein, die am ehesten beschreibt, *wie häufig* die im einzelnen beschriebene Aktivität *zur Zeit* passiert.

1 2 3 4 5 6 7    1. Mit einer anderen Frau über meine sexuellen Belange und Erfahrungen sprechen.

1 2 3 4 5 6 7    2. Mit einem Mann über meine sexuellen Belange und Erfahrungen sprechen.

1 2 3 4 5 6 7    3. In einer Gruppe von Frauen an einer Diskussion über sexuelle Belange und Erfahrungen teilnehmen.

1 2 3 4 5 6 7    4. Das Gefühl haben, ein reizvoller sexueller Partner zu sein.

1 2 3 4 5 6 7    5. Meinem Partner ganz genau sagen, was ich von ihm möchte und was für mich angenehm und lustvoll ist beim Vorspiel und Sexualverkehr.

1 2 3 4 5 6 7    6. Meine eigenen Genitalien mit der Hand selber stimulieren.

1 2 3 4 5 6 7    7. Meine eigenen Genitalien mit einem Vibrator stimulieren.

1 2 3 4 5 6 7    8. Mich selbst zum Orgasmus bringen durch manuelle Reizung (Masturbation).

Name: ..................................................

| 1 2 3 4 5 6 7 | 9. Mich selbst zum Orgasmus bringen durch den Gebrauch eines Vibrators. |
|---|---|
| 1 2 3 4 5 6 7 | 10. Sexuelle Phantasien haben. |
| 1 2 3 4 5 6 7 | 11. Erotisches und pornographisches Material (Bilder, Filme, Bücher) lesen oder anschauen. |
| 1 2 3 4 5 6 7 | 12. Mich sexuell erregt fühlen durch erotisches oder pornographisches Material. |
| 1 2 3 4 5 6 7 | 13. Beim Sexualverkehr einen Orgasmus bekommen, hauptsächlich durch die Stimulierung durch den eingeführten Penis des Partners. |
| 1 2 3 4 5 6 7 | 14. Entweder durch mich selbst oder durch meinen Partner die Klitoris stimulieren (mit der Hand oder einem Vibrator) beim Geschlechtsverkehr. |
| 1 2 3 4 5 6 7 | 15. Einen Orgasmus bekommen beim Geschlechtsverkehr, indem ich mich selbst an der Klitoris stimuliere (mit der Hand oder einem Vibrator) oder meinen Partner dies machen lasse. |
| 1 2 3 4 5 6 7 | 16. In der Lage sein, dem Sexualverkehr entgegenzusehen ohne Gefühle von Angst, Sorge oder Abneigung. |
| 1 2 3 4 5 6 7 | 17. Mir mit den Händen selber die Klitoris stimulieren, während mein Partner neben mir liegt. |
| 1 2 3 4 5 6 7 | 18. Mich selber bis zum Orgasmus masturbieren, während mein Partner bei mir ist. |
| 1 2 3 4 5 6 7 | 19. Meine eigene Sexualität bejahen und angenehm empfinden. |
| 1 2 3 4 5 6 7 | 20. Meine eigene Fähigkeit, sexuelle Lust und Befriedigung zu erreichen, wertschätzen und anerkennen. |
| 1 2 3 4 5 6 7 | 21. Meine eigene Brust streicheln und stimulieren. |

*Teil II*
Schätzen Sie bitte ein, wie *angenehm* Sie *zur Zeit* die folgenden Aktivitäten finden. Benutzen Sie zu dieser Einschätzung die folgende Skala, aus der Sie wieder die verschiedenen Antwortmöglichkeiten durch die verschiedenen Ziffern und deren Bedeutung ablesen können!

| 1 | 2 | 3 | 4 | 5 | 6 | 7 |
|---|---|---|---|---|---|---|
| sehr unangenehm | mäßig unangenehm | ein wenig unangenehm | absolut neutral | ein wenig angenehm | mäßig angenehm | sehr angenehm |

Name: ..........................................................

Kreisen Sie nun auf jeder einzelnen Skala diejenige Ziffer ein, die am ehesten beschreibt, wie angenehm bzw. unangenehm Sie zur Zeit jede der folgenden Aktivitäten empfinden. Falls in einem der Punkte eine Aktivität beschrieben wird, die Sie noch nie unternommen haben, dann schreiben Sie einfach „noch nie gemacht" daneben.

| Skala | Aktivität |
|---|---|
| 1 2 3 4 5 6 7 | 1. In bekleidetem Zustand mich selber in einem großformatigen Spiegel betrachten. |
| 1 2 3 4 5 6 7 | 2. Während einer warmen Dusche oder einem warmen Vollbad meinen eigenen Körper waschen. |
| 1 2 3 4 5 6 7 | 3. In nacktem Zustand mich selber in einem großformatigen Spiegel betrachten. |
| 1 2 3 4 5 6 7 | 4. Meine eigenen Genitalien mit einem Handspiegel betrachten. |
| 1 2 3 4 5 6 7 | 5. Meine eigene Genitalgegend waschen während einer Dusche oder einem Vollbad. |
| 1 2 3 4 5 6 7 | 6. Meine eigenen Genitalien mit den Händen stimulieren. |
| 1 2 3 4 5 6 7 | 7. Meine eigenen Genitalien mit einem Vibrator stimulieren. |
| 1 2 3 4 5 6 7 | 8. Mich selbst zum Orgasmus bringen durch manuelle Stimulierung. |
| 1 2 3 4 5 6 7 | 9. Mich selbst zum Orgasmus bringen durch den Gebrauch eines Vibrators. |
| 1 2 3 4 5 6 7 | 10. Sexuelle Phantasien haben. |
| 1 2 3 4 5 6 7 | 11. Erotisches und pornographisches Material (Bücher, Filme, Bilder) anschauen oder lesen. |
| 1 2 3 4 5 6 7 | 12. Mich sexuell erregt fühlen durch Lesen oder Anschauen von erotischem oder pornographischem Material. |
| 1 2 3 4 5 6 7 | 13. Beim Sexualverkehr einen Orgasmus bekommen, hauptsächlich durch die Stimulierung durch den eingeführten Penis des Partners. |
| 1 2 3 4 5 6 7 | 14. Entweder selber beim Geschlechtsverkehr die Klitoris stimulieren oder durch den Partner stimulieren lassen (mit der Hand oder einem Vibrator). |
| 1 2 3 4 5 6 7 | 15. Entweder selber beim Geschlechtsverkehr die Klitoris stimulieren oder durch den Partner stimulieren lassen (mit der Hand oder einem Vibrator) und dadurch zum Orgasmus kommen. |

Name: ..................................................

| 1 2 3 4 5 6 7 | 16. Mir vorstellen, mit meinem Partner Geschlechtsverkehr zu haben. |
| 1 2 3 4 5 6 7 | 17. Die Klitoris mit den eigenen Händen stimulieren, während mein Partner neben mir liegt. |
| 1 2 3 4 5 6 7 | 18. Mich selber bis zum Orgasmus masturbieren, während mein Partner bei mir ist. |
| 1 2 3 4 5 6 7 | 19. Mich selber als ein sexuelles Wesen zu erfahren mit ganz eigenen sexuellen Wünschen und Abneigungen. |
| 1 2 3 4 5 6 7 | 20. Meinen Partner meine Genitalien sehen lassen. |
| 1 2 3 4 5 6 7 | 21. Daran denken, wie reizvoll ich als sexueller Partner bin. |
| 1 2 3 4 5 6 7 | 22. Meine eigene Brust streicheln und stimulieren. |

*Teil III*
*Ihre eigenen Ziele*

Schreiben Sie bitte in den unten dafür vorgesehenen freien Zeilen so *ausführlich und genau* wie möglich drei Ziele (Verhaltensweisen oder Gefühle) auf, die Sie gerne durch die Therapie erreichen möchten. Nachdem Sie dies getan haben, lesen Sie sie nochmals durch und schätzen Sie die drei Ziele in zweierlei Weisen ein:

(1) wie oft ereignen sie sich zur Zeit, und
(2) wie angenehm empfinden Sie sie zur Zeit?

Benutzen Sie zu diesen Einschätzungen die entsprechenden Skalen von Seite 1 und 3.

*Einschätzungen:*      *Ihre Ziele:*

| 1 2 3 4 5 6 7 | (wie oft?) | 1. .................................................. |
| 1 2 3 4 5 6 7 | (wie angenehm?) | .................................................. |
| 1 2 3 4 5 6 7 | (wie oft?) | 2. .................................................. |
| 1 2 3 4 5 6 7 | (wie angenehm?) | .................................................. |
| 1 2 3 4 5 6 7 | (wie oft?) | 3. .................................................. |
| 1 2 3 4 5 6 7 | (wie angenehm?) | .................................................. |

## G. Sexual Interaction Inventory

Name: ..................................................

Datum: ..................................................

(Folgende 6 Fragestellungen sind jeweils mit Hilfe der 17 Anwendungsmöglichkeiten zu beantworten.)

a) Wenn Sie und Ihr Partner auf sexuelle Aktivitäten miteinander eingehen, *wie häufig* ereignet sich jede einzelne der im folgenden aufgeführten sexuellen Aktivitäten? (Das Wort „sexuelle Aktivität" bezieht sich auf jegliche Art körperlichen Kontakts oder körperlicher Zuwendung zueinander, der bzw. die von Ihnen und Ihrem Partner mit sexueller Absicht erfolgt.)

Kennzeichnen Sie bitte unter den sechs vorgegebenen Antwortmöglichkeiten Ihre persönliche Antwort zu jeder einzelnen Feststellung, indem Sie die am ehesten zutreffende Häufigkeitsangabe *deutlich einkreisen*.

b) Wenn Sie und Ihr Partner auf sexuelle Aktivitäten miteinander eingehen, *wie häufig* hätten Sie es *am liebsten,* daß sich jede einzelne der im folgenden aufgeführten sexuellen Aktivitäten ereignet?

Kennzeichnen Sie bitte wieder unter den sechs vorgegebenen Antwortmöglichkeiten Ihre persönliche Antwort mit jeder einzelnen Feststellung, indem Sie die am ehesten zutreffende Häufigkeitsangabe *deutlich einkreisen!*

Noch einmal die Fragestellung: während auf den vorhergehenden Seiten gefragt wurde, wie häufig es tatsächlich passiert, ist jetzt die Frage, *wie häufig es Ihnen am liebsten wäre.*

c) Wenn Sie und Ihr Partner auf sexuelle Aktivitäten miteinander eingehen, *wie angenehm finden Sie persönlich* jede einzelne der im folgenden aufgeführten sexuellen Aktivitäten? Kreisen Sie bitte die am ehesten zutreffende Antwort unter den vorgegebenen Antwortmöglichkeiten deutlich ein!

Die Frage lautet also jetzt: *wie angenehm finden Sie es zur Zeit?*

d) Wenn Sie und Ihr Partner miteinander auf eine der folgenden sexuellen Aktivitäten eingehen, *wie angenehm,* glauben Sie, ist diese Aktivität wohl *für Ihren Partner?*

Kreisen Sie bitte die am ehesten zutreffende Antwort unter den sechs vorgegebenen Antwortmöglichkeiten *deutlich* ein!

Die Frage lautet also diesmal: *wie angenehm, glauben Sie, ist es für Ihren Partner?*

e) Wenn Sie und Ihr Partner die Absicht hätten, auf jede der folgenden sexuellen Aktivitäten miteinander einzugehen, *wie angenehm* wünschten Sie, daß diese Aktivität *idealerweise für Sie selber* sein sollte?

Kreisen Sie bitte die am ehesten zutreffende Antwort unter den sechs vorgegebenen Antwortmöglichkeiten *deutlich* ein!

Der Kern der Frage liegt diesmal auf: wie angenehm *idealerweise* für Sie!

f) Wenn Sie und Ihr Partner die Absicht hätten, auf die folgenden sexuellen Aktivitäten miteinander einzugehen, wie *angenehm wünschten Sie*, daß diese Aktivitäten *idealerweise für Ihren Partner* sein sollten?
Kreisen Sie bitte die am ehesten zutreffende Antwort unter den sechs vorgegebenen Antwortmöglichkeiten *deutlich* ein!
Diesmal bezieht sich die Frage also darauf, was *Sie selber* sich wünschen, wie die einzelnen sexuellen Aktivitäten idealerweise *für Ihren Partner* sein sollten.

1. Der Partner sieht seine Partnerin, wenn sie nackt ist.
   nie   kaum   gelegentlich   öfters   normalerweise   immer
         (10%)  (25%)          (50%)    (75%)

2. Die Partnerin sieht Ihren Partner, wenn er nackt ist.
   nie   kaum   gelegentlich   öfters   normalerweise   immer
         (10%)  (25%)          (50%)    (75%)

3. Beide Partner küssen sich intensiv für etwa 1 Minute.
   nie   kaum   gelegentlich   öfters   normalerweise   immer
         (10%)  (25%)          (50%)    (75%)

4. Der Partner massiert und streichelt seine Partnerin über den Körper, allerdings ohne dabei ihre Brüste und Genitalien zu berühren.
   nie   kaum   gelegentlich   öfters   normalerweise   immer
         (10%)  (25%)          (50%)    (75%)

5. Die Partnerin massiert und streichelt ihren Partner über den Körper, allerdings ohne dabei seine Genitalien zu berühren.
   nie   kaum   gelegentlich   öfters   normalerweise   immer
         (10%)  (25%)          (50%)    (75%)

6. Der Partner streichelt die Brüste seiner Partnerin mit den Händen.
   nie   kaum   gelegentlich   öfters   normalerweise   immer
         (10%)  (25%)          (50%)    (75%)

7. Der Partner streichelt die Brüste seine Partnerin mit seinem Mund, Zunge und Lippen.
   nie   kaum   gelegentlich   öfters   normalerweise   immer
         (10%)  (25%)          (50%)    (75%)

8. Der Partner streichelt die Genitalien seiner Partnerin mit seinen Händen.
   nie   kaum   gelegentlich   öfters   normalerweise   immer
         (10%)  (25%)          (50%)    (75%)

9. Der Partner streichelt die Genitalien seiner Partnerin mit seinen Händen, bis sie zum Orgasmus (Höhepunkt) kommt.
   nie   kaum   gelegentlich   öfters   normalerweise   immer
         (10%)  (25%)          (50%)    (75%)

10. Die Partnerin streichelt die Genitalien Ihres Partners mit ihren Händen.
    nie   kaum   gelegentlich   öfters   normalerweise   immer
          (10%)  (25%)          (50%)    (75%)

11. Die Partnerin streichelt die Genitalien ihres Partners mit ihren Händen, bis er zum Samenerguß (Orgasmus) kommt.
    nie    kaum     gelegentlich    öfters    normalerweise    immer
           (10%)    (25%)           (50%)     (75%)

12. Der Partner streichelt die Genitalien seiner Partnerin mit seinem Mund, mit Lippen und Zunge.
    nie    kaum     gelegentlich    öfters    normalerweise    immer
           (10%)    (25%)           (50%)     (75%)

13. Der Partner streichelt die Genitalien seiner Partnerin mit seinem Mund, bis sie zum Orgasmus kommt.
    nie    kaum     gelegentlich    öfters    normalerweise    immer
           (10%)    (25%)           (50%)     (75%)

14. Die Partnerin streichelt die Genitalien ihres Partners mit ihrem Mund, mit Lippen und Zunge.
    nie    kaum     gelegentlich    öfters    normalerweise    immer
           (10%)    (25%)           (50%)     (75%)

15. Die Partnerin streichelt die Genitalien ihres Partners mit ihrem Mund, bis er zum Samenerguß (Orgasmus) kommt.
    nie    kaum     gelegentlich    öfters    normalerweise    immer
           (10%)    (25%)           (50%)     (75%)

16. Beide Partner haben Geschlechtsverkehr (Koitus) miteinander, d. h. Verkehr mit eingeführtem Penis in die Vagina.
    nie    kaum     gelegentlich    öfters    normalerweise    immer
           (10%)    (25%)           (50%)     (75%)

17. Beide Partner haben Geschlechtsverkehr (Koitus), d. h. s. o., miteinander und erreichen beide auch einen Orgasmus dabei (nicht unbedingt gleichzeitig)!
    nie    kaum     gelegentlich    öfters    normalerweise    immer
           (10%)    (25%)           (50%)     (75%)

## H. Sexual Interaction Inventory – Auswertungsblatt

| Skalierter Score | Unzufriedenheit mit der Häufigkeit Mann ↓ | Unzufriedenheit mit der Häufigkeit Frau ↓ | Selbstakzeptierung Mann ↓ | Selbstakzeptierung Frau ↓ | ⌀ Zufriedenheit Mann | ⌀ Zufriedenheit Frau | Genauigkeit der Fremdwahrnehmung Mann → Frau | Genauigkeit der Fremdwahrnehmung Frau → Mann | Akzeptierung des Partners Mann → Frau | Akzeptierung des Partners Frau → Mann | Sexuelle Unstimmigkeit Gesamt |
|---|---|---|---|---|---|---|---|---|---|---|---|
| | 1 | 2 | 3 | 4 | 5 | 6 | 7 | 8 | 9 | 10 | 11 |
| 100 | 46 | 40 | 24 | 32 | | | 40 | 41 | 45 | 48 | 217 |
| 90 | 39 | 34 | 20 | 27 | 3.3 | 3.1 | 31 | 35 | 38 | 40 | 188 |
| 80 | 32 | 28 | 16 | 22 | 3.8 | 3.6 | 28 | 29 | 31 | 32 | 159 |
| 70 | 25 | 22 | 12 | 17 | 4.3 | 4.1 | 22 | 23 | 24 | 25 | 130 |
| 60 | 18 | 16 | 8 | 12 | 4.8 | 4.5 | 16 | 17 | 17 | 17 | 101 |
| 50 | 11 | 10 | 4 | 7 | 5.3 | 5.1 | 10 | 11 | 10 | 9 | 72 |
| 40 | 4 | 4 | 0 | 2 | 5.8 | 5.6 | 4 | 5 | 3 | 1 | 43 |
| | 0 | 0 | | 0 | 6.0 | 6.0 | 0 | 0 | 0 | 0 | |
| 30 | | | | | | | | | | | 14 |
| 20 | | | | | | | | | | | 0 |
| 10 | | | | | | | | | | | |
| Rohwert 1 | | | | | | | | | | | |
| Rohwert 2 | | | | | | | | | | | |
| Rohwert 3 | | | | | | | | | | | |

*Sexual Interaction Inventory*

Name:          Alter:          Datum:

Diagnose:

## I. Rosenberg-Self-Esteem-Scale

Name: ..................................................

Datum: ..................................................

Im folgenden finden Sie zehn Feststellungen, die beschreiben, wie jemand sich bezüglich seiner selbst möglicherweise fühlen kann. Lesen Sie bitte jede einzelne Feststellung sorgfältig durch, und schätzen Sie diese Feststellung danach ein, wie sehr sie wohl übereinstimmt mit Ihren eigenen Gefühlen zu sich selbst, und zwar zum gegenwärtigen Zeitpunkt. Fassen Sie bitte Ihre Antwort nach folgendem Schlüssel zusammen:

1 = damit stimme ich voll überein
2 = damit stimme ich überein
3 = damit stimme ich nicht überein
4 = damit stimme ich ganz und gar nicht überein

Füllen Sie bitte die Zahl, deren Bedeutung am ehesten Ihrer persönlichen Antwort entspricht, in die leere Zeile vor jeder Feststellung ein.

............ 1. Ich habe das Gefühl, eine Person mit einem bestimmten Wert zu sein, zumindest so, daß ich mit anderen auf ein und derselben Stufe stehe.
............ 2. Ich finde, daß ich eine ganze Anzahl guter Qualitäten habe.
............ 3. Insgesamt neige ich doch dazu, mich als Versager zu betrachten.
............ 4. Mir gelingen Dinge genauso gut wie den meisten anderen Leuten.
............ 5. Ich habe das Gefühl, daß an mir nicht viel dran ist, auf das ich stolz sein könnte.
............ 6. Ich habe eine positive Einstellung zu mir selbst.
............ 7. Insgesamt bin ich ganz zufrieden mit mir selber.
............ 8. Ich wünschte, ich könnte mir selber mehr Respekt entgegenbringen.
............ 9. Gewiß fühle ich mich manchmal überflüssig und nutzlos.
............ 10. Es gibt Zeiten, da denke ich, daß ich zu nichts gut bin.

## K. Rotter-I-E-Skala

Name: ..................................................
Datum: ..................................................

Im folgenden finden Sie 17 Paare von Feststellungen. Bitte lesen Sie jedes Paar sorgfältig durch und wählen Sie dann diejenige von beiden Feststellungen, die *Ihrer eigenen Überzeugung und Meinung am nächsten* kommt. Bitte wählen Sie die Feststellung wirklich nur danach, wie sie Ihrer Überzeugung entspricht, und nicht danach, wie Sie glauben, daß sie Ihrer Überzeugung und Meinung entsprechen sollte. Markieren Sie bitte Ihre Entscheidung, indem Sie entweder den kleinen Buchstaben „a" oder „b" jeweils vorher anstreichen oder einkreisen.

Es ist wichtig, daß Sie *bei jedem* der 17 Paare eine Entscheidung treffen.

1. a) Die Ansicht, daß Lehrer ihren Schülern und Studenten gegenüber unfair und ungerecht sind, ist Unsinn.
   b) Die meisten Schüler und Studenten begreifen gar nicht, in welchem Ausmaß ihre Noten von Zufälligkeiten abhängen.
2. a) Ob man eine führende Position erreicht oder nicht, hängt vor allem davon ab, daß man im richtigen Augenblick an der richtigen Stelle ist.
   b) Leute, die tüchtig sind, und es trotzdem nicht schaffen, eine führende Position zu erreichen, haben einfach Ihre Chancen nicht richtig genutzt.
3. a) Ich habe schon oft gute Erfahrungen damit gemacht, einfach auf mein Glück zu vertrauen. Die Dinge passieren eben wie sie passieren!
   b) Einfach auf mein Schicksal zu vertrauen, hat sich noch nie als so gut erwiesen wie eine rechtzeitige tatkräftige Entscheidung.
4. a) Wenn man sich nur gut genug vorbereitet hat, kann in der Prüfung auch nichts mehr schiefgehen.
   b) Prüfungsfragen haben oft so wenig mit dem eigentlichen Unterrichtsstoff zu tun, daß alles Vorbereiten eigentlich nutzlos ist.
5. a) Erfolg ist eine Frage harter Arbeit, Glück hat wenig damit zu tun.
   b) Erfolg hängt weitestgehend davon ab, daß man zur rechten Zeit am rechten Ort ist.
6. a) Der Durchschnittsbürger hat durchaus einen gewissen Einfluß auf die Entscheidungen der Regierung.
   b) Die Geschicke werden von den paar Leuten, die an der Macht sind, bestimmt, der „kleine Mann" kann da wenig tun.
7. a) Wenn ich Pläne mache, bin ich eigentlich auch ziemlich sicher, daß ich sie in Erfüllung gehen lassen kann.
   b) Es ist nicht immer ratsam, zu weit in die Zukunft hinein zu planen, denn viele Dinge hängen ja doch davon ab, ob man Glück oder Pech dabei hat.

8. a) Was mich betrifft, hat das wenig mit Glück zu tun, ob ich das erreiche, was ich mir vornehme.
   b) Vielfach könnten wir Entscheidungen einfach vom Wurf einer Münze abhängig machen.
9. a) Wer den fetten Happen bekommt, das hängt meist nur davon ab, wer zuerst da ist, und das ist meist Glückssache.
   b) Ob Leute das Richtige tun, hängt von ihren Fähigkeiten ab; Glück hat wenig oder gar nichts damit zu tun.
10. a) Was die Geschehnisse dieser Welt angeht, so sind die meisten von uns nur Opfer von Einflüssen, die wir weder verstehen noch kontrollieren können.
    b) Indem man eine aktive Rolle in politischen und sozialen Angelegenheiten einnimmt, kann man die Geschichte dieser Welt beeinflussen.
11. a) Die meisten Leute begreifen nicht das Ausmaß, in dem ihr Leben von Zufälligkeiten abhängt.
    b) So etwas wie echte Glücksfälle gibt es eigentlich gar nicht.
12. a) Wenn wir uns nur genügend Mühe geben, können wir politische Korruption ausmerzen.
    b) Es ist den Leuten kaum möglich, viel Kontrolle darüber auszuüben, was die Politiker so in ihren Ämtern treiben.
13. a) Manchmal kann ich es überhaupt nicht verstehen, wie Lehrer zu ihren Benotungen kommen.
    b) Es besteht ein direkter Zusammenhang zwischen harter Arbeit und guten Noten.
14. a) Oftmals fühle ich mich hilflos den Umständen ausgeliefert.
    b) Ich kann unmöglich glauben, daß Zufall und Glück in meinem Leben eine besondere Rolle spielen.
15. a) Leute vereinsamen, weil sie sich nicht genügend bemühen, freundlich zu sein.
    b) Es hat keinen Zweck zu versuchen, den Leuten zu sehr zu gefallen; wenn sie dich mögen, dann mögen sie dich eben.
16. a) Jeder ist selber seines Glückes Schmied.
    b) Manchmal habe ich das Gefühl, nicht genügend mein eigenes Geschick steuern zu können.
17. a) Meistens kann ich gar nicht erst verstehen, warum Politiker nun dieses oder jenes tun.
    b) Auf lange Sicht sind die Bürger selbst verantwortlich dafür, ob sie eine gute oder schlechte Regierung haben, national und lokal.
18. a) Ob eine sexuelle Erfahrung befriedigend ist oder nicht, hängt zum großen Teil von einem selber ab.
    b) Ob man sexuell zufrieden ist oder nicht, hängt von sehr vielen Umständen ab.
19. a) Wer einen schlechten Urlaub hinter sich hat, der hat meiner Meinung nach vor allem Pech gehabt.

b) Wer einen schlechten Urlaub verbringt, hat bei der Vorbereitung oder sonst irgendwo einen Fehler gemacht.
20. a) Manche sexuellen Erlebnisse sind befriedigend, manche sind es weniger – das hängt von vielen zufälligen Faktoren ab.
b) Wer in sexueller Hinsicht unzufrieden ist, hat einfach nicht genug getan, um seine Situation zu verbessern.

## L. Lazarus Assertive Questionnaire

Name: ..........................................................
Datum: ..........................................................

Bitte lesen Sie die nun folgenden Fragen sorgfältig durch und streichen Sie dann bitte JA oder NEIN in dem Sinne deutlich an, wie es für Sie persönlich eher zutrifft!

1. Wenn jemand sich höchst unfair verhält, gelingt es Ihnen dann normalerweise nicht, ihn darauf aufmerksam zu machen? JA NEIN
2. Sind Sie stets sorgfältig darauf bedacht, Ärger mit anderen Leuten zu vermeiden? JA NEIN
3. Gehen Sie oft sozialen Kontakten aus dem Weg, weil Sie befürchten, etwas Falsches zu tun oder zu sagen? JA NEIN
4. Wenn ein Freund Ihr Vertrauen mißbraucht, sagen Sie dann ehrlich, wie Sie fühlen und denken? JA NEIN
5. Wenn Sie mit jemandem zusammenwohnten, würden Sie darauf bestehen, daß er oder sie sich an der Hausarbeit beteiligt? JA NEIN
6. Wenn ein Angestellter in einem Geschäft einen Kunden bedient, der erst nach Ihnen gekommen ist, würden Sie ihn darauf aufmerksam machen? JA NEIN
7. Sind Sie der Meinung, daß es nur wenige Menschen gibt, mit denen Sie ein entspanntes und freundschaftliches Verhältnis haben? JA NEIN
8. Würden Sie zögern, einen guten Freund um ein paar Mark anzupumpen? JA NEIN
9. Würden Sie jemanden, der 10 Mark von Ihnen geliehen hat, an seine Schulden erinnern, wenn er sie offensichtlich vergessen hat? JA NEIN
10. Fällt es Ihnen schwer, Ihr Mißfallen zu äußern, wenn jemand Sie andauernd belästigt? JA NEIN
11. Würden Sie in einem überfüllten Versammlungssaal eher hinten stehen bleiben als sich vorne einen Platz suchen? JA NEIN
12. Wenn jemand im Kino hinten dauernd vor Ihren Stuhl tritt, würden Sie ihm sagen, er solle bitte damit aufhören? JA NEIN
13. Wenn ein Freund Sie grundsätzlich sehr spät abends anruft, wenn Sie meist schon schlafen, würden Sie ihm sagen, er sollte bitte damit aufhören? JA NEIN
14. Wenn jemand, während Sie sich noch mit ihm unterhalten, plötzlich anfängt, mit einem anderen zu reden, würden Sie ihm dann Ihr Befremden ausdrücken? JA NEIN

15. Stellen Sie sich vor, Sie säßen in einem sehr vornehmen   JA   NEIN
    Restaurant und bekämen statt des bestellten gut durch-
    gebratenen Steaks ein halb rohes; würden Sie den Ober
    bitten, es nachbraten zu lassen?
16. Wenn der Vermieter Ihres Appartements es trotz seiner   JA   NEIN
    Zusage unterläßt, notwendige Reparaturen auszuführen,
    würden Sie dann darauf bestehen?
17. Würden Sie ein fehlerhaftes Kleidungsstück umtauschen,   JA   NEIN
    das Sie vor ein paar Tagen gekauft haben?
18. Wenn jemand, den Sie respektieren, eine Meinung vertritt,   JA   NEIN
    die Sie schärfstens ablehnen, würden Sie es wagen, Ihre
    eigene Meinung dagegenzusetzen?
19. Können Sie normalerweise „nein" sagen, wenn Leute un-   JA   NEIN
    vernünftige Forderungen stellen?
20. Sind Sie der Meinung, daß Menschen für ihre Rechte   JA   NEIN
    kämpfen sollten?

## M. Body Cathexis Scale

Name: ........................................

Datum: ........................................

Im folgenden finden Sie eine Liste von Körperteilen und Körperzuständen, die in charakteristischer Weise zu Ihnen gehören oder auf Sie bezogen sind. Nehmen Sie sich bitte jeden einzelnen Punkt dieser Liste vor und schätzen Sie Ihre Gefühle bezüglich dieses Körperteils oder Körperzustands bei Ihnen ein. Fassen Sie bitte Ihre Antwort mit einer der folgenden Zahlen zusammen. Und zwar bedeuten die Zahlen:

1 = dazu habe ich starke positive Gefühle
2 = dazu habe ich in Maßen positive Gefühle
3 = dazu habe ich keine Gefühle, weder positiv noch negativ
4 = dazu habe ich in Maßen negative Gefühle
5 = dazu habe ich starke negative Gefühle

Tragen Sie bitte diejenige Zahl, die am ehesten Ihre *wahren Gefühle* darstellt, in den freien Raum vor jedem einzelnen Punkt ein!

............ 1. Haare
............ 2. Gesichtsfarbe
............ 3. Appetit
............ 4. Hände
............ 5. Haare am Körper
............ 6. Nase
............ 7. Klitoris
............ 8. Körperausscheidungen
............ 9. Muskelstärke
............ 10. Taille
............ 11. Schamhaare
............ 12. Pobacken
............ 13. Ohren
............ 14. Alter
............ 15. Kinnpartie
............ 16. Körperbau, Figur
............ 17. Gesichtsprofil
............ 18. Körpergröße
............ 19. Schärfe der Sinne
............ 20. Schulterbreite
............ 21. Brustwarzen
............ 22. Brüste
............ 23. Augen
............ 24. Lenden
............ 25. Hüften
............ 26. Widerstandsfähigkeit gegen Krankheiten
............ 27. Beine
............ 28. Zähne, vom Standpunkt der Schönheit
............ 29. Sexualtrieb
............ 30. Füße
............ 31. Schlaf
............ 32. äußere Genitalien, Schamlippen
............ 33. Stimme
............ 34. allgemeine Gesundheit
............ 35. Sexualverkehr
............ 36. Körperhaltung
............ 37. Gesichtszüge
............ 38. Feuchtigkeitsabsonderung in der Scheide (Lubrikation)
............ 39. Gewicht
............ 40. Sexualorgane

# N. Interpersonal Relationship Scale (IRS)

Name: ..............................................
Datum: ..............................................

Dieser Fragebogen ist dazu bestimmt, Ihre Gefühle und Einstellungen in bezug auf die Beziehung zu Ihrem Partner zu erfassen. Und zwar Ihre Partner-Beziehung, *wie sie tatsächlich ist, und nicht wie Sie finden, daß sie sein sollte.* Bitte lesen Sie jede Feststellung ganz sorgfältig durch und nehmen Sie dann zu jeder Feststellung in dem Sinn Stellung, daß Sie ankreuzen, ob diese Feststellung in bezug auf Ihre Partner-Beziehung ............................ ist.

sehr richtig = SR
eher richtig als falsch = R
unentschlossen, neutral = N
eher falsch als richtig = F
sehr falsch = SF

Bitte machen Sie im Anschluß an jede Feststellung ein deutliches Kreuz durch die *für Sie tatsächlich* zutreffende Antwort. Wichtig ist, daß Sie dabei auch ehrlich gegen sich selber sind!

1. Wenn ernste Meinungsverschiedenheiten zwischen uns entstehen, dann respektiere ich auch die Meinung meines Partners.    SR   R   N   F   SF
2. Mir ist es nicht unangenehm, so gut wie alles meinem Partner zu sagen, was mir auf dem Herzen liegt.    SR   R   N   F   SF
3. Ich glaube, daß es mir auch möglich ist, meinem Partner gegenüber meine Schwächen zu offenbaren.    SR   R   N   F   SF
4. Meinem Partner gegenüber bin ich eher vorsichtig und gehe auf Nummer Sicher.    SR   R   N   F   SF
5. Mir ist es möglich, meinem Partner gegenüber tiefe und starke Gefühle auszudrücken.    SR   R   N   F   SF
6. Ich kann meinen Partner akzeptieren, auch wenn wir unterschiedlicher Meinung sind.    SR   R   N   F   SF
7. Meistens glaube ich, was mir mein Partner sagt.    SR   R   N   F   SF
8. Wenn mir Schlechtes widerfährt, ist es mir lieber, ich kann das mit meinem Partner teilen.    SR   R   N   F   SF
9. Wenn ich mich einsam fühle, möchte ich gern mit meinem Partner zusammen sein.    SR   R   N   F   SF
10. Wenn mir Schwierigkeiten bevorstehen, teile ich das lieber auch meinem Partner mit.    SR   R   N   F   SF
11. Ich fühle mich wohl, wenn ich mit meinem Partner alleine bin.    SR   R   N   F   SF

| | | | | | |
|---|---|---|---|---|---|
| 12. Ich mache mir Gedanken, daß ich meinem Partner gegenüber keine Fehler begehe. | SR | R | N | F | SF |
| 13. Ich fühle mich meistens wohl, wenn wir zusammen sind. | SR | R | N | F | SF |
| 14. Ich habe Angst, daß mein Partner meine Gefühle verletzen könnte. | SR | R | N | F | SF |
| 15. Ich schaue der gemeinsamen Zukunft mit meinem Partner mit Optimismus entgegen. | SR | R | N | F | SF |
| 16. Ich teile und diskutiere auch meine Probleme mit meinem Partner. | SR | R | N | F | SF |
| 17. Ich verstehe und achte auch die Gefühle meines Partners. | SR | R | N | F | SF |
| 18. Ich kann meinem Partner gut zuhören und ihm/ihr dann auch helfen, seine/ihre Probleme zu lösen. | SR | R | N | F | SF |
| 19. Ich finde, mein Partner versteht mich häufig falsch. | SR | R | N | F | SF |
| 20. Ich glaube, mein Partner wäre mir gegenüber unaufrichtig, wenn er/sie etwas damit für sich erreichen könnte. | SR | R | N | F | SF |
| 21. In unserer Partner-Beziehung bin ich gelegentlich mißtrauisch und fürchte, ausgenützt zu werden. | SR | R | N | F | SF |
| 22. Ich erhalte sehr viel Sympathie und Verständnis von meinem Partner. | SR | R | N | F | SF |
| 23. Es gibt Zeiten, da kann ich meinem Partner nicht trauen. | SR | R | N | F | SF |
| 24. Wir sind uns beide sehr nahe. | SR | R | N | F | SF |
| 25. Genau gesehen glaube ich nicht, daß mein Partner mich wirklich versteht. | SR | R | N | F | SF |
| 26. Ich bin wohl besser dran, wenn ich meinem Partner nicht allzu sehr vertraue. | SR | R | N | F | SF |
| 27. Tiefe Gefühle zeige ich meinem Partner nicht. | SR | R | N | F | SF |
| 28. Es fällt mir schwer, mich ungezwungen zu verhalten, wenn ich mit meinem Partner zusammen bin. | SR | R | N | F | SF |
| 29. Ich glaube, mein Partner ist nur deswegen ehrlich zu mir, weil er sonst fürchtet, von mir durchschaut zu werden. | SR | R | N | F | SF |
| 30. In Wirklichkeit macht sich mein Partner gar nicht so sehr viel aus mir, wie er sich den Anschein gibt. | SN | R | N | F | SF |
| 31. Meine Art, Dinge zu tun, wird oft von ihm/ihr mißverstanden. | SR | R | N | F | SF |
| 32. Ich frage mich, wieviel sich mein Partner wirklich aus mir macht. | SR | R | N | F | SF |
| 33. Ich frage mich manchmal, was für versteckte Gründe mein Partner wohl haben mag, wenn er mir etwas Nettes tut. | SR | R | N | F | SF |

34. Es fällt mir schwer, meinem Partner etwas ganz Persönliches über mich selber mitzuteilen.  SR R N F SF
35. Manchmal halte ich mich lieber meinem Partner fern aus Angst, ich könnte etwas sagen oder tun, was ich später bereuen müßte.  SR R N F SF
36. Ich kann meinem Partner vertrauen, daß er seine Versprechen einhält.  SR R N F SF
37. Den Ratschlag meines Partners erachte ich nicht unbedingt als so sehr vertrauenswürdig.  SR R N F SF
38. Ich glaube nicht, daß mich mein Partner betrügen würde, selbst wenn er/sie sicher sein könnte, daß ich es nicht bemerke.  SR R N F SF
39. Auf meinen Partner kann ich mich verlassen, daß sie/er auch das tut, was sie/er sagt.  SR R N F SF
40. Mein Partner behandelt mich fair und gerecht.  SR R N F SF
41. Ich glaube, daß mein Partner auch das sagt, was er/sie meint, und nicht das, was er/sie glaubt, das ich hören möchte.  SR R N F SF
42. Ich kann wohl sicher sagen, daß mein Partner an meinem Wohlergehen interessiert ist.  SR R N F SF
43. Mein Partner meint es wirklich ernst mit seinen Versprechungen mir gegenüber.  SR R N F SF
44. Es fällt mir nicht leicht zu entscheiden, ob mein Partner mir wohl die Wahrheit sagt.  SR R N F SF
45. Obwohl mein Partner mir viel über sich erzählt und berichtet, finde ich es schwer, mir ein klares Bild zu verschaffen.  SR R N F SF
46. Was unsere Beziehung angeht, muß ich wachsam sein, sonst nutzt mich mein Partner aus.  SR R N F SF
47. Mein Partner ist verläßlich und redet nicht nur herum.  SR R N F SF
48. Mein Partner nimmt wirklich Anteil daran, was mit mir geschieht.  SR R N F SF
49. Wenn ich das Gefühl habe, daß gewisse Leute mich nicht leiden können, so kann ich das mit meinem Partner besprechen.  SR R N F SF
50. Ich kann mit meinem Partner auch besprechen, was mich beschäftigt, wenn ich mal mit einem anderen Mann/Frau (gemeint ist eine Person des anderen Geschlechts) zusammen bin.  SR R N F SF
51. Ich kann meinem Partner auch Dinge sagen, die mich sehr beschämen.  SR R N F SF
52. Ich streichele meinen Partner, wenn ich mich ihm/ihr sehr nahe fühle.  SR R N F SF

## O. Relationship Change Scale (RCS)

Name: .......................................................

Datum: .......................................................

Dieser Fragebogen soll darüber Aufschluß geben, ob und wie sich Ihre partnerschaftliche Beziehung in den letzten drei Monaten verändert hat. Unterstreichen Sie bitte die Feststellung, die *nach Ihrer Meinung* die richtige für Sie persönlich ist! Bitte seien Sie dabei so offen und ehrlich wie möglich, und antworten Sie bitte nicht, wie es idealerweise sein sollte, sondern wie Ihre Beziehung *tatsächlich zur Zeit* ist!

1. Innerhalb der letzten drei Monate ist mein Selbstwertgefühl
   a) sehr viel kleiner geworden, b) kleiner geworden, c) unverändert geblieben, d) größer geworden, e) viel größer geworden.
2. Das gute Einvernehmen mit meinem Partner hat in den letzten drei Monaten
   a) sehr nachgelassen, b) nachgelassen, c) blieb unverändert, d) wurde besser, e) wurde viel besser.
3. In den letzten drei Monaten habe ich das Gefühl, daß mein Partner mich als guten Gefährten/Gefährtin
   a) viel weniger schätzt, b) weniger schätzt, c) gleich schätzt, d) höher schätzt, e) viel höher schätzt.
4. Das Selbstwertgefühl meines Partners/Partnerin ist meiner Meinung nach in den letzten drei Monaten
   a) sehr zurückgegangen, b) zurückgegangen, c) gleich geblieben, d) gestiegen, e) sehr gestiegen.
5. In den letzten drei Monaten haben sich unsere Beziehungen
   a) sehr verschlechtert, b) verschlechtert, c) nicht geändert, d) verbessert, e) sehr verbessert.
6. Im Vergleich mit der Zeit vor drei Monaten ist meine Einsicht in die Wünsche und Bedürfnisse meines Partners
   a) viel geringer geworden, b) geringer geworden, c) gleich geblieben, d) größer geworden, e) viel größer geworden.
7. Im Vergleich mit der Zeit vor drei Monaten ist das Verständnis für meine eigenen Gefühle
   a) viel geringer geworden, b) geringer geworden, c) gleich geblieben, d) besser geworden, e) viel besser geworden.
8. Im Vergleich mit der Zeit vor drei Monaten verstehe ich die Gefühle meines Partners
   a) viel weniger, b) weniger, c) wie früher, d) besser, e) viel besser.
9. Im Vergleich mit der Zeit vor drei Monaten ist unser Gedankenaustausch
   a) viel schlechter geworden, b) schlechter geworden, c) gleich geblieben, d) besser geworden, e) viel besser geworden.

10. Im Vergleich mit der Zeit vor drei Monaten ist mein Verständnis und Einfühlungsvermögen für meinen Partner als Person
a) viel geringer geworden, b) geringer geworden, c) gleich geblieben, d) größer geworden, e) viel größer geworden.
11. Im Vergleich mit der Zeit vor drei Monaten ist meine Anteilnahme und Zuneigung zu meinem Partner
a) viel geringer geworden, b) geringer geworden, c) gleich geblieben, d) gewachsen, e) sehr gewachsen.
12. Im Vergleich mit der Zeit vor drei Monaten ist meine Offenheit gegenüber meinem Partner
a) viel geringer geworden, b) geringer geworden, c) gleich geblieben, d) besser geworden, e) viel besser geworden.
13. Im Vergleich mit der Zeit vor drei Monaten kann ich die Gefühle meines Partners
a) viel weniger verstehen, b) weniger verstehen, c) wie früher verstehen, d) besser verstehen, e) viel besser verstehen.
14. Im Vergleich mit der Zeit vor drei Monaten kann ich meinem Partner
a) viel schlechter zuhören, b) schlechter zuhören, c) wie früher zuhören, d) besser zuhören, e) viel besser zuhören.
15. Im Vergleich mit der Zeit vor drei Monaten ist mein Vertrauen zu meinem Partner
a) viel geringer geworden, b) geringer geworden, c) gleich geblieben, d) größer geworden, e) viel größer geworden.
16. Im Vergleich mit der Zeit vor drei Monaten ist mein Gefühl der Intimität und Zusammengehörigkeit mit meinem Partner
a) viel geringer geworden, b) geringer geworden, c) gleich geblieben, d) besser geworden, e) viel besser geworden.
17. Im Vergleich mit der Zeit vor drei Monaten ist mein Vertrauen in die Stabilität unserer Beziehung
a) viel geringer geworden, b) geringer geworden, c) gleich geblieben, d) gewachsen, e) sehr gewachsen.
18. Im Vergleich mit der Zeit vor drei Monaten ist unsere Möglichkeit, Meinungsverschiedenheiten zu bereinigen,
a) viel schlechter geworden, b) schlechter geworden, c) wie früher, d) besser geworden, e) viel besser geworden.
19. Im Vergleich mit der Zeit vor drei Monaten ist unsere Zufriedenheit mit unserer sexuellen Beziehung
a) viel schlechter geworden, b) schlechter geworden, c) gleich geblieben, d) besser geworden, e) viel besser geworden.
20. Im Vergleich mit der Zeit vor drei Monaten sind meine Schwierigkeiten, mich mit meinem Partner auszusprechen,
a) viel geringer geworden, b) geringer geworden, c) gleich geblieben, d) größer geworden, e) viel größer geworden.

21. Im Vergleich mit der Zeit vor drei Monaten ist meine Fähigkeit, meinem Partner gegenüber positive Gefühle auszudrücken,
a) viel schlechter geworden, b) schlechter geworden, c) wie früher, d) besser geworden, e) viel besser geworden.
22. Im Vergleich mit der Zeit vor drei Monaten ist meine Fähigkeit, meinen Partner auch mal in konstruktiver Weise zu kritisieren,
a) viel geringer geworden, b) geringer geworden, c) gleich geblieben, d) größer geworden, e) viel größer geworden.
23. Im Vergleich mit der Zeit vor drei Monaten ist meine Bereitschaft, meine persönlichen Angelegenheiten mit meinem Partner zu besprechen,
a) viel geringer geworden, b) geringer geworden, c) gleich geblieben, d) gewachsen, e) sehr gewachsen.
24. Im Vergleich mit der Zeit vor drei Monaten ist meine Bereitschaft, dem Ausdruck der positiven Gefühle meines Partners mir gegenüber Glauben zu schenken und sie anzunehmen,
a) viel geringer geworden, b) geringer geworden, c) gleich geblieben, d) größer geworden, e) viel größer geworden.
25. Im Vergleich mit der Zeit vor drei Monaten ist meine Fähigkeit, mit der Kritik meines Partners fertig zu werden,
a) viel kleiner geworden, b) kleiner geworden, c) gleich geblieben, d) größer geworden, e) viel größer geworden.
26. Im Vergleich mit der Zeit vor drei Monaten ist meine Vorstellung, wie ich mir die zukünftige Beziehung zu meinem Partner wünsche,
a) viel negativer geworden, b) negativer geworden, c) nicht verändert, d) positiver geworden, e) viel positiver geworden.

## P. Locke-Wallace-Marital-Adjustment-Test

Name: ..................................................
Datum: ..................................................

Bitte füllen Sie diesen Test nur dann aus, wenn eine der beiden folgenden Feststellungen auf Sie zutrifft!
1. Ich bin verheiratet und habe Kinder.  ☐ JA ☐ NEIN
2. Ich lebe mit einem festen Partner zusammen (egal ob verheiratet oder nicht).  ☐ JA ☐ NEIN
Und zwar lebe ich seit ............ Jahren mit meinem Partner zusammen und habe ............ Kinder im Alter von ..................... Jahren (bitte ausfüllen!)

Wenn Sie nun einmal Ihre gegenwärtige Partnerschaft/Ehe so *ganz allgemein, rundum und insgesamt* einschätzen, wie glücklich bzw. unglücklich würden Sie die Beziehung zu Ihrem Partner sehen? Bitte machen Sie auf der untenstehenden Skala dort ein Kreuz, wo es *Ihres Erachtens* in bezug auf Ihre Partnerschaft *zur Zeit* am ehesten zutrifft!

| sehr glücklich | glücklich | einigermaßen zufrieden | weder noch neutral | einigermaßen unzufrieden | unglücklich | sehr unglücklich |
|---|---|---|---|---|---|---|

Bitte schätzen Sie jetzt das ungefähre Maß an Übereinstimmung bzw. Meinungsverschiedenheit zwischen Ihnen und Ihrem Partner in den folgenden Punkten ein. Bitte benutzen Sie, um die für Sie zutreffende Antwort auszudrücken, den nachfolgenden Schlüssel, so daß Sie nur die jeweilige Zahl einzutragen brauchen!

1 = Darin stimmen wir immer überein
2 = Darin stimmen wir fast immer überein
3 = Darin stimmen wir überwiegend überein
4 = ausgewogen, mal Ja mal Nein
5 = Darin haben wir überwiegend Meinungsverschiedenheiten
6 = Darin haben wir fast immer Meinungsverschiedenheiten
7 = Darin haben wir immer Meinungsverschiedenheiten

1. Wie mit dem Geld umgegangen werden soll: ............ (hier Zahl einsetzen!)
2. Was wir mit der Freizeit oder dem Urlaub anfangen: ............
3. Wie wir zueinander Gefühle und Zuneigung ausdrücken: ............
4. Wie wir geselligen Umgang mit Freunden und Bekannten haben wollen: ............
5. Wie wir unsere sexuelle Beziehung zueinander gestalten wollen: ............
6. Welche Meinung wir in bezug auf lebenspraktische Aspekte haben, wie z. B. Umgangsformen, Benehmen usw.: ............
7. Welche Meinung wir in bezug auf bestimmte lebensphilosophische Aspekte haben, wie z. B. Sinn des Lebens, Politik usw. ............

8. Wie wir die Beziehung zu unseren Verwandten, besonders den Eltern, halten wollen: ............

BITTE UNTERSTREICHEN SIE BEI DEN FOLGENDEN FESTSTELLUNGEN UND FRAGEN DIE FÜR SIE ZUTREFFENDE ANTWORT:

9. Wenn Meinungsverschiedenheiten entstehen, enden sie meistens damit, daß a) mein Partner nachgibt, b) ich nachgebe, c) wir beide uns einigen können.
10. Unsere Unternehmungen außerhalb von zu Hause machen wir:
    a) alle zusammen, b) einige zusammen, c) wenige zusammen, d) keine zusammen.
11. In Ihrer Freizeit würden Sie am liebsten:
    a) alleine weggehen, b) mit Ihrem Partner ausgehen, c) alleine zu Hause bleiben, d) mit Ihrem Partner zu Hause bleiben.
12. In seiner Freizeit bevorzugt es Ihr Partner:
    a) alleine wegzugehen, b) mit Ihnen zusammen auszugehen, c) alleine zu Hause zu bleiben, d) mit Ihnen zusammen zu Hause zu bleiben.
13. Ist Ihnen schon mal der Gedanke gekommen, besser nicht geheiratet zu haben?
    a) häufig, b) gelegentlich, c) selten, d) nie.
14. Wenn Sie Ihr Leben noch einmal von vorne leben könnten, glauben Sie, daß Sie:
    a) die gleiche Person wieder heiraten würden
    b) einen anderen Menschen heiraten würden
    c) gar nicht heiraten würden
    (Bitte nur ausfüllen, wenn Sie verheiratet sind!)
    Wenn Sie Ihr Leben noch einmal von vorne leben könnten, glauben Sie, daß Sie:
    a) wieder mit dem gleichen Partner zusammen leben wollten
    b) mit jemand anders zusammen leben wollten
    c) lieber alleine leben wollten
15. Wie sehr vertrauen Sie Ihrem Partner?
    a) fast nie, b) selten, c) in vielen Dingen, d) immer

BITTE NUR AUSFÜLLEN, WENN SIE KINDER HABEN!

16. Wie glücklich bzw. unglücklich sind Sie persönlich zur Zeit mit Ihren Kindern?
    a) sehr glücklich, b) einigermaßen zufrieden, c) weder noch, neutral, d) einigermaßen unzufrieden, e) unglücklich.
17. Wie glücklich bzw. unglücklich, glauben Sie, ist Ihr Partner zur Zeit mit den Kindern?
    a) sehr glücklich, b) einigermaßen zufrieden, c) weder noch, neutral, d) einigermaßen unzufrieden, e) unglücklich.

## Q. Family Life Questionnaire (FLQ)

Name: .................................................. Datum: ..................................................

Dieser Fragebogen soll erfassen, *wie Sie / Du und Ihre / Deine Familie* miteinander zurechtkommen / zurechtkommst.
Familie bedeutet: die eine oder die mehreren Personen, mit denen zur Zeit in einer Beziehung, Partnerschaft/Ehe oder Familie zusammengelebt wird.
Es gibt vier Möglichkeiten, die nachfolgenden Fragen zu beantworten:

sehr richtig = SR
eher richtig als falsch = R
eher falsch als richtig = F
sehr falsch = SF

Bitte machen Sie ein deutliches Kreuz durch die Antwort, die Ihrer/Deiner Meinung nach heute für Ihre/Deine Familie zutrifft.
Fühlen Sie sich bei jeder Frage auch ganz persönlich als Mitglied der „Familie" angesprochen!

1. Das Leben ist leicht und lustig, wenn wir alle zusammen sind. — SR R F SF
2. Unter uns ist irgendeiner, der sich über die geringste Kleinigkeit aufregt. — SR R F SF
3. Unter uns ist immer mindestens einer, der sein Leben nicht richtig genießen kann, weil er immer meint, das tun zu müssen, was die anderen sagen. — SR R F SF
4. Bei uns zu Hause passiert es selten, daß jemand weinen oder sich beklagen muß. — SR R F SF
5. Wenn bei uns die ganze Familie beisammen ist, geht es viel ruhiger und freundlicher zu als bei den meisten anderen Familien, die ich kenne. — SR R F SF
6. Bei uns in der Familie wird auch schon mal gelobt und Nettes zueinander gesagt. — SR R F SF
7. Ich kenne einen in der Familie, der meiner Meinung nach zu oft seinen eigenen Willen durchsetzt. — SR R F SF
8. Ich kenne mindestens einen in unserer Familie, auf dem meiner Meinung nach zu viel herumgehackt wird. — SR R F SF
9. Fast immer streitet sich einer mit einem anderen in der Familie herum. — SR R F SF
10. Eigentlich erwarte ich von keinem in der Familie, daß er mich wirklich versteht. — SR R F SF
11. Insgesamt gesehen glaube ich nicht, daß viele andere Familien so glücklich zusammen leben wir wir. — SR R F SF

Name: ..................................................

12. Manche meiner Gedanken und Gefühle möchte ich den anderen in meiner Familie nicht anvertrauen.    SR R F SF
13. In unserer Familie kritisiert eigentlich ständig einer den anderen.    SR R F SF
14. Wenn ich den ganzen Tag unterwegs war, freue ich mich wieder auf zu Hause.    SR R F SF
15. Ich freue mich meistens darauf, mit den anderen aus meiner Familie zusammen Abendbrot zu essen.    SR R F SF
16. In unserer Familie wird fast gar nicht gelogen.    SR R F SF
17. Ich kenne einen in der Familie, der immer im Mittelpunkt stehen will.    SR R F SF
18. Wir können uns nur schwer darüber einigen, was wir zusammen unternehmen wollen.    SR R F SF
19. Ich kenne einen in meiner Familie, der sich einfach nicht kritisieren läßt, auch wenn er unrecht hat.    SR R F SF
20. Ich bin wirklich fast immer gern mit meiner Familie zusammen.    SR R F SF
21. Ich kenne eine Familie, in der ich lieber wäre als in meiner.    SR R F SF
22. Oft sagt einer von uns etwas, was den anderen verletzt oder kränkt.    SR R F SF
23. Egal, welche Schwierigkeiten ich habe, es gibt immer jemanden in meiner Familie, an den ich mich wenden kann.    SR R F SF
24. Im großen und ganzen gehen wir nett miteinander um.    SR R F SF

## R. Stunden-Begleitbogen

Name: ................................................ Datum: ................................................

Dieser Fragebogen wird Ihnen zum Ende einer jeden Gruppensitzung ausgehändigt. Mit diesem Bogen soll erfaßt werden, was Sie in der Zeit seit der letzten Sitzung und vor allem in der heutigen Therapiestunde als besonders *hilfreich bzw. störend* erlebt haben. Zusätzlich werden Ihnen einige Fragen gestellt, die Ihre persönliche Meinung und Stimmung in einigen wesentlichen Aspekten berücksichtigen. Auch wenn sich dadurch dieser Fragebogen öfters wiederholt, beantworten Sie ihn bitte jedesmal erneut mit Sorgfalt und so offen und frei wie möglich.

1. Schätzen Sie bitte die folgenden Punkte jeweils getrennt voneinander danach ein, wie hilfreich bzw. störend sie Ihnen in bezug auf das Erreichen Ihres Therapieziels erschienen sind, und zwar in der heutigen Sitzung und in der Zwischenzeit seit der letzten Sitzung. Setzen Sie bitte vor jeden aufgeführten Punkt die für Sie zutreffende Zahl nach folgendem Schlüssel:

1 = sehr hilfreich
2 = einigermaßen hilfreich
3 = weder noch, neutral
4 = einigermaßen störend
5 = sehr störend.

Falls der eine oder andere Punkt aus der Liste heute oder in den vergangenen Tagen nicht aktuell gewesen ist, so lassen Sie ihn einfach aus. Also nur zu den Geschehnissen Stellung nehmen, die Ihres Erachtens tatsächlich passiert sind!

1. ......: mit einer Gruppe von Frauen zusammen sein, die das gleiche Problem haben wie ich.
2. ......: einen Lehr-Film sehen über das sexuelle Verhalten anderer.
3. ......: einen Bericht lesen über sexuelle Fakten.
4. ......: die Gruppenleiter vermitteln Fakten über Sexualität, die mir zwar bekannt waren, dabei aber unangenehm sind.
5. ......: die Gruppenleiter vermitteln Fakten über Sexualität, die mir neu waren.
6. ......: innerhalb der Gruppe über Sexualität diskutieren und dabei von anderen etwas Persönliches erfahren.
7. ......: innerhalb der Gruppe über Sexualität diskutieren und dabei den anderen etwas Persönliches von mir mitteilen.
8. ......: die Durchführung der „Hausaufgabe" zur heutigen Gruppenstunde. Und zwar war das: ................................................
................................................

9. ......: Informationen über die Genitalien erhalten, wo sich was im einzelnen befindet und welche Funktionen alles hat.
10. ......: die sog. *Kegel*-Übungen, Trainieren des sog. PC-Muskels.
11. ......: Atmungs- und Bewegungsübungen zur allgemeinen Lockerung.
12. ......: Atmungs- und Bewegungsübungen zum Orgasmus / Rollenspiel des Orgasmus.
13. ......: Information über das Thema Masturbation und Diskussion in der Gruppe.
14. ......: ich stelle selber Fragen zum sexuellen Verhalten von Mann und Frau und erhalte Antwort von Gruppenleitern und anderen Gruppenteilnehmern.
15. ......: der Umstand, daß ein weiblicher Gruppenleiter anwesend ist.
16. ......: der Umstand, daß ein männlicher Gruppenleiter anwesend ist.
17. ......: der Umstand, daß ein Mann und eine Frau als Gruppenleiter zusammenarbeiten.
18. ......: die Gruppenleiter zeigen Gefühl und Verständnis für die Schwierigkeiten, die ich oder andere in der Gruppe haben.
19. ......: die Gruppenleiter erzählen von eigenen sexuellen Erfahrungen und Erlebnissen und wie sie sich selber sexuell verhalten.
20. ......: die Gruppenleiter erzählen von eigenen sexuellen Schwierigkeiten und wie sie damit umgegangen sind.
21. ......: in der Gruppe über meine eigenen Erfahrungen und Erlebnisse mit der Durchführung der „Hausaufgabe" reden können und sie mit den Erfahrungen der anderen austauschen.
22. ......: in der gemeinsamen Gruppensitzung erfahren, daß andere schon Fortschritte gemacht haben.
23. ......: in der gemeinsamen Gruppensitzung erfahren, daß andere noch größere Schwierigkeiten haben als ich selber.
24. ......: Erklären und Diskussion der Frage, wie kann ich für mein eigenes Leben selber Verantwortlichkeit übernehmen?
25. ......: in der Gruppe Gefühle wie z. B. Freude, Ärger oder Trauer zeigen können.
26. ......: über mein eigenes Leben erzählen können, vor allem über frühere prägende sexuelle Erlebnisse in Kindheit und Jugend.
27. ......: über momentane oder frühere Probleme mit Lebenspartnern sprechen können, z. B. auch über familiäre und eheliche Schwierigkeiten.
28. ......: über Probleme mit meinem Partner oder mit Männern allgemein sprechen können, die meines Erachtens mit meinen sexuellen Schwierigkeiten irgendwie zusammenhängen.
29. ......: diesen Stunden-Begleitbogen ausfüllen können und damit klar ausdrücken können, was mir hilft und was mich stört.
30. ......: etwas anderes, was in dieser Liste nicht enthalten ist, und zwar:
................................................................................

2. Wie wichtig empfinden Sie zur Zeit für sich persönlich Sexualität?
BITTE JETZT JEWEILS DAS ZUTREFFENDE DEUTLICH UNTERSTREICHEN!
sehr wichtig / einigermaßen wichtig / neutral / einigermaßen unwichtig / ganz unwichtig
3. Wie attraktiv finden Sie sich zur Zeit?
sehr attraktiv / einigermaßen attraktiv / weder noch / einigermaßen unattraktiv / sehr unattraktiv
4. Wie stark ist zur Zeit Ihr Bedürfnis nach Therapie Ihrer sexuellen Probleme?
sehr / einigermaßen stark / neutral / einigermaßen schwach / ganz wenig
5. Wie stark und wie gut empfinden Sie zur Zeit Ihre Teilnahme an dieser Gruppe?
sehr gut / einigermaßen gut / weder noch / etwas unbefriedigend / ganz unbefriedigend
6. Wie optimistisch sind Sie zur Zeit bezüglich des Erfolgs dieser Gruppentherapie?
sehr optimistisch / einigermaßen optimistisch / weder noch / einigermaßen pessimistisch / ganz pessimistisch
7. Wie sehr haben Sie heute für sich selber Unterstützung und Hilfe durch die anderen Gruppenteilnehmerinnen erhalten?
sehr / einigermaßen / weder noch / wenig / gar nicht
8. Wie sehr haben Sie heute für sich selber Unterstützung und Hilfe durch die Gruppenleiterin erhalten?
sehr / einigermaßen / weder noch / wenig / gar nicht
9. Wie sehr haben Sie heute für sich selber Unterstützung und Hilfe durch den Gruppenleiter erhalten?
sehr / einigermaßen / weder noch / wenig / gar nicht
10. Wie sehr, empfinden Sie zur Zeit, haben Sie selber die Macht in Ihren Händen, an Ihren Schwierigkeiten etwas zu verändern?
sehr / einigermaßen / weder noch / wenig / gar nicht
11. Wie unzufrieden oder zufrieden sind Sie insgesamt mit der heutigen Gruppensitzung?
sehr zufrieden / einigermaßen zufrieden / weder noch / einigermaßen unzufrieden / sehr unzufrieden

## S. Informationsblatt

Die folgende Information stellt eine Übersicht über den sexuellen Reaktionszyklus dar, wie ihn hauptsächlich *Masters & Johnson* (1966) und *Kaplan* (1974) mit ihren Untersuchungen erforscht haben. Die folgende Information soll ebenfalls dazu dienen, zu verdeutlichen, wie viele falsche Annahmen in unserer Gesellschaft bestehen über männliche und weibliche Anatomie und Physiologie im sexuellen Bereich. Vor allen Dingen, wie viele falsche Annahmen bestehen über Unterschiede zwischen dem sexuellen Reaktionszyklus bei Mann und Frau. Was die Sexualität angeht, sind die Reaktionsabläufe bei Mann und Frau so gut wie identisch und nicht, wie so viele Theorien versucht haben zu behaupten, so völlig unterschiedlich.

Zur Anatomie der männlichen Genitalien: Der Penis des Mannes besteht hauptsächlich aus erektionsfähigen Schwellkörpern (corpus cavernosum und corpus spongiosum). Die Erektion des Penis erfolgt aufgrund verstärkten Blutandranges in den Schwellkörpern. Diese Blutzufuhr ist wiederum Folge sexueller Erregung. Der Erektionsvorgang ist gesteuert durch das parasympathische Nervengeschehen, was insofern für jeden Mann von Bedeutung ist, als die Erektion nicht unserer willkürlichen Kontrolle unterliegt. Die beiden Hoden sind im Hodensack (Skrotum) enthalten. Der Hodensack bildet sich im fötalen Stadium aus dem Zusammenwachsen der beiden weiblichen äußeren Schamlippen (labia majora). Der in den Hoden gebildete Samen (Sperma) wird in einer Zuleitung durch die Prostata geführt und gelangt danach in die Harnröhre und zur Harnröhrenöffnung im Penis. Die Prostata hat die Aufgabe, dem Samen eine Flüssigkeit zuzugeben, die mit dem Samen zusammen das Gesamt des Samenergusses darstellt. Bei Entzündungen der Prostata oder durch krankhafte Vergrößerung der Prostata im Alter kann der Samenerguß beim Geschlechtsverkehr schmerzhaft werden. Eine weitere, letztlich nicht ganz unbedeutende Rolle bei der Anatomie des Mannes spielt die sogenannte Cowper-Drüse: Sie scheidet bereits einige Minuten vor dem Samenerguß einige Tropfen eines Sekrets aus, die ebenfalls durch die Harnröhre nach außen gelangen und bereits nachweislich Sperma enthalten. Wenn also als empfängnisverhütende Methode der sog. ‚coitus interruptus' praktiziert wird, kann es trotzdem schon vorher durch diese paar Tropfen zu einer Befruchtung kommen.

Zur Anatomie der weiblichen Genitalien: Dem Penis entspricht bei der Frau die Klitoris, die zwar viel kleiner im Umfang ist, aber ebenfalls aus erektionsfähigen Schwellkörpern besteht. Die Klitoris besteht, wie der Penis, aus Schaft und Kuppe (ähnlich der Eichel) und hat darüber, wie der unbeschnittene Penis, eine Vorhaut, unter der sie bei beginnender sexueller Erregung hervorkommt, kurz vor dem Orgasmus unter Umständen aber wieder darunter verschwindet. Obwohl die Klitoris selbst an der Oberfläche kleiner ist als der Penis, so steht sie doch in enger Verbindung zum darunter liegenden Gewebe und den Schamlippen, die sich bei sexueller Erregung allesamt durch den Blutandrang ausweiten.

*Masters & Johnson* teilen den gesamten sexuellen Reaktionszyklus in vier Phasen auf:
1. Erregungsphase
2. Plateau-Phase
3. Orgasmus-Phase
4. Resolutionsphase (Lösung und Rückbildung)

*Kaplan* definiert den gesamten sexuellen Reaktionszyklus nach zwei relativ unabhängig voneinander reagierenden Abläufen:
1. die verstärkte Blutzufuhr in den Genitalien, die bei der Frau zur Lubrikation (Feuchtwerden) in der Vagina und beim Mann zur Erektion führt: *Vasokongestion*;
2. die zum Teil willkürlichen, überwiegend aber reflexhaft unwillkürlichen Muskelanspannungen, die bei der Frau zum Orgasmus und beim Mann zum Samenerguß (Ejakulation), der meist identisch ist mit dem Orgasmus, führen: *Myotonie*.

Ein ganz gutes Beispiel zur Veranschaulichung des sexuellen Reaktionszyklus ist das Niesen. Vergegenwärtigen Sie sich doch mal, wie so ein Niesen abläuft und wie es sich anfühlt, und Sie gewinnen ein grundsätzliches Verständnis für den gefühlshaften und psychologischen Ablauf der sexuellen Reaktion bei Mann und Frau: Kitzelt es Ihnen in der Nase (notwendige auslösende Stimulierung), steigt Ihnen das Blut zu Kopf, so daß Ihnen kurzzeitig ganz warm wird. Dann spannen sich die Muskeln an, besonders deutlich die Gesichtsmuskeln, aber auch Muskeln im restlichen Körper, die Anspannung wächst zu einem solchen Stau an, daß sich das Niesen mit explosiver Kraft löst. Das Blut verschwindet wieder aus dem Kopf und die Muskulatur entspannt sich. Und was für Gefühle haben Sie, wenn sich das Niesen wie eine Explosion löst??!!

Eine entsprechende sexuelle Erregung vorausgesetzt, füllt sich der Penis mit Blut und es kommt unter Mitwirkung der dazugehörigen Muskeln zur Erektion. Eine weniger bekannte Tatsache ist, daß auch die Klitoris zur Erektion kommt, so wie eine ziemlich große Menge Blut im Becken angestaut wird. Diese „weibliche Erektion" ist am besten zu erfassen durch die Lubrikation in der Vagina, die normalerweise 10–30 Sekunden nach Einsetzen einer sexuellen Stimulierung auftritt. Da hier das Wort „normalerweise" gebraucht wurde, soll an dieser Stelle eine ganz wichtige Nebenbemerkung einfließen: Die Erforschung der menschlichen Sexualität hat vor allem die Erkenntnis gebracht, daß es eine so reichhaltige Vielfalt individueller sexueller Abläufe gibt, daß man wirklich nicht mehr davon sprechen sollte, daß ein bestimmter Ablauf normal oder unnormal ist! So wäre es absolut verrückt, von *dem* Orgasmus sprechen zu wollen. Dazu gibt es einfach zu viele unterschiedliche Reaktions- und Erlebnismöglichkeiten.

In der Erregungsphase verdickt sich beim Mann die Haut des Hodensacks (Skrotum) und zieht die Hoden enger zum Körper hoch. Bei der Frau vergrößern sich die Schamlippen und bilden eine tunnelartige Ausweitung der Vagina. Die Vagina selbst nimmt in Länge und Ausweitung zu. In der Plateau-Phase erreicht der Penis seine volle Erektion, Hodensack und Hoden sind eng angezogen und vergrößert. In dieser Phase sondert die Cowper-Drüse einige Tropfen ab, die bereits Millionen an Sperma enthalten. Bei der Frau zieht sich die Klitoris unter die „Vorhaut" zurück, bleibt aber reizungsempfindlich. Die inneren Schamlippen schwellen weiter an und vollziehen die typische Farbveränderung ins Rote hinein. Auch die äußeren Schamlippen schwellen weiter an durch die anhaltende Blutzufuhr. Die Vagina hat nun ihre Größenausweitung abgeschlossen und ist anders in Größe und Form als zu Beginn. Der äußere Anteil der Vagina bildet die sogenannte „orgastische Plattform", die vor oder über dem sogenannten „PC-Muskel" (puboccocygeus) liegt. Der PC-Muskel umschließt die vaginale Öffnung wie ein Ring. Im äußeren Drittel der Vagina erfolgt nun dadurch eine Verengung, die den Durchmesser der Vagina um mindestens die Hälfte verkleinern kann: die sogenannte orgastische Manschette. Die Verfärbung der inneren Schamlippen ist ein untrügliches Zeichen für einen kurz darauf erfolgenden Orgasmus, wenn die sexuelle Stimulierung ohne Unterbrechung weiterläuft. Hierin liegt allerdings einmal ein wichtiger Unterschied zum sexuellen Reaktionszyklus des Mannes: Im Übergang zur Orgasmusphase erfährt der Mann ein Gefühl der Unvermeidbarkeit des Samenergusses für ca. 2–3 Sekunden („point of no return"), von da an läuft der Samenerguß über reflektorische Muskelkontraktionen unvermeidlich ab, auch ohne weitere Stimulierung. Die Frau hingegen braucht ständige weitere Stimulierung. Ein kleiner Unterschied, der zu großen Mißverständnissen und Enttäuschungen führen kann!

In der Orgasmusphase erfolgen bei Mann und Frau gleichermaßen mehrere Muskelanspannungen, die zunächst in Abständen von 0,8 Sekunden erfolgen und dann langsamer. Beim Mann erfolgen diese Muskelkontraktionen hauptsächlich im Penisschaft, aber auch in der Prostata und der Harn- und Samenzuleitung. Bei der Frau hauptsächlich um die orgastische Manschette der vorderen Vagina und im Uterus. Um das noch einmal zusammenzufassen: Der sexuelle zum Orgasmus führende Reaktionszyklus ist ein sensorisch-motorischer Reflexbogen. Die sensorische Stimulierung erfolgt durch die Berührung und Reizung einzelner Körperregionen (vor allem der primären und sekundären Geschlechtsorgane), und auch durch selbsterzeugte innere Stimulierung durch bestimmte sexuelle Vorstellungen und Phantasien (sehr wichtig!), und wenn genügend Stimulierung angestaut worden ist, erfolgt reflexhaft der Orgasmus, der, neben den psychischen Begleitkomponenten, in der Hauptsache aus motorischen Muskelanspannungen besteht. Diese Muskelkontraktionen bewirken das Zurückfluten des Blutes, so daß der intensive Blutandrang in Beckengegend und Genitalien sich auflöst. Dies wird als die Resolutionsphase bezeichnet. Ohne diese Muskelkontraktionen beim Orgasmus/bei der Ejakulation bleibt der Blutstau und kann zu erheblichen Beschwerden, in chronischen Fällen gar zu Infektionen führen. In der Resolutionsphase bilden sich beim Mann alle Veränderungen zurück, vor allem verliert sich die Erektion, und er braucht eine von Mann zu Mann ganz unterschiedliche Erholungszeit, um wieder zur Erektion und zum Samenerguß kommen zu können. Bei fast den meisten Männern ist der Orgasmus identisch mit dem Samenerguß. Eine Erektion ist dazu nicht immer notwendig. Die Frau sinkt nach der Resolutionsphase in vielen Fällen nur wieder auf die Plateau-Phase zurück und kann von daher in kürzester Zeit mehrfach zum Orgasmus kommen. Nach *Kinsey* sind nur 10 Prozent aller Männer in dieser Weise „multi-orgastisch".

Im Zusammenhang mit dem Orgasmus bei Mann und Frau (beim Mann ist der Orgasmus fast immer identisch mit dem Samenerguß) sollte hier eine Tatsache auf alle Fälle nicht unerwähnt bleiben, die auf der einen Seite sehr simpel klingt, auf der anderen Seite jedoch zu unübersehbaren Komplikationen und Mißverständnissen führt: *die „Orgasmus-Lücke"* (Orgasm gap). Zwischen dem Augenblick, in dem der durchschnittliche Mann normalerweise zum Samenerguß und Orgasmus kommt, und dem Augenblick, in dem die durchschnittliche Frau normalerweise zum Orgasmus kommt, klafft eine Zeitdifferenz von ca. 10 Minuten! *Kinsey* und Mitarbeiter fanden heraus, daß 75 Prozent aller Männer schon innerhalb der ersten zwei Minuten nach Eindringen in die Scheide zum Samenerguß kommen. *Masters & Johnson* bestätigten diese Erkenntnis mit ihren Forschungen in den 60er Jahren; Männer ejakulieren durchschnittlich 2½ Minuten nach Eindringen in die Vagina. Dagegen brauchen Frauen zum Aufbau genügender sexueller Erregung und zum Orgasmus durchschnittlich 12 Minuten beim Koitus. Für sehr viele Männer und Frauen sind gerade ungefähr diese 10 Minuten die Ewigkeit, die sie von Orgasmusfähigkeit und von ekstatischer Sexualität im gemeinsamen Orgasmus trennt.

Zum Abschluß dieses Informationsblattes soll noch eine ganz wichtige Bemerkung gemacht werden zum Thema *Orgasmus der Frau:* Wie aus dem Vorherigen hervorgeht, handelt es sich bei dem Orgasmus eigentlich ganz einfach nur um einen Reflex. Ein Reflex, dem lediglich genügend Stimulierung vorauszugehen braucht, um ihn auszulösen. Diese Stimulierung erfolgt neben selbsterzeugten innerlichen Reizen wie Gedanken, Vorstellungen, Phantasien überwiegend durch die Stimulierung bestimmter Körperregionen, so daß angenehme Gefühle von sexueller Lust und Spannung entstehen. Bei der Frage, welche Körperregionen es zu stimulieren gilt, um den Orgasmus schließlich auszulösen, stoßen wir auf den uralten Streit, der schon so viele Frauen und Männer verunsichert hat, nämlich ob man die *Vagina* oder die *Klitoris* reizen soll, um zu dem „richtigen Orgasmus" zu kommen. In den Köpfen sehr vieler Männer und Frauen existiert nämlich noch immer das Märchen, daß es *den einen richtigen Orgasmus* gibt (nämlich denjenigen, der durch das Hin- und Herbewegen des Penis in der Vagina ausgelöst wird) und daß alle anderen Arten von Orgasmen minderwertig, unreif oder gar abnorm und pervers seien. Als Folge dieses Irrglaubens fürchten sehr viele Männer immer noch, daß es beim Sex hauptsächlich auf die Dauer ihrer Erektion und die Länge ihres Penis ankommt, um die Frau zum Orgasmus zu bringen, und darüber hinaus haben sie auch nie gewagt, sich damit zu beschäftigen, wo überhaupt die Klitoris zu finden ist.

Die wissenschaftliche Erforschung der menschlichen Sexualität durch *Masters & Johnson* hat diesen alten Streit endgültig geklärt: *Es gibt nur eine Art des Orgasmus,* so unterschiedlich dieser auch immer von verschiedenen Frauen erlebt wird, und bei dieser einen Art des Orgasmus spielt die Stimulierung der Klitoris als Auslöser für den Orgasmus eine überragende Rolle. Viele Frauen empfinden darüber hinaus zweifellos auch die Stimulierung der Vagina durch den Penis als sehr aufregend und befriedigend, dies ist aber eher als ein psychologischer Umstand zu werten, bei dem auch eher neuere Lernprozesse eine Rolle spielen. Allein von der physiologischen Reizempfindlichkeit her ist eindeutig nachgewiesen, daß die Klitoris durch eine Unzahl von sensorischen Nervenendingungen äußerst reizempfänglich ist, während in der Vagina sogar kleinere chirurgische Eingriffe getätigt werden können, ohne daß ein Betäubungsmittel gebraucht würde! Tatsächlich kommt es hauptsächlich auf eine ausreichende Stimulierung der Klitoris an. Ein kleiner glücklicher Umstand hat bewirkt, daß die Unkenntnis des sexuellen Partners über die Bedeutung der Klitoris nicht zur totalen Frustration geführt hat: nämlich der Umstand, daß die Klitoris über die sie bedeckende Haut mit den inneren Schamlippen verbunden ist, so daß es indirekt zu einer Reizung der Klitoris kommen kann, wenn der Penis in der Vagina vor- und zurückgestoßen wird. Dieser kleine glückliche Umstand muß aber beileibe nicht immer eintreten!!

Zuletzt noch ein Hinweis zur Vermeidung des Irrtums, da der Orgasmus ja nur ein Reflex sei, komme es nur und ausschließlich auf eine genügende Stimulierung an: Diese Stimulierung zur sexuellen Erregung kann natürlich nur dann zur Auswirkung kommen, wenn die Person selber die anwachsende sexuelle Erregung auch zuläßt und nicht etwa durch störende Gedanken oder Angstgefühle unterbindet.

# T. Literaturverzeichnis

*Annon, J. S.:* The behavioral treatment of sexual disorders. Volume I: Brief therapy. Honolulu, 1974.
*Annon, J. S.:* The behavioral treatment of sexual disorders. Volume II: Intensive therapy. Honolulu, 1975. Enabling Systems Inc.
*Bach, G. R.* & *Deutsch, R. M.:* Pairing, 1970. Düsseldorf, 1972. Diederichs.
*Bales, R. F.:* Personality and interpersonal behavior. N.Y., 1970.
*Bandura, A.:* Social learning through imitation. In: *Jones,* M. R. (Ed.): Nebraska Symposium on Motivation. Lincoln, N.J., 1962.
*Bandura, A.:* Principles of behavior modification. N.Y., 1969.
*Bandura, A.:* Vicarious processes: A case of no-trial learning. In: *Berkowitz* (Ed).: Advances in exp. soc. psychology. Vol. 2. N.Y., 1965.
*Barbach, L. G.:* For yourself. The fulfillment of female sexuality. N.Y., 1975. Signet Book. (deutsch: Ullstein Verlag 1977).
*Bardwick, J.:* Psychology of woman: A study of bio-cultural conflicts. N.Y., 1971. Harper and Row.
*Barendregt, J. T.:* Onderzoek van fobieen. In: *Cassee, A. P.; Boeke, P. E.* & *Barendregt, J. T.* (Eds): Klinische Psychologie in Nederland. Deventer, 1973. Van Loghum Slaterus.
*Barnes, H. E.:* Humanistic existentialism. 1959, University of Nebraska Press, Lincoln.
*Baumgardner, H.* & *Perls, F.:* Gifts from Lake Cowichan/Legacy from Fritz. Palo Alto, 1975. Science and Behavior Books.
*Bayer, G.:* Methodische Probleme der Verhaltenstherapieforschung. In: *Kraiker, Ch.* (Hrsg.): Handbuch der Verhaltenstherapie. München, 1974. Kindler Verlag.
*Beauvoir, S. de:* Das andere Geschlecht / Sitte und Sexus der Frau. Hamburg, 1968. rororo.
*Belliveau, F.* & *Richter, L.:* Understanding human sexual inadequacy. N.Y., Bantam Books.
*Benedict, R.:* Patterns of culture. N.Y., 1934.
*Bereiter, C.:* Some persisting dilemmas in the measurement of change. In: *Harris, C. W.* (Ed.): Problems in measuring change. The University of Wisconsin Press, 1963, 3–30.
*Bergin, A. E.:* The evaluation of therapeutic outcomes. In: *Bergin, A. E.* & *Garfield, S. L.* (Eds.): Handbook of psychotherapy and behavior change. N.Y., 1971.
*Bergler, E.:* Frigidity in the female. Misconceptions and facts. Marriage Hygiene. 1947.
*Bertram, M.* und *Wendt, H.:* Sexuelle Phantasien, Persönlichkeit und Partnerschaft. Bonn, 1978. Unveröffentlichte Diplomarbeit, Universität Bonn.
*Berufsverband* Deutscher Psychologen e. V.: Berufsethische Verpflichtungen.

*Beutel, P.; Küffner, H.; Röck, E. & Schubö, W.:* Statistik-Programm-System für die Sozialwissenschaften (SPSS 7). 2. Aufl. Stuttgart, 1978.
*Binswanger, L.:* Ausgewählte Vorträge und Aufsätze. Bd. II, 11. Bern, 1974.
*Binswanger, L.:* Grundformen und Erkenntnisse des menschlichen Daseins. Zürich, 1953.
*Birren, J. E.:* Handbook of Aging and the Individual. Palo Alto, 1960.
*Bloch, D. A.* (Ed.): Techniques of family therapy. N.Y., 1973. Grune and Stratton.
*Boss, M.:* Psychoanalyse und Daseinsanalytik. Bern, 1957.
*Boss, M.:* Psychosomatische Medizin. Bern u. Stuttgart, 1954.
*Braun, S.* (Hrsg.): Catalog of sexual consciousness. N.Y., 1975. Grove Press Inc.
*Brecher, R. & Brecher, E.:* An analysis of human sexual response. N.Y., 1966. Signet Book.
*Buber, M.:* Das Problem des Menschen. Heidelberg, 1948.
*Burgard, R.:* Wie Frauen „verrückt" gemacht werden. Berlin, 1977. Frauenselbstverlag.
*Calderone, M. S.:* Children and masturbation. In: Forum: International journal of human relations. 11/76.
*Castaneda, C.:* Die Lehren des Don Juan. Ein Yaqui-Weg des Wissens. Frankfurt, 1973. Fischer.
*Castaneda, C.:* Eine andere Wirklichkeit. Neue Gespräche mit Don Juan. Frankfurt, 1975. Fischer.
*Cochran & Holloway:* In search for a merger. In: *Wexler & Rice* (Eds.): Innovations in clientcentered therapy. N.Y., 1974.
*Courtenay, J.:* The treatment of the female sexual anxiety. Los Angeles, 1972. Doctoral Dissertation University of California in Los Angeles.
*Crombach-Seeber & Crombach:* Sexual Interaction Inventory (SII). Fragebogen zur sexuellen Interaktion, Handauswertung (nach *Lo Piccolo* und *Steger*, 1974) DGVT-Materialien Nr. 10, Tübingen, 1977.
*Däumling, A. M.:* Sensitivity training. In: Gruppenpsychotherapie und Gruppendynamik. 2/1968.
*Däumling, A. M.; Fengler, J.; Nellessen, L. & Svenson, A.:* Angewandte Gruppendynamik. Stuttgart, 1974. Klett.
*Däumling, A. M.:* Psychologische Beratung und psychagogisch bzw. allgemein-psychotherapeutische Verfahren. In: *Schraml, W. J.:* Klinische Psychologie. Freiburg, 1970. Huber-Verlag.
*Dam, F. S. A. M. de et al.:* Het simultaan uitlokken von twee emoties. Doctoral werkstuk. Amsterdam, 1973.
*Davls, M.:* The sexual responsibility of women. N.Y., 1956. Dial Press.
*Davison, G.:* Elimination of a sadistic fantasy by clientcontrolled counterconditioning technique. In: Journal of abnormal psychology. 1968, 73, 84–90.

*Dodson, B.:* Liberating masturbation. N.Y., 1974.
*Dollard* & *Miller:* Personality and psychotherapy. N.Y., 1950.
*Downing, J.* (Ed.): Gestalt awareness. N.Y., 1976. Harper and Row.
*Eichner, K.* & *Habermehl, W.:* Repräsentative Analyse Sexueller Lebensformen. Frankfurt, 1978. Hoffmann und Campe.
*Ellis, A.:* Die rational-emotive Therapie (1962), München, 1975. Pfeiffer.
*Ellis, A.:* Humanistic psychotherapy. N.Y., 1974. McGraw-Hill.
*Ellis, A.:* Sex without guilt. N.Y., 1958/1966.
*Fagan, J.* & *Shepherd, I. L.* (Eds.): Gestalt therapy now. Palo Alto, 1970. Science and Behaviour Books.
*Fagan, J.* & *Shepherd, I. L.:* Life techniques in gestalt therapy. N.Y., 1970. Harper and Row.
*Faulk, M.:* Frigidity: A critical review. Archives of Sexual Behavior, 1973, 257–266.
*Feyerabend, P.:* Wider den Methodenzwang. Skizze einer anarchistischen Erkenntnistheorie. Frankfurt, 1976. Suhrkamp.
*Feyerabend, P.:* Die Wissenschaftstheorie – eine bisher unbekannte Form des Irrsinns? In: *Hübner, K.* und *Menne, A.* (Hrsg.): Natur und Geschichte – X. Deutscher Kongreß für Philosophie. Hamburg, 1973.
*Feyerabend, P.:* Über einen neueren Versuch, die Vernunft zu retten. Weinheim, 1978. Beltz-Leserdienst, Best.-Nr. 75039.
*Flamm, R.* & *Wendt, H.:* Persönlichkeit, Partnerschaft und Selbstbefriedigung. Bonn, 1978. Unveröffentlichte Diplomarbeit Universität Bonn.
*Floßdorf, B.:* Wie kommt die Wissenschaftstheorie zu ihrem Wissen. In: Psychologie Heute 5/78.
*Foucault, M.:* Sexualität und Wahrheit. Der Wille zum Wissen. Frankfurt, 1977. Suhrkamp.
*Frankl, V. E.:* Theorie und Therapie der Neurosen. München, 1975. UTB Rheinhardt Verlag.
*Freeman, J. T.:* Sexual capacities in the aging male. In: Geriatrics 1/61.
*Freud, S.:* Drei Abhandlungen zur Sexualtheorie. 1905. Frankfurt, 1961. Fischer.
*Friday, M.:* My secret garden. N.Y., 1973/74. Simon and Schuster.
*Friday, N.:* Forbidden flowers. N.Y., 1975. Simon and Schuster.
*Frings Keyes, M.:* The inward journey. Millbrae, Calif., 1974.
*Fromm, E.:* Die Kunst des Liebens. Frankfurt a. M., 1956.
*Grawe, K.:* Differentielle Psychotherapie I. Bern, 1976. Huber.
*Greenberg, J.* & *Archambault, F.:* Masturbation, self-esteem and other variables. In: The Journal of Sex Research 2/73, 9 (1), 41–45.
*Greenwald* & *Greenwald:* The sex-life letters. N.Y., 1972. Bantam.
*Guerney jun., B. G.:* Relationship enhancement. S.F., 1977. Jossey-Bass.
*Hartig, M.:* Selbstkontrolle. München, 1973. Urban und Schwarzenberg, Fortschritte der Klinischen Psychologie.

*Hartmann, W. E.* & *Fithian, M. A.:* Treatment of sexual dysfunction. A bio-psycho-social approach. N.Y., 1974. Jason Aronson.
*Hatcher, C.* & *Himmelstein, Ph.* (Eds.): The handbook of gestalt therapy. N.Y., 1976. Jason Aronson.
*Havighurst, R. J.:* Studies in development. Ohio State, 1955.
*Heimann, Lo Piccolo* & *Lo Piccolo:* Becoming orgasmic. New Jersey, 1976. Prentice Hall.
*Hesse, P. G.* & *Tembrock, G.:* Sexuologie. Band I (2. Aufl.). Leipzig, 1974.
*Hite, S.:* Hite-report. München, 1977. Bertelsmann.
*Holzkamp, K.:* Zum Problem der Relevanz psychologischer Forschung und Praxis. In: Psychologische Rundschau 11/1970.
*Husted, J.:.* The effect of method of systematic desensitization and presence of sexual communication in the treatment of female sexual anxiety by counterconditioning. L. A., 1972. Doctoral Dissertation. University of California in Los Angeles.
*Izard, C. E.:* Anxiety: A variable combination of interacting fundamental emotions. In: *Spielberger* (Ed.): Anxiety: current trends in theory and research. N.Y., 1972. Academic Press.
*Jacoby, R.:* Soziale Amnesie. Eine Kritik der konformistischen Psychologie von Adler bis Laing. Edition Suhrkamp, Frankfurt a. M., 1978.
*Johnson, L.:* Body cathexis as a factor in somatic complaints. In: Journal of Consulting Psychology, 1956, 20, 145–149.
*Johnson, L.:* Der körperorientierte Therapieansatz bei W. Reich und F. S. Perls. In: Integrative Therapie 2/77, 115–124.
*Kanfer, F.* & *Goldstein, A. P.:* Helping people change. N.Y., 1975. Pergamon Press.
*Kanfer, F.* & *Phillips, J. S.:* Learning foundations of behavior therapy. N.Y., 1970. Wiley and Sons.
*Kaplan, H. S.:* The new sex therapy. N.Y., 1974. Brunner and Mazel.
*Kaplan, H. S.:* The illustrated manual of sex therapy. N.Y., 1975. Quadrangle.
*Kaplan, H. S.:* Training of sex therapists. In: *Masters, W.* & *Johnson, V.:* Ethics in sex therapy, 1977.
*Kaplan, H.; Kohl, R.; Pomeroy, W.; Offiit, A.* & *Hogan, B.:* Group treatment of premature ejaculation. In: Archives of Sexual Behaviour 9/74, 3 (5), 443–452.
*Kegel, A.:* Sexual functions of the pubococcygeus muscle. In: Western Journal of Obstetrics and Gynecology, 1952, 60, 521.
*Keleman, S.:* Your body speaks its mind. N.Y., 1975. Simon and Schuster.
*Keleman, S.:* The human ground. Sexuality, self and survival. Palo Alto, 1975. Science and Behavior Books.
*Kemper, W.:* Die funktionellen Sexualstörungen. Stuttgart, 1950. Thieme.
*Kempler, W.:* Grundzüge der Gestalt-Familientherapie, Stuttgart, 1975. Klett.

*Kentler, H.:* Texte zur Sozio-Sexualität. UTB, Leske-Verlag, Opladen 1973.
*Kentler, H.:* Sexualität ist ein Sozialprodukt. In: Psychologie Heute, 1/1979.
*Kiesler, D.:* Some myths of psychotherapy research and the search for a paradigm. In: Psych. Bulletin, 1966, 65.
*Kinsey, Pomeroy & Martin:* Sexual behavior in the human male. Philadelphia (1st Ed.), 1948. W. B. Saunders Co.
*Kinsey, Pomeroy & Martin:* Sexual behavior in the human female. Philadelphia (1st Ed.), 1953. W. B. Saunders Co.
*Kockott, G.:* Sexuelle Störungen. München, 1977. Urban und Schwarzenberg, Fortschritte der Klinischen Psychologie.
*Koestenbaum, P.:* Existential sexuality. Choosing to love. New Jersey, 1974. Prentice Hall.
*Kohlenberg, R.:* Directed masturbation and the treatment of primary orgasmic dysfunctions. In: Archives of Sexual Behavior, 7/1974, 349–356.
*Kraiker, K.* (Hrsg.): Handbuch der Verhaltenstherapie. München, 1974. Kindler.
*Krause, M. & Wendt, H.:* Spontane therapeutische Wirksamkeit – eine Studie mit Inventaren aus der Sexualtherapie. Bonn, 1978. Unveröffentlichte Diplomarbeit, Universität Bonn.
*Kruse, L.:* Gruppen und Gruppenzugehörigkeit. Handbuch der Psychologie Bd. 7, 2, 1972.
*Kuhn, Th. S.:* Die Struktur wissenschaftlicher Revolutionen. Frankfurt 1967.
*Latner, J.:* The gestalt therapy book. N. ., 1973. Julian Press.
*Lazarus, A. A.:* The treatment of chronic frigidity by systematic desensitization. In: *Eysenck, H. J.* (Ed.): Experiments in behavior therapy. Oxford, 1964. Pergamon.
*Lehr, U.:* Die Situation der älteren Frau. In: Zeitschrift für Gerontologie. Heft 1. Darmstadt, 1978. Steinkopf Verlag.
*Lehr, U.:* Die psychologischen Veränderungen im Alter als Voraussetzung der Rehabilitation. In: Aktuelle Gerontologie, 5/75. Stuttgart, 1975. Thieme.
*Lehr, U. & Weinert, F.* (Hrsg.): Entwicklung und Persönlichkeit. Stuttgart, 1975. Kohlhammer.
*Lilly, J.:* Im Zentrum des Zyklons. Frankfurt, 1976. Fischer.
*Lobitz, W. & Lo Piccolo, J.:* The role of masturbation in the treatment of sexual dysfunction. Paper presented at the joint Oregon Psychological Ass. and Washington State Psych. Ass., 1971.
*Lobitz, W. & Lo Piccolo, J.:* The role of masturbation in the treatment of orgasmic dysfunction. In: Archives of Sexual Behavior, 2, 163–171, 1972.
*Lobitz, W. & Lo Piccolo, J.:* New methods in the behavioral treatment of sexual dysfunctions. In: Behavior Therapy and Experimental Psychiatry, Vol. 3, 1972, 265–271.

*London, P.:* The end of ideology in behavior modification. In: American Psychologist, 27, 1972.
*Lo Piccolo, J.* & *Steger, J.:* The sexual interaction inventory: A new instrument for assessment of sexual dysfunction. In: Archives of Sexual Behavior, Vol. 3, Nr. 6, 1974, 585–595.
*Lowen, A.:* Bioenergetics. N.Y., 1975. Penguin.
*Lowen, A.:* Pleasure. N.Y., 1970/1975. Penguin.
*Lowen, A.:* Love and orgasm. N.Y., 1965/1975. Collier Books.
*Maccoby, E.* & *Jacklin, D.:* The Psychology of Sex Differences. New York, 1974.
*Mahoney, M.:* Kognitive Verhaltenstherapie. München, 1977. Pfeiffer.
*Mahoney, M.:* Tendenzwende in der Verhaltenstherapie. In: Psychologie Heute 6/78.
*Mahoney, M.:* Cognitive and self-control therapies. In: *Garfield, L.* und *Bergin, A. E.* (Eds.): Handbook of psychotherapy and behavior change (2nd ed.). New York, 1975. Wiley.
*Mandel, A.; Mandel, K. H.; Stadter, E.* & *Zimmer, D.:* Einübung in Partnerschaft durch Kommunikationstherapie und Verhaltenstherapie. München, 1971. Pfeiffer.
*Mandel, K. H.:* Der andere Weg. Sexualtherapie durch Beeinflussung des Selbstwert- und Beziehungsgefühls. In: Sexualmedizin 10/1978.
*Mandel, K. H.; Mandel, A.* & *Rosenthal, H.:* Einübung der Liebesfähigkeit. Praxis der Kommunikationstherapie für Paare. München, 1975. Pfeiffer.
*Marquis, H.:* Orgasmic reconditioning: Changing sexual object choice through controlling masturbatory fantasies. In: Journal of Behavior Therapy and Experimental Psychiatry 1970, 1, 263–271.
*Masters, W.* & *Johnson, V.:* Human sexual response (1st ed.). Great Britain. Churchill/Livingstone, 1966.
*Masters, W.* & *Johnson, V.:* Impotenz und Anorgasmie. Frankfurt 1973. Govert-Krüger-Stahlberg.
*Masters, W.* & *Johnson, V.:* The pleasure bond. Boston, 1975. Bantam.
*Masters, W.* & *Johnson, V.* (Eds.): Ethics in sex-therapy and research. N.Y., 1977.
*May, R.:* Existential psychology. N.Y., 1960. Random House.
*May, R.:* Love and will. N.Y., 1969. Laurel Printing, Dell Publ. Co.
*Mc Carthy, B.:* A modification of Masters and Johnson sex therapy model in a clinical setting. In: Psychotherapy: Theory, Research, and Practice, Winter, 1973, 10, 200–204.
*Mc Carthy; Ryan* & *Johnson:* Sexual awareness. S.F., 1975. Boyd and Fraser.
*Mead, M.:* Cultural determinants of sexual behavior. In: Young, W. C. (Ed.): Sex and internal secreations. Vol. 2. Baltimore, 1961. Williams and Wilkins.

*Merrel-Wolff, F.:* The philosophy of consciousness without an object. N.Y., 1973. Julian Press.
*Mirels, H.:* Dimensions of internal versus external control. In: Journal of Consulting and Clinical Psychology, 1970, 226–228.
*Money, J.* & *Erhard, A.:* Man and Woman, Boy and Girl. John Hopkins Press, 1972.
*Mosher, D. L.:* The gestalt awareness-expression cycle as a model for sex therapy. In: Journal of Sex and Marital Therapy. Winter 1977, 229–242.
*Naranjo, C.:* The one quest. N.Y., 1972, London, 1974. Wildwood House Ltd.
*Naranjo, C.:* The healing journey. N.Y., 1973.
*Nims, J.:* Imagery, shaping, and orgasm. In: Journal of Sex and Marital Therapy, 1975, 1, 198–203.
*Nitzschke, B.:* Die Zerstörung der Sinnlichkeit. Kindler. München, 1974.
*Obler, M.:* Systematic desensitization in sexual disorders. In: Journal of Behavior Therapy and Experimental Psychiatry, 1973, 4, 93–101.
*Olson, P.* (Ed.): Emotional flooding. N.Y., 1976. Human Sciences Press.
*Osselmann, J.:* Eine Skala zur Messung der Internalen versus Externalen Verstärkungskontrolle. In: Berichte aus dem Psychologischen Institut der Universität Bonn, 7/76.
*Pasolini:* Freibeuterschriften. Berlin, 1978. Verlag Klaus Wagenbach.
*Perls, F. S.:* In and out the garbage pail. Moab/Utah, 1969. Real People Press.
*Perls, F. S.:* Gestalt therapy verbatim. Moab/Utah, 1969. Real People Press.
*Perls, F. S.:* The gestalt approach. An eyewitness to therapy. Palo Alto, 1974. Bantam (deutsch: Grundlagen der Gestalt-Therapie, Pfeiffer 1976).
*Perls, F. S.:* Ego, hunger, and aggression. 1947. N.Y., 1969. Random House.
*Perls, F. S.; Hefferline, R. F.* & *Goodman, P.:* Gestalt therapy. Excitement and growth. N.Y., 1951. Dell Publ.
*Petermann, F.* (Hrsg.): Methodische Grundlagen der Klinischen Psychologie. Weinheim, 1977. Beltz.
*Petzold. H.:* Gestalt und Psychodrama. Kassel, 1973. Nicol.
*Petzold, H.:* Körperarbeit. In: Sensus Kommunikation Nr. 5, Frankfurt, 1977.
*Petzold, H.:* Theorie und Praxis der Traumarbeit in der Integrativen Therapie. In: Integrative Therapie 3/4/77, 147–175.
*Polster, M.* & *Polster, E.:* Gestalt Therapie. 1973. München, 1975. Kindler.
*Popper, K. R.:* Logik und Forschung. Tübingen, 1969.
*Premack, D.:* Selbstkontrollmechanismen. In: *Hartig, M.* (Ed.): Selbstkontrolle. München, 1973. Urban und Schwarzenberg, Fortschritte der Klinischen Psychologie.

*Prochaska, J.* & *Marzilli, R.:* Modifications of the Masters and Johnson approach to sexual problems. In: Psychotherapy: Theory, Research, and Practice, Winter 1973, 10, 294–296.

*Pursglove, O. D.* (Ed.): Recognitions in gestalt therapy. N.Y., Harper and Row.

*Rachman, S.:* Sexual disorders and behavior therapy. In: American Journal of Psychiatry, 1961, 118, 235–240.

*Rachman, S.:* Sexual fetishism: An experimental analogue. In: Psychological Record, 1966, 16, 293–296.

*Rachman, S.* & *Hodgson, S.:* Experimentally-induced „sexual fetishism". In: Psychological Record, 1968, 18, 25–27.

*Raley, P. E.:* Making love. How to be your own sex therapist. N.Y., 1976. Dial Press.

*Ramsay, R. W.:* Emotional training for sexual inadequacy. Paper presented at the 14th Annual Conference of the E.A.B.T., London, 1974.

*Ramsay, R. W.:* Emotional training: An extension of desensitization. In: Behavioral Engineering, 1974, 1.

*Rattner, H.:* Über die seelisch-geistigen Voraussetzungen des Orgasmus. In: Miteinander leben lernen. Zeitschrift für Tiefenpsychologie, Gruppendynamik und Gruppentherapie, 1976, Heft 2.

*Reda, G.:* Die Integration sexualtherapeutischer Maßnahmen in die Familientherapie, Unveröff. Diss., Berlin, 1979.

*Reich, W.:* Die Entdeckung des Orgon. Die Funktionen des Orgasmus. 1927. Frankfurt, 1972, Fischer.

*Robinson, J.* & *Shaver, P.:* Measures od social psychological attitudes (2nd ed.). Ann Arbor: Institute for social research, 1973.

*Roger, C.:* On encouter groups. N.Y., 1970. Harper and Row.

*Ropp, R. S. de:* Sex energy. N.Y., 1969. Dell Publ. Co.

*Rosenberg, J.:* Orgasmus. Berlin, 1973. Verein zur Förderung der therapeutischen Selbsthilfe e. V.

*Rosenberg, M.:* Society and the adolescent self-image. Princeton: Princeton University Press, 1965.

*Rotter, J.:* Generalized expectancies for internal versus external control of reinforcement. In: Psychological Monographs, 1966, 80.

*Satir, V.:* Familienbehandlung, Kommunikation und Beziehung in Theorie, Erleben und Therapie. Freiburg, 1973. Lamberts.

*Schorsch, E.; Brand, Th.; Schmidt, G.* & *Spengler, A.:* Zur Versorgung von Patienten mit sexuellen Störungen. In: Sexualmedizin 7/77, 585–590.

*Schraml, W. J.:* Abriß der Klinischen Psychologie. Stuttgart, 1969. Urban Bücher.

*Schulte, D.:* Diagnostik in der Verhaltenstherapie. München, 1975. Urban und Schwarzenberg, Fortschritte der Klinischen Psychologie.

*Secord, P.* & *Jourard, S.:* The appraisal of body-cathexis and the self. In: Journal of Consulting Psychology, 1953, 343–347.

*Shainess, N.:* Sexual problems of women. In: Journal of Sex and Marital Therapy, Winter 1974, 110–123.
*Shepard, M.:* Sex als Therapie. Köln, 1973. Kiepenheuer und Witsch.
*Sherfey, M. J.:* The nature and evolution of female sexuality. N.Y., 1966. Random House.
*Sherwood, J. & Nataupsky, M.:* The Sexes under Scrutiny. From old biases to New Theories. In: *Brown Parlee, M.:* Psychology Today, 11/78.
*Siegel, S.:* Nicht-parametrische statistische Methoden. Frankfurt, 1976. Fachbuchhandlung für Psychologie.
*Sigusch, V.:* Therapie sexueller Störungen. Stuttgart, 1975. Thieme.
*Smith, C.; Ayres, T. & Rubenstein, M.:* Getting in touch: Self sexuality for women. S. F., 1972. Multi Media Resource Center.
*Staats, A. W.:* Social behaviorism and human motivation: principles of the attitude-reinforcer-discriminative-system. In: *Greenwald; Brook & Ostrom* (Eds.): Psychological foundations of attitudes. N.Y., 1968. 33–36. Academic Press.
*Stephenson, F. D.* (Ed.): Gestalt therapy primer. Springfield/Illinois, 1975.
*Stevens, J. O.* (Ed.):, Gestalt is. Moab/Utah, 1975. Real People Press.
*Stevens, J. O.:* Die Kunst der Wahrnehmung. München, 1975. Kaiser.
*Tharp, R. & Wetzel, R. J.:* Behavior modification in the natural environment. N.Y., 1969. Academic Press.
*Ullman, L. P. & Krasner, L.:* A psychological approach to abnormal behavior. Englewood Cliffs, 1969. Prentice-Hall.
*Ullrich & Ullrich de Muynck:* Implosion, Reizüberflutung, Habituationstraining. In: *Kraiker, C.* (Ed.): Handbuch der Verhaltenstherapie. München, 1974. Kindler.
*Ullrich de Muynck, R. & Forster, T.:* Selbstsicherheitstraining. In: *Kraiker, Chr.* (Hrsg.): Handbuch der Verhaltenstherapie. München, 1974. Kindler.
*Walker, J. L.:* Body and soul. Gestalt therapy and religious experience. N.Y., 1971.
*Wallace, D. & Barbach, L. G.:* Pre-orgasmic group treatment. In: Journal of Sex and Marital Therapy, Winter 1974, 146–154.
*Walster & Walster:* Liebe ist mehr. Partnerschaft und Ehe in neuem Licht. München, 1978. Verlag Moderne Industrie.
*Walter, Hans-Jürgen P.:* Gestalt-Therapie. Ein psychoanalytischer und gestalttheoretischer Ansatz. In: Gruppendynamik 1977, 1, 3–27.
*Watson, D. & Tharp, R.:* Einübung in Selbstkontrolle. München, 1975. Pfeiffer.
*Watts, A.:* Zeit. Basel, 1977. Sphinx Verlag.
*Watzlawick, P.; Beavin, J. H. & Jackson, D. D.:* Menschliche Kommunikation. Formen, Störungen, Paradoxien. Bern, 1969. Huber.
*Watzlawick, P.; Weakland, J. H. & Fisch, R.:* Lösungen. Zur Theorie und Praxis menschlichen Wandels. Bern, 1974. Huber.

*Wendt, H.:* Pannendienst bei Verkehrsstörungen. Verhaltenstherapie bei sexuellen Funktionsstörungen. In: Psychologie Heute 8/77, 20–26, 1977.

*Wendt, H.:* Die Angst vor der Lust. Verhaltens- und lerntheoretisch orientierte Gruppentherapie orgasmusgestörter Frauen. In: Sexualmedizin 6/78, 475–480, 1978a.

*Wendt, H.:* Die gestalttherapeutische Bearbeitung einer sexuellen Dysfunktion. In: Partnerberatung, Zeitschrift für Ehe-, Familien- und Sexualtherapie 2/78, 59–66, 1978b.

*Wendt, H.:* Die neuen Mythen der Sexualität und Sexualtherapie. In: Psychologie Heute 8/78, 42–49, 1978c.

*Wendt, H.:* Integrative Sexualtherapie. Die Psychotherapie der Anorgasmie bei Frauen. Dissertation, Bonn 1979a.

*Wendt, H.:* Indirekte Sexualtherapie aus der Ferne. Eine Untersuchung zur Auswirkung auf nicht behandelte Partner. In: Partnerberatung. Zeitschrift für Ehe-, Familien- und Sexualtherapie 1/79, S. 21–28, 1979b.

*Wexler* & *Riche* (Eds.): Innovations in client-centered therapy, N.Y., 1974.

*Wilson, E. O.:* Sociobiology – The new synthesis. Harvard, 1977. The Belknap Press of Harvard University.

*Wiseman, J. P.:* The social psychology of sex. N.Y., 1976. Harper and Row.

*Wolpe, J.* & *Lazarus, A.:* Behavior therapy techniques. N.Y., 1966. Pergamon.

*Wyss, D.:* Die tiefenpsychologischen Schulen (3. Aufl.). Würzburg, 1969. Vandenhoek und Ruprecht.

*Zilbergeld, B.:* Male sexuality. A guide to sexual fulfillment. Boston–Toronto, 1978. Little, Brown and Company.

*Zucker, J.:* The assessment of sexual dysfunction. In: *O'Connor, J.* & *Stern, L.:* Results of treatment in functional sexual disorders. New York State Journal of Medicine 8/76. N.Y., 1976.